認知症ケアガイドブック

編集　公益社団法人 日本看護協会

GUIDEBOOK FOR DEMENTIA CARE

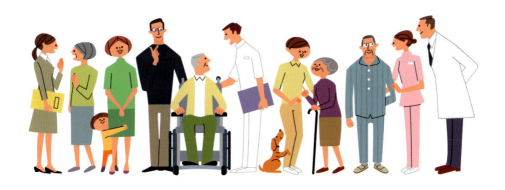

照林社

『認知症ケアガイドブック』の刊行にあたって

　「日本の高齢化問題はどうなの？」。ここ数年、ICN（国際看護師協会）の国際会議等で必ずといっていいほど、こうした質問を受ける。2025年に団塊の世代全員が75歳以上となり、日本はかつて世界のどの国も経験したことのない超高齢社会を迎える。頭ではわかっていたが、これまでお手本としてきた諸外国から答えを求められ、私たち日本の看護職自身が"何とかしなければならない"未知の課題に直面していることを肌で実感した。

　そのようなとき、2025年に認知症を患う人は700万人を超えるとの推計値が厚生労働省より発表された。65歳以上の高齢者のうち5人に1人が認知症とすれば、もはや特別な存在ではない。日本看護協会として、認知症看護の専門家の育成など従来の取り組みとともに、すべての看護職がかかわる問題として、認知症への知識とケアの実践をサポートすることが必要と強く思うようになった。

　目指すは、認知症の人も家族も地域住民も居心地のよい環境で気持ちよく最期まで暮らせる社会の実現である。これは今進められている地域包括ケアシステムの理念とも合致する。本会の「看護の将来ビジョン」にも示すように、その実現に向け、看護の役割は、地域の高齢者はもちろん、あらゆる世代や健康状態の人、認知症の人の「いのち・暮らし・尊厳をまもり支える」ことである。

　では何から始めたらいいか。看護職能団体として、認知症ケアにかかわるすべての看護職に向け、基礎基本を学べる入門書を示すことが先決と考え、アクションを起こしたのが2015年6月の全国看護師交流集会である。翌年6月までに「認知症の看護実践ガイド（仮）」を作るとの会長宣言を受け、担当の役職員、執筆を分担された関係者の先生方が力を尽くし、大変すばらしいものを作り上げた。「認知症とは何か」という初歩的な知識から最新の政策、ケアや地域連携の実例まで、あらゆる情報を網羅するガイドブックとして、現場の看護職をはじめ新人や学生の皆さまにも手にとっていただきたい。

　2016年6月

公益社団法人 日本看護協会
会長　坂本すが

はじめに

　日本老年看護学会からの申請によって認知症看護を特定分野と認定し、日本看護協会（以下本会）は、2005年4月より認知症看護認定看護師の育成を開始しました。しかし、認知症の看護を必要とする人々が日本の高齢化とともに増加し、またそのスピードも速く、専門家のみならず、すべての看護職が認知症看護の実践者となる必要が出てきました。

　本会は、2012年に厚生労働省が出した認知症施策推進5か年計画（オレンジプラン）を受けて、これまでの専門家育成や研修の実施に加えて、2011年に発足した看護師職能委員会II（介護・福祉関係施設・在宅等領域）が毎年6月に開催する全国看護師交流集会IIにおいて、発足当時から認知症看護をテーマに問題や課題の共有を行っています。

　認知症施策がオレンジプランから国家戦略（新オレンジプラン）へ変化し、認知症看護の実践がこれからの日本においてきわめて重要になることに鑑み、2015年の交流集会では、「日本看護協会が取り組むこれからの認知症看護」と題した会長講演が行われました。その中で会長は「次の総会までに認知症看護のケアガイドを作ります！」と宣言をし、会場にいた筆者は、年度予定にはない事業であったために驚き、座っていた椅子から落ちてしまいました。しかし、確かに認知症看護を実践するとき、あるいは学習するとき、何をどのように取り組むのかわからないという意見が多く、系統だったテキストが見つからないのは事実です。

　2015年度末から編集委員会議を経て多くの専門家に執筆していただいたこの『認知症ケアガイドブック』は、IX部構成となっており、認知症の病態の基本的な知識はもとより、認知症ケアにおける倫理、症状アセスメント、日常生活のアセスメント、ケアマネジメントの基本と多様な場でのケアマネジメント、家族支援等について、図表を多く用いて、わかりやすく記述されています。そして細かく項目立てをしているので、どこから読んでも理解が可能です。

　本書は、認知症看護をはじめて実践する方、認知症看護に悩んでいる方、院内の体制づくりをしていくリーダー等、すべての看護職にとって参考になるものです。ぜひ、ご一読いただき、実践に、教育に、研修に役立ていただきたく存じます。

　そして、非常に過密スケジュールの中での執筆と編集に、あらためてお礼を申し上げます。

2016年6月

公益社団法人 日本看護協会
常任理事　齋藤訓子

編著者一覧

編集

公益社団法人日本看護協会

編集委員

鷲見幸彦	国立研究開発法人国立長寿医療研究センター 副院長
町屋晴美	国立研究開発法人国立精神・神経医療研究センター病院看護部 看護部長 前・国立研究開発法人国立長寿医療研究センター看護部 看護部長
酒井郁子	国立大学法人千葉大学大学院看護学研究科専門職連携教育研究センター センター長
北川公子	共立女子大学看護学部 教授
髙山成子	金城大学看護学部老年看護学 教授
髙橋裕子	世田谷区高齢福祉部介護予防・地域支援課認知症在宅生活サポート担当係長
松本佐知子	公益財団法人ニッセイ聖隷健康福祉財団松戸ニッセイエデンの園健康管理室 課長、老人看護専門看護師
小林友美	公益社団法人山梨県看護協会荒川訪問看護ステーション 認知症看護認定看護師
齋藤訓子	公益社団法人日本看護協会 常任理事
溝上祐子	公益社団法人日本看護協会看護研修学校認定看護師教育課程 課程長
島橋　誠	公益社団法人日本看護協会看護研修学校認定看護師教育課程認知症看護学科 主任教員

執筆 (執筆順)

坂本すが	公益社団法人日本看護協会 会長
齋藤訓子	公益社団法人日本看護協会 常任理事
鷲見幸彦	国立研究開発法人国立長寿医療研究センター 副院長
武田章敬	国立研究開発法人国立長寿医療研究センター医療安全推進部 部長
新畑　豊	国立研究開発法人国立長寿医療研究センター脳機能診療部 部長
辻本昌史	国立研究開発法人国立長寿医療研究センター脳機能診療部
繁田雅弘	首都大学東京大学院人間健康科学研究科 教授
小川朝生	国立研究開発法人国立がん研究センター東病院精神腫瘍科 科長
山口晴保	群馬大学大学院保健学研究科 教授
島橋　誠	公益社団法人日本看護協会看護研修学校認定看護師教育課程認知症看護学科 主任教員
松本佐知子	公益財団法人ニッセイ聖隷健康福祉財団松戸ニッセイエデンの園健康管理室 課長、老人看護専門看護師
吉岡佐知子	松江市立病院地域医療局地域医療課 課長、老人看護専門看護師
山田律子	北海道医療大学看護福祉学部看護学科 教授
矢口久美	国立研究開発法人国立長寿医療研究センター看護部、認知症看護認定看護師
藤﨑あかり	国立研究開発法人国立長寿医療研究センター看護部もの忘れ外来、認知症看護認定看護師
長谷川真澄	北海道公立大学法人札幌医科大学保健医療学部看護学科 教授

丸山　優	公立大学法人埼玉県立大学保健医療福祉学部看護学科 講師
北川公子	共立女子大学看護学部 教授
髙山成子	金城大学看護学部老年看護学 教授
津畑亜紀子	公益社団法人日本看護協会看護研修学校認定看護師教育課程皮膚・排泄ケア学科 専任教員
鈴木みずえ	国立大学法人浜松医科大学地域看護学科臨床看護学講座 教授
渋谷智恵	公益社団法人日本看護協会看護研修学校認定看護師教育課程 課長
高梨早苗	国立研究開発法人国立長寿医療研究センター看護部、老人看護専門看護師
近藤由里子	国立研究開発法人国立長寿医療研究センター看護部手術室 看護師長
石川容子	医療法人社団翠会和光病院 看護副部長 認知症看護認定看護師
海老根典子	社会福祉法人練馬区社会福祉事業団富士見台特別養護老人ホーム 施設長
髙橋洋子	公益財団法人日本訪問看護財団立おもて参道訪問看護ステーション 所長、訪問看護認定看護師
町屋晴美	国立研究開発法人国立精神・神経医療研究センター病院看護部 看護部長
	前・国立研究開発法人国立長寿医療研究センター看護部 看護部長
田中由利子	国立研究開発法人国立長寿医療研究センター看護部 副看護部長
中島紀惠子	北海道医療大学 名誉教授／前・公益社団法人日本看護協会看護研修学校 校長
鈴木智子	創価大学看護学部 助教、認知症看護認定看護師
藤原麻由礼	総合病院厚生中央病院看護部、認知症看護認定看護師
髙見国生	公益社団法人認知症の人と家族の会 代表理事
桑田美代子	医療法人財団慶友会青梅慶友病院看護介護開発室 室長、老人看護専門看護師
猪口里永子	国立研究開発法人国立長寿医療研究センター看護部、老人看護専門看護師
佐治直樹	国立研究開発法人国立長寿医療研究センターもの忘れセンター 医長
佐々木千佳子	国立研究開発法人国立長寿医療研究センター看護部地域包括ケア病棟 副看護師長、
	認知症看護認定看護師
飯田浩貴	国立研究開発法人国立長寿医療研究センター先端診療部関節科
松井康素	国立研究開発法人国立長寿医療研究センター整形外科 部長
髙道香織	国立研究開発法人国立長寿医療研究センター長寿医療研修センター 看護研修室長、
	老人看護専門看護師
尾崎健一	国立研究開発法人国立長寿医療研究センター機能回復診療部
清水敦哉	国立研究開発法人国立長寿医療研究センター循環器科 医長
佐竹昭介	国立研究開発法人国立長寿医療研究センターフレイル予防医学研究室 室長
平松佐紀子	杏林大学医学部付属病院、透析看護認定看護師
清水英樹	杏林大学医学部付属病院第一内科
溝上祐子	公益社団法人日本看護協会看護研修学校認定看護師教育課程 課程長
髙橋愼一	東京歯科大学市川総合病院皮膚科 教授
上野千裕	埼玉医科大学病院形成外科・美容外科 助教
市岡　滋	埼玉医科大学病院形成外科学 教授
星　最智	国立研究開発法人国立長寿医療研究センター眼科 医長
大塚眞理子	公立大学法人宮城大学看護学部看護学科 教授
髙橋裕子	世田谷区高齢福祉部介護予防・地域支援課認知症在宅生活サポート担当係長

CONTENTS

本書に記載されている用語について……………………………………………………………………………… x

第 Ⅰ 部　認知症疾患と治療

1　認知症の定義、概要、疫学 …………………………………………………鷲見幸彦　2

2　認知症の診断 …………………………………………………………………鷲見幸彦　8

3　認知症の原因疾患の特徴
　① アルツハイマー型認知症 ……………………………………………………武田章敬　13
　② 血管性認知症 …………………………………………………………………新畑　豊　1
　③ レビー小体型認知症 …………………………………………………………鷲見幸彦　20
　④ 前頭側頭型認知症 ………………………………………………辻本昌史、鷲見幸彦　25

4　うつ状態の特徴 ………………………………………………………………繁田雅弘　28

5　せん妄の特徴 …………………………………………………………………小川朝生　32

6　薬物療法 ………………………………………………………………………鷲見幸彦　36

7　非薬物療法 ……………………………………………………………………山口晴保　40

8　予防と早期発見 ………………………………………………………………山口晴保　43

第 Ⅱ 部　認知症者の理解

1　認知症者を理解するケアの視点 ……………………………………………島橋　誠　48

2　認知症者の世界 ………………………………………………………………島橋　誠　50

3　認知症ケアの移り変わりと未来 ……………………………………………島橋　誠　52

第 Ⅲ 部　認知症ケアにおける倫理

1　よりよい治療を受けるための意思決定支援 ………………………………松本佐知子　56

2　ケアにおける倫理的課題 ……………………………………………………吉岡佐知子　59

3　行動の制限とリスクマネジメント …………………………………………吉岡佐知子　61

4　ケアにおける（日常の）倫理的ジレンマの分析と対応 …………………吉岡佐知子　64

5　認知症者への情報提供の仕方 ………………………………………………繁田雅弘　67

第 IV 部 　認知症の症状アセスメントとケア

1 認知症者のアセスメントとケアの視点 ……………………………………………………山田律子　70

2 アセスメントツールとその活用 ……………………………………………………………島橋　誠　73

3 認知機能障害のアセスメントとケア ………………………………………………………島橋　誠　76

4 行動・心理症状のアセスメントとケア
　① ケアを受け入れてもらうためのアプローチ ……………………………………………島橋　誠　85
　② 落ち着きがない ……………………………………………………………………………矢口久美　88
　③ 疑い深く妄想がある ………………………………………………………………………矢口久美　92
　④ 気分が落ち込んで無気力な状態 …………………………………………………………藤﨑あかり　96
　⑤ 攻撃性がある ………………………………………………………………………………藤﨑あかり　100
　⑥ ケアを拒否する ……………………………………………………………………………藤﨑あかり　104

5 うつ状態のアセスメントとケア …………………………………………………………繁田雅弘　108

6 せん妄のアセスメントとケア ……………………………………………………………長谷川真澄　111

第 V 部 　認知症者の日常生活のアセスメントとケア

1 認知症者の生活とケアの視点 ……………………………………………………………山田律子　116

2 生活リズムの調整とケアの実際（環境的介入） ………………………………………丸山　優　119

3 日常生活機能のアセスメントとケア
　① コミュニケーション ………………………………………………………………………北川公子　126
　② 食　事 ………………………………………………………………………………………山田律子　130
　③ 清　潔 ………………………………………………………………………………………髙山成子　138
　④ 排　泄 ………………………………………………………………………………………津畑亜紀子　144
　⑤ 運動（移動） ………………………………………………………………………………丸山　優　150

4 認知症者の転倒予防 ………………………………………………………………………鈴木みずえ　155

5 認知症者の感染予防 ………………………………………………………………………渋谷智恵　161

vii

第 VI 部　多様なケアの場における認知症ケアマネジメント

1 認知症ケアマネジメントの視点 …………………………………………髙山成子　170

2 一般病院におけるケアマネジメント：① 外来、検査、入院、退院 ………髙梨早苗　174

　一般病院におけるケアマネジメント：② 手術 ……………………………近藤由里子　180

3 精神科病院におけるケアマネジメント：外来、検査、入院、退院 …………石川容子　184

4 介護保険施設におけるケアマネジメント ……………………………………海老根典子　191

5 訪問看護におけるケアマネジメント ……………………………………………髙橋洋子　196

6 認知症ケアにおける看護管理者の役割

　① 認知症ケアの体制づくり ……………………………………………………町屋晴美　202

　② 認知症ケアのスタッフ教育 …………………………………………………田中由利子　208

第 VII 部　認知症者と家族への支援

1 認知症者の家族の特徴 …………………………………………………………中島紀惠子　216

2 認知症者を支える家族アセスメントの方法 ……………………………………藤﨑あかり　218

3 家族に対する支援の実際 …………………………………………………………鈴木智子　222

4 認知症者の退院支援 ……………………………………………………………藤原麻由礼　226

5 認知症者と家族を支える団体 ……………………………………………………髙見国生　229

6 認知症者のエンド・オブ・ライフ・ケア ………………………………………桑田美代子　232

第 VIII 部　認知症者に多くみられる疾患のケア

1 脳卒中のある認知症者へのケア …………………………………………………猪口里永子　240

　脳卒中／医師からのワンポイントアドバイス …………………………………佐治直樹　243

2 骨折・変形性関節症のある認知症者へのケア …………………………………佐々木千佳子　244

　骨折・変形性関節症／医師からのワンポイントアドバイス ……………飯田浩貴、松井康素　246

3 誤嚥性肺炎のある認知症者へのケア ……………………………………………髙道香織　247

　誤嚥性肺炎／医師からのワンポイントアドバイス ……………………………尾崎健一　252

4 循環器系疾患のある認知症者へのケア …………………………………………猪口里永子　253

　循環器系疾患／医師からのワンポイントアドバイス …………………………清水敦哉　255

5 糖尿病のある認知症者へのケア ……………………………………………髙道香織 256
　糖尿病／医師からのワンポイントアドバイス………………………………佐竹昭介 259

6 腎不全のある（透析治療が必要な）認知症者へのケア ……………………平松佐紀子 260
　腎不全／医師からのワンポイントアドバイス………………………………清水英樹 265

7 ドライスキンのある認知症者へのケア ……………………………………溝上祐子 266
　ドライスキン／医師からのワンポイントアドバイス………………………髙橋慎一 268

8 褥瘡のある認知症者へのケア ………………………………………………溝上祐子 269
　褥瘡／医師からのワンポイントアドバイス………………………上野千裕、市岡　滋 273

9 白内障のある認知症者へのケア ……………………………………………佐々木千佳子 274
　白内障／医師からのワンポイントアドバイス………………………………星　最智 276

第 Ⅸ 部　地域包括ケアシステムと認知症ケア

1 認知症施策推進総合戦略（新オレンジプラン）……………………………齋藤訓子 278

2 地域包括ケアシステム
　① 地域包括ケアシステムの構築 ……………………………………………大塚眞理子 281
　② 多機関連携 …………………………………………………………………大塚眞理子 286
　③ 地域包括支援センターにおける保健師の役割……………………………髙橋裕子 292

3 認知症に関する相談支援 ……………………………………………………髙橋裕子 298

　平成28年度診療報酬改定における認知症ケア加算の新設について ………………島橋　誠 301

資料　認知症ケアに役立つアセスメントツール
1　知的機能検査：HDS-R……304／MMSE……305
2　認知症の行動・心理症状尺度：BEHAVE-AD……306
3　認知症の行動観察尺度：FAST……310
4　認知症の総合評価：DASC-21……311
5　せん妄評価尺度：J-NCS……312
6　ADL（日常生活動作）評価尺度：N-ADL……315／BI……316／IADL……317
7　疼痛評価尺度：PAINAD……318
8　転倒リスク評価尺度：SRRST……318／みまもりスコア……319／入院高齢者の転倒予測に
　関する改訂版アセスメントツール……320

　索引………………………………………………………………………………………321

装丁：小口翔平＋三森健太（tobufune）　カバーイラスト：古藤みちよ（cue's）
本文デザイン・イラスト：熊アート　DTP制作：明昌堂

ix

本書に記載されている用語について

1．認知症者

本書では、認知症の人を「認知症患者」というとらえ方をしないで、すべて「認知症者」と記すこととした。一部文脈に応じて他の表現も使っている。

2．アルツハイマー病とアルツハイマー型認知症

アルツハイマー病は、認知症を引き起こす原因となる疾患の1つである。近年は発症前から脳内のアルツハイマー病理が確認できるようになってきており、発症前も含めた全病期をアルツハイマー病、認知症発症後をアルツハイマー型認知症とする考え方がでてきているが、本書では原則的に発症後の病期を対象としているため、記載の多くは「アルツハイマー型認知症」になっている。

3．中核症状[認知機能障害]と周辺症状[行動・心理症状（BPSD）]

認知症の症状は、以前は「中核症状」と「周辺症状」とに分けられていた。

中核症状とは、記憶障害、判断力低下、見当識障害、遂行機能障害（実行機能障害）、言語障害など、認知症の原因である疾患によって脳の認知機能が障害された「認知機能障害」のために生じる症状である。

周辺症状は、上記の中核症状以外の症状をいい、不安・抑うつ・興奮・不眠・被害念慮・妄想などのことである。これらの症状は、1996年の国際老年精神医学会（International Psychogeriatric Association：IPA）のコンセンサス会議で、「認知症の行動・心理症状（behavioral and psychological symptoms of dementia：BPSD）」として、「認知症の患者に頻繁に見られる知覚、思考内容、気分または行動の障害による症状」と定義された。

従来の考え方はアルツハイマー型認知症が念頭におかれており、実際にはBPSDが中核的な症状を呈する認知症があること、また、周辺症状は中核症状に伴って起こる二次的な症状という誤解を生む恐れがあることから、中核症状という表現を改め、「認知機能障害」と呼ぶようになってきている。

本書では、原則的に「認知機能障害」と「行動・心理症状（BPSD）」という記載にするが、現状では「中核症状」という言い方が一般的であるため、初出で「認知機能障害（中核症状）」と表記する。また、一部文脈に応じて他の表現を使っている。

4．遂行（機能）障害と実行（機能）障害

遂行機能と実行機能は同義で「executive function」のことである。「複雑な課題の遂行に際し、課題ルールの維持やスイッチング、情報の更新などを行うことで、思考や行動を制御する認知システム、あるいはそれら認知制御機能の総称」とされている[1]。遂行機能障害（実行機能障害）は、「計画的に段取りよく物事を進める力の障害」とされる。本書では、「遂行機能障害」と表記し、論文の初出で「遂行機能障害（実行機能障害）」と記す。

1．A Miyake, P Shah (Eds)．Models of Working Memory: Mechanisms of Active Maintenance and Executive Control. Cambridge University Press:1999

- 本書で紹介しているアセスメント、ケアの方法等は、著者が臨床例をもとに展開しています。実践により得られた方法を普遍化すべく努力しておりますが、万一本書の記載内容によって不測の事態等が起こった場合、著者、出版社はその責を負いかねますことをご了承ください。なお、本書掲載の写真は著者の提供によるものであり、臨床症例からご家族・ご本人の同意を得て使用しています。
- 本書に記載している薬剤等の選択・使用方法については出版時最新のものです。使用にあたっては個々の添付文書や使用説明書を参照し、特に薬剤については適応・投与量等は常にご確認ください。
- 本文中の製品の商標登録マークは省略しています。

第 I 部

認知症疾患と治療

1 認知症の定義、概要、疫学

鷲見幸彦

定義と概要

1. 従来の考え方

認知症の定義として、従来は図1に示すような米国精神医学会の考え方[1]が最も一般的として知られてきた。

まず意識障害がないことが前提となる。われわれの知能は意識の上位にあり、意識が障害されれば当然その上位にある知能は障害を受ける。この前提のうえで障害は生来のものではなく、いったん正常に獲得した後に持続的に低下すること、脳の形態的、機能的異常が基盤にあることが条件になる。さらにこれらの異常によって、社会生活や日常生活に支障をきたしていることが、認知症の定義の1つの要件になる。

2. 新しい診断基準

これまでの診断基準はアルツハイマー型認知症が最重要疾患として想定されていたため、記憶障害の存在に重点がおかれすぎていたきらいがあった。最近の診断基準は国際アルツハイマー病協会の基準（図2）[2]にしても、米国精神医学会のDSM-5の定義（表1）[3]にしても、記憶障害だけを特別視しない方向に改訂されている（表2）。

3. 年齢相応のもの忘れと病的なもの忘れ

一般的に軽度の認知症は認知症かどうかの診断が難しく、高度の認知症は病型診断が困難となることが多い。表3に年齢相応のもの忘れと病的なもの忘れの違いを示した。

図1 従来の認知症の考え方（DSM-IV）

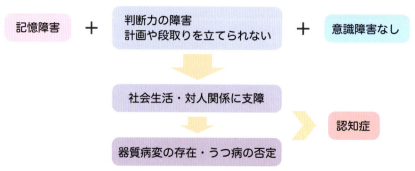

従来の認知症診断基準ではアルツハイマー型認知症を代表疾患としてとらえ、記憶障害の存在が大きな位置を占めていた。

図2 最近の認知症の診断基準

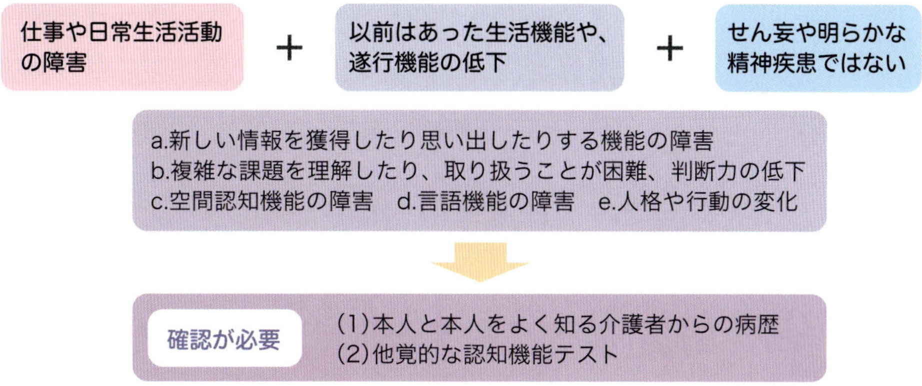

| 仕事や日常生活活動の障害 | ＋ | 以前はあった生活機能や、遂行機能の低下 | ＋ | せん妄や明らかな精神疾患ではない |

a. 新しい情報を獲得したり思い出したりする機能の障害
b. 複雑な課題を理解したり、取り扱うことが困難、判断力の低下
c. 空間認知機能の障害　d. 言語機能の障害　e. 人格や行動の変化

確認が必要
(1) 本人と本人をよく知る介護者からの病歴
(2) 他覚的な認知機能テスト

新しい診断基準では、以前はもっていた生活機能や遂行機能の低下として記憶障害はその一部に取り込まれている。
またこの診断基準では客観的な認知機能テストでの確認を求めている。

(McKhann GM, Knopman DS, Chertkow H, et al. The diagnosis of dementia due to Alzheimer's disease : recommendations from the National institute on Aging-Alzheimer's Association workgroups on diagnostic guidelines for Alzheimer's disease. *Alzheimer's Dement* 2011；7：263-269.)

表1 認知症の診断基準（DSM-5）

A　1つ以上の認知領域（複雑性注意、実行機能、学習および記憶、言語、知覚－運動、社会的認知）が以前の機能レベルから低下している
B　認知機能の低下が日常生活に支障を与える
C　認知機能の低下はせん妄のときのみに現れるものではない
D　他の精神疾患（うつ病や統合失調症等）が否定できる

DSM-5の定義（米国精神医学会，2013）より
アルツハイマー病協会の定義と同様に記憶だけを重視しない方向に変化している。

表2 記憶以外の主な認知機能障害

見当識障害（時間、場所）	時間や場所の感覚の障害
遂行機能障害（実行機能障害）	計画的に段取りよく物事を進める力の障害
失語	言葉がうまく使えない
失行	運動機能が障害されていないのに動作がうまくできない
失認	感覚器の障害はないのに物の見分けがつかない

表3 年齢相応のもの忘れと病的なもの忘れの違い

	年齢相応のもの忘れ	病的なもの忘れ
記憶の障害範囲	出来事の一部	出来事全体
記憶の復活	きっかけがあると忘れた内容を思い出すことがある	忘れた内容は思い出せない
進行性	なし	少なくとも年単位では悪化
日常生活の障害	なし	あり
もの忘れ以外の症状	なし	次第に加わってくる
もの忘れに対する自覚の有無	あり	ないことが多い
もの忘れに対する取り繕いや否定	なし	あり

健忘型軽度認知障害の段階では年齢相応のもの忘れ、病的なもの忘れが混在することがある。

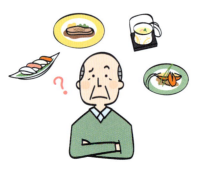

1週間前の孫の結婚式で隣に座っていた人の名前が思い出せない。
どんな料理が出たか部分的にはっきりしない。

↓

年齢相応のもの忘れでも起こりうる

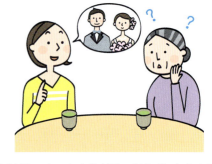

結婚式があったこと自体が思い出せず、しかもそのような出来事はなかったと否定する。

↓

病的なもの忘れ

　年齢相応のもの忘れと病的なもの忘れではもの忘れの質が異なる。病的なもの忘れでは経験した出来事全体を忘れてしまうが、年齢相応のもの忘れでは部分的である。
　病的なもの忘れではその程度が次第にひどくなり、もの忘れ以外の症状が加わってくる。アルツハイマー型認知症では計画的に段取りよく物ごとを進める能力の障害（遂行機能障害）や時間の見当識障害が併せて現れやすい。それによって日常生活や仕事に支

第Ⅰ部｜認知症疾患と治療

表4 認知症、認知症様症状をきたす主な疾患

神経変性疾患	●アルツハイマー型認知症 ●レビー小体型認知症 ●前頭側頭葉変性症 ●進行性核上性麻痺 ●大脳皮質基底核変性症 ●その他	臓器不全によるもの	●腎不全 ●肝不全 ●慢性心不全 ●慢性呼吸不全
脳血管障害	●脳梗塞 ●脳出血 ●くも膜下出血 ●静脈洞血栓症 ●その他	内分泌疾患によるもの	●甲状腺機能低下症 ●下垂体機能低下症 ●反復性低血糖 ●副甲状腺機能亢進または低下症
脳腫瘍	●原発性脳腫瘍 ●転移性脳腫瘍	欠乏性、中毒性、代謝性異常によるもの	●慢性アルコール中毒 ●一酸化炭素中毒 ●ビタミン B_{12}、葉酸欠乏 ●薬物中毒
正常圧水頭症		自己免疫性疾患によるもの	●多発性硬化症 ●ベーチェット病 ●傍腫瘍性辺縁系脳炎
頭部外傷	●ボクサー脳症		
低酸素脳症		蓄積症	●遅発性スフィンゴリピドーシス ●副腎白質ジストロフィー
神経感染症	●脳炎 ●エイズ脳症 ●クロイツフェルト・ヤコブ病 ●神経梅毒	ミトコンドリア脳筋症	

認知症をきたす主な疾患を示した。高齢者の認知症では神経変性疾患と脳血管障害によるものが多い。

障をきたすようになってくる。病的な記憶障害があり、日常生活や社会生活に支障が出てきた際に認知症と診断することになる。**表4**に認知症、認知症様症状をきたす主な疾患をまとめた[4]。

4. 認知症の症状

認知症の症状は上記のような多様な認知機能の障害と行動・心理症状（behavioral and psychological symptoms of dementia：BPSD）からなる（**図3**）。以前は前者を中核症状、後者を周辺症状と表現することもあったが、BPSD が中核的な症状を呈する

図3 認知機能障害と行動・心理症状（BPSD）

認知機能障害
- 複雑性注意
- 遂行機能
- 学習と記憶
- 言語
- 知覚・運動
- 社会的認知

行動・心理症状（BPSD）
- 抑うつ
- 興奮
- 徘徊
- 無為
- 焦燥
- 睡眠障害
- 妄想　　　　　ほか

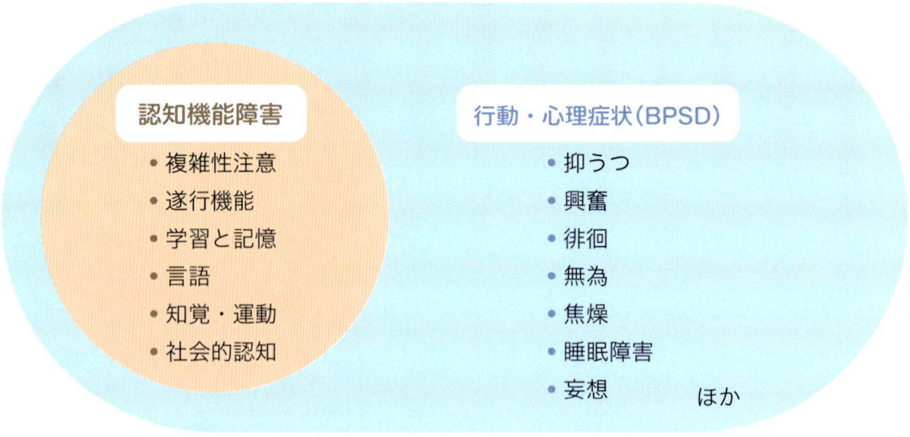

認知症があること、周辺症状は中核症状に伴って起こる二次的な症状といった誤解を生む可能性があることなどから近年は使われなくなってきている。

　BPSD としては、行動症状として徘徊、暴言・暴力、性的逸脱行動、不穏・興奮、焦燥、拒絶、無為などが、心理症状としては幻覚、妄想、不安、抑うつ、などの症状がみられる。暴言、暴力、興奮といった過活動の症状だけではなく、無為や抑うつ、拒食といった低活動の症状もあることに注意する。これらの症状は介護のうえでも問題となるが、環境の調整、対応上の工夫、対症的な薬物療法などで改善する可能性がある。

疫　学

　日本において認知症者がどのくらい存在するのか（有病率）に関する調査研究は1970 年代から 20 か所以上の地域で検討されてきた。地域によってばらつきはあるが有病率は 3～11％の間に分布し、わが国の 65 歳以上の高齢者の認知症の有病率は約 5～7％と考えられていたが[5]、2012 年の朝田らの報告では 65 歳以上人口の推定有病率は 15％となっている[6]。

　病型別では 1980 年代と 1990 年代を比較した研究では、いずれもアルツハイマー型認知症（Alzheimer's disease：AD）と血管性認知症（vascular dementia：VaD）の比率が逆転し、AD の比率が高くなっているのが特徴である。また従来はレビー小体型認知症（dementia with lewy bodies：DLB）は検討の対象になっていなかったが、最近の研究では DLB の患者数は VaD に次いで多いか同等と考えられている[7]。

　認知症者の新規発症率に関する検討はわが国では少ないが、仙台、久山町、香川県三木町での検討がある[5]。このような状況で、これらの結果から、わが国においては 65歳以上全体で年間約 1000 人に 30 人程度の発症率と考えられている。

　若年性認知症に関しては 5 つの地域での疫学研究が行われ、有病率は 47.5 人 /10 万人、患者数は 37800 人と推計されている。高齢者の認知症に比べて、血管性認知症の頻度が高く、頭部外傷後遺症や前頭側頭葉変性症が多い点が目立つ[8]。

文献

1) American Psychiatric Association. DSM-IV : Diagnostic and statistical manual of mental disorders. 4th ed. Washington, DC : American Psychiatric Association, 1994

2) McKhann GM, Knopman DS, Chertkow H, et al. The diagnosis of dementia due to Alzheimer's disease : recommendations from the national institute on Aging-Alzheimer's Association workgroups on diagnostic guidelines for Alzheimer's disease. *Alzheimer's Dement* 2011 ; 7 : 263-269.

3) 日本精神神経学会 日本語版用語監修, 高橋三郎, 大野裕監訳 : DSM-5 精神疾患の診断・統計マニュアル. 医学書院, 東京, 2014.

4) 和田健二, 中島健二 : 認知症の概念・定義. 日本認知症学会編, 認知症テキストブック, 中外医学社, 東京, 2008 : 10.

5) 鷲見幸彦, 太田壽城 : 痴呆疾患に関する医療経済的検討. 日本老年医学会雑誌 2004 ; 41 : 451-459.

6) 朝田隆 : 都市部における認知症有病率と認知症の生活機能障害への対応 平成23年度〜平成24年度 総合研究報告書. 厚生労働省科学研究費補助金認知症対策総合研究事業, 2013. http://www.tsukuba-psychiatry.com/wp-content/uploads/2013/06/H24Report_Part1.pdf.（2016.02.20. アクセス）

7) 和田健二 : 認知症診療Q&A92. 中島健二, 和田健二編, 中外医学社, 東京, 2012 : 112-114.

8) 朝田隆 : 若年性認知症の実態と対応の基礎基盤に関する研究. 厚生労働省科学研究費補助金（長寿科学総合研究事業）総合研究報告書, 2009.

2 認知症の診断

鷲見幸彦

診断手順

　認知症の診断は、まず認知症かどうかの診断を行い、次に病型診断を行う。併せて認知症の重症度、日常生活動作（ADL）、手段的日常生活動作（IADL）、介護者の負担等を調べる。

　図1に検査・診断の流れを示した。認知症の検査は他の疾患と同様に、問診による病歴、既往歴、服薬歴、教育歴、家族歴を得た後に、まず一般身体所見、神経学的所見をとる。ここまでに患者とのコミュニケーション、信頼感を築きあげるようにした後に、認知機能の評価、行動・心理症状の評価を行う。

　認知症者のADLがどの程度かを調べることは重要であるが、さらに重要なのはIADLの評価である。頻度が高くかつ初期からみられる徴候である遂行機能障害（実行機能障害）は、スクリーニングテストではとらえにくく、IADLを評価することによっ

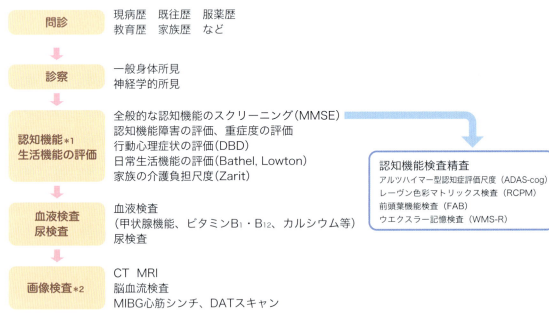

図1 認知症診断の流れ

＊1　認知機能検査は当初は簡易なテストを行い、必要ならば精密な検査を行う。
＊2　画像検査も全患者に全種類行うわけではなく、必要な検査を選択する。変性性認知症以外の疾患で認知機能障害が起こっていないかどうかを鑑別するために、CTまたはMRIによる形態的な診断は、一度は行うことが推奨される。

て明らかになることが多い。国立長寿医療研究センターでは新患全員に高齢者総合機能評価を行っており、認知症者の機能を認知機能だけでなく、ADLや家族の介護負担まで包括的にとらえるようにしている。

　病歴はきわめて重要である。どのような症状が、いつごろから起こってきたのかを知ることは、認知症の診断、鑑別を考える基盤になる。認知症では、患者本人から病歴が得られない場合があること、最初の症状は正常人にも起こりうる症状で、見逃されやすいことにも注意が必要で、家族からの情報が重要になる。教育歴は他の疾患ではあまり重要視されないが、認知症では心理検査の評価にも影響するため聞いておく必要がある。

認知症と鑑別すべき病態

　認知症と鑑別が問題になる病態としては、せん妄を代表とする意識障害、機能性精神疾患としてうつ、ヒステリー、正常な老化が挙げられる。このなかで臨床的に問題になることが多いのは、せん妄、うつである。

1. せん妄

　せん妄は本質的に意識障害であり、発症の時期を明確に限定できる点が認知症とは決定的に異なるが、発現している症状自体は認知症と区別がつかないため、しばしば誤って診断される。せん妄をみた際には身体合併症のチェック、使用薬剤のチェックが重要である。またせん妄を起こしやすい患者は、その背景に認知症が隠れていることがあり注意が必要である。

2. うつ

　高齢者のうつは若年者のうつと比較して悲哀感や自責感が乏しく、心気的な訴えや体の不調感を訴えることが多いため見逃されやすい。うつが認知症の先行症状であることや、合併することもあるため鑑別は容易ではない。高齢者のうつには認知症が合併していないか注意する必要がある。表1に鑑別点を示した。

スクリーニングテスト

　医療従事者として行う可能性のあるスクリーニングテストとしては改訂長谷川式簡易知能評価スケール（Revised version of Hasegawa's Dementia Scale：HDS-R、p.304参照）とミニメンタルステート検査（Mini-Mental State Examination：MMSE、p.305参照）が代表的である。HDS-RもMMSEも質問式で認知機能障害の有無を判定する。質問項目が決まっているため検者間のばらつきが少ないが、実施する際は表2のような注意が必要である。

　このようなテストを受けることは、想像以上に認知症者にとって負担である。いきなりテストを行ったために、その後の医療拒否につながることすらある点は留意する。

表1 うつ病とアルツハイマー型認知症の違い

	うつ病	アルツハイマー型認知症
発症	週か月単位、何らかの契機	緩徐
もの忘れの訴え方	強調する	自覚がない、自覚があっても生活に支障ない
答え方	否定的答え（わからない等）	つじつまを合わせる
思考内容	自責的、自罰的	他罰的
失見当	軽い割にADL障害が強い	ADLの障害と一致
記憶障害	軽い割にADL障害が強い 最近の記憶と昔の記憶に差がない	ADLの障害と一致 最近の記憶が主体
日内変動	あり	乏しい

うつ病と認知症の関係は単純ではなく、以下の可能性がある。
①独立した疾患としてのうつ病（単純な合併）
②レビー小体型認知症にみられるような認知症に先行するうつ状態
③認知症の症状としてのうつ状態　など

表2 認知症スクリーニングテストの注意点

施行	① 被験者の協力が得られるかどうかが結果に大きな影響を与えるため、被験者との協力関係が得られるような人間関係を形成する必要がある ② 被験者の不安感を取り除くように心がける ③ 評価は厳密に行う。過度にヒントを与えたり、評価を甘くしたりしない
判定	① 検査結果のみで認知症と判定しない ② 体調が検査結果に影響を与えることがある。突然の悪化や突然の改善は被験者の体調や意識レベルの検討が必要である ③ うつ状態が存在しないかどうかは認知機能検査では重要であり、併せて評価しておくことが望ましい

病型の診断

　近年、認知症の各病型に対する診断基準の提唱と、病態の解明が進み、治療やケアにつながる鑑別診断が求められるようになってきた。介護保険の主治医意見書を作成する際にも、認知症という診断名でなく、その病型まで要求する地域もある。

　各病型の詳細は別項に譲るが、好発年齢、性差、初発症状の特徴、臨床症状の特徴、経過、代表的な診断基準、画像所見の特徴についての鑑別点を**表3**に示した[1]。これらの特徴が典型的に出現する例では比較的鑑別は容易であるが、非定型的な経過を示す例では鑑別が困難なこともある（失語からはじまるアルツハイマー型認知症や幻視を伴うアルツハイマー型認知症、記憶障害が前景に出る前頭側頭型認知症、パーキンソニズムや幻視を伴わないレビー小体型認知症など）。

　画像診断はこれらの鑑別に有用であるが、臨床症状と画像所見が乖離することも珍しくない。病理学的にも高齢者の認知症では複数病理（アルツハイマー病理＋レビー小体病病理、アルツハイマー病理＋タウオパチー病理、これに血管障害病理が加わることも）がむしろ通常であり、厳密な鑑別診断の困難さを示している。病型診断は可能な限り行うが、むしろその症候・病態をしっかりとらえることが重要と考えられる。

表3 主な認知症の鑑別のポイント

	アルツハイマー型認知症 AD	血管性認知症 VaD	レビー小体型認知症 DLB	前頭側頭葉変性症 FTLD
好発年齢	40〜60歳　75歳以上の2つのピーク	なし	60〜70歳	50〜60歳
性差（男性：女性）	1：1.2	2：1	1.5：1	1：1
初発症状の特徴	●記憶障害 ●遂行障害	●運動麻痺 ●記憶障害	●パーキンソニズム ●睡眠障害、抑うつ ●初期は記憶障害は目立たない	●換語困難 ●意欲低下 ●脱抑制的行動 ●記憶障害
臨床症状の特徴	●エピソード記憶の障害 ●自己評価の障害	●階段状、突発性の症状変動 ●進行の停止	●症状の日内変動 ●易転倒性 ●幻視 ●レム期睡眠行動異常	●失語 ●常同行動 ●食行動の異常 ●時に家族性あり ●病識の高度の消失

AD：Alzheimaer's desease　VaD：vascular dementia　DLB：dementia with lewy bodies
FTLD：frontotemporal dementia

（表3つづき）

	AD	VaD	DLB	FTLD
経過	●緩徐に進行 ●身体合併症により悪化	●段階的、突発的に悪化 ●進行がほとんどみられない時期もある	●変動しながら進行性に悪化 ●AD よりも経過が早い ●易転倒性による骨折も悪化要因となる	●緩徐に進行 ●意味性認知症や進行性非流暢性失語も最終的には FTD の特徴を呈してくる
代表的な診断基準	NINCDS-ADRDA *Neurology* 1984；34：939-944. Dx-AD AAA *Alzheimer's & Dementia* 2011；7：263-269.	NINDS-AIREN *Neurology* 1993；43：250-260.	McKeithら の 診 断基準 *Neurology* 2005；65：1863-1872. ※2016年には新基準が発表予定	Lund Manchester Group *J Neurol neurosurg Psychiatry* 1994；57：416-418. Rascovsky K et al. *Brain* 2011；134：2456-2477.
MRI CT	●海馬、側頭葉の萎縮 ●初期には目立たない	●両側視床、側頭葉梗塞 ●多発する皮質下梗塞	●海馬、側頭葉の萎縮	●前頭、側頭葉の萎縮
SPECT FDGPET	●頭頂側頭連合野 ●後部帯状回 ●楔前部 ●前頭葉	●血管障害の病巣により一定の傾向をもたない	●頭頂側頭連合野 ●後頭葉	●前頭葉 ●頭頂側頭連合野（AD に比べて軽い）
その他			●MIBG 心筋シンチで取り込み低下 ●DAT Scanによる線条体のドパミン取り込み低下	

文献
1）鷲見幸彦：認知症の臨床〜診断，治療，地域医療ケア〜．認知症の予防とケア，日本栄養士会雑誌 2015；58（3）：176-179.

3 認知症の原因疾患の特徴
① アルツハイマー型認知症

武田章敬

疫　学

アルツハイマー型認知症は認知症の原因となる疾患で最も多く、わが国の疫学調査では認知症全体の67.6％を占めることが明らかになっている（**図1**）[1]。

危険因子と防御因子

多くの観察研究の結果から、アルツハイマー型認知症の危険因子としてはアポリポタンパクE（ApoE）の遺伝子多型ε4、高血圧症、糖尿病、高コレステロール血症、喫煙が挙げられ、防御因子としては定期的な運動、食事因子、余暇活動、社会的参加、活発な精神活動、認知訓練、適度な飲酒が挙げられている[2]。

病理所見

アルツハイマー型認知症の脳の病理所見の特徴は老人斑、神経原線維変化、神経細胞脱落である。老人斑はアミロイドβが主要な構成成分であり、神経原線維変化はリン酸化されたタウタンパクが主要な構成成分である。

図1 認知症の基礎疾患の内訳（％）

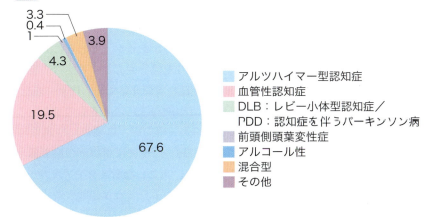

平成23年度〜平成24年度 厚生労働科学研究費補助金 認知症対策総合研究事業「都市部における認知症有病率と認知症の生活機能障害への対応」総合研究報告書（研究代表者 朝田隆）．平成25（2013）年3月．より引用

臨床症状

　アルツハイマー型認知症の認知機能障害のうち、最も主要な症状は記憶の障害である。記憶の中でも把持される時間が数分～数週間の近時記憶の障害が顕著であり、遠隔記憶（数週間以上）は保たれることが多く、数十年も前のことは覚えていることが多い。

　また、「いつ、どこで、何をやった」というようなエピソード記憶の障害が著明であり、初期には言葉の意味などの知識（意味記憶）や自転車に乗る・泳ぐなど「身体が覚えている」記憶（手続き記憶）は保たれていることが多い。そのため多くの場合、同じことを何度も繰り返し話したり聞いたりすることや物の置き場所を忘れてしまうといった症状が最初にみられる。記憶障害に加えて、比較的初期から遂行機能障害（実行機能障害：計画し、順序立てて実行する）、見当識障害（初期では時間、進行するにつれて場所の把握が困難になる）や視空間認知の障害（キツネや鳩などの手の形の模倣や立方体模写などの障害）などを伴うことが多く、進行とともに言語や行動の障害も明らかになってくる。

　アルツハイマー型認知症において、診察場面で「今日は何月何日ですか」と尋ねると「今日はテレビも新聞も見てこなかったので」と言い訳をしたり（取り繕い）、診察に同行している家族を見て「何日だっけ」と助けを求める（振り返り徴候）ことがしばしばある。

　認知機能障害のために、財産や内服の管理、外出、調理などの手段的日常生活活動（IADL）の障害が比較的初期から始まり、進行とともに更衣、整容、食事、排泄などの基本的日常生活活動（BADL）が障害され、末期には歩行や嚥下も困難となる。

　アルツハイマー型認知症において頻度の高い行動・心理症状（BPSD）は無為・無関心（アパシー）、異常行動（いわゆる徘徊や引き出しの中を引っかき回す等）、抑うつ、不安であり、認知症が悪化するとともに妄想、幻覚、異常行動の頻度が増えることが示されている[3]。

診　断

　アルツハイマー型認知症の診断基準はいくつかあるが、それらに共通する点は、症状の出現が緩徐で、問診や心理検査などにより記憶を中心とする複数の領域の認知機能の障害を認め、その結果、社会生活や日常生活に支障をきたし、徐々に悪化していること、それらの症状がせん妄や他の精神疾患（うつ病など）によるものでないことである。

　頭部 MRI や CT での側頭葉内側部（海馬・嗅内野、扁桃体）や頭頂側頭連合野の萎縮、脳血流シンチグラフィーでの頭頂側頭連合野や後部帯状回の血流低下はアルツハイマー型認知症に特徴的な所見である（**図2**）。また、髄液検査やアミロイド PET により、脳内にアミロイドβの蓄積が示唆される所見があることは診断の助けになる。

図2 アルツハイマー型認知症の画像所見

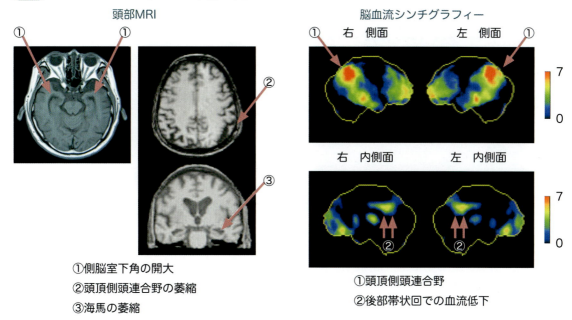

頭部MRI
①側脳室下角の開大
②頭頂側頭連合野の萎縮
③海馬の萎縮

脳血流シンチグラフィー
①頭頂側頭連合野
②後部帯状回での血流低下

国立長寿医療研究センター編：認知症サポート医養成研修テキスト 第5版改訂版．国立長寿医療研究センター，大府，2015：19.より一部改変して転載

治 療

　現在アルツハイマー型認知症の治療薬として使用可能な薬剤は、ドネペジル塩酸塩、ガランタミン臭化水素酸塩、リバスチグミンといったコリンエステラーゼ阻害薬、メマンチン塩酸塩（NMDA受容体拮抗薬）がある。いずれも認知機能障害の進行を軽減する作用を有している。

　現在、老人斑の主要構成物質であるアミロイドβや神経原線維変化の構成成分であるタウタンパクを標的とした新規の薬剤の開発が行われており、今後の成果が期待される。

文献

1) 平成23年度〜平成24年度 厚生労働科学研究費補助金 認知症対策総合研究事業「都市部における認知症有病率と認知症の生活機能障害への対応」総合研究報告書（研究代表者 朝田 隆）．平成25（2013）年3月．
2) 日本神経学会監修：「認知症疾患治療ガイドライン」作成合同委員会編：認知症疾患ガイドライン2010．医学書院，東京，2010：168-172．
3) Maristella Piccininni et al. Behavioral and Psychological Symptoms in Alzheimer's Disease: Frequency and Relationship with Duration and Severity of the Disease. *Dement Geriatr Cogn Disord* 2005；19：276-281．

3 認知症の原因疾患の特徴

② 血管性認知症

新畑　豊

概　念

　血管性認知症（vascular dementia：VaD）は、脳血管障害（cerebrovascular disease：CVD）が原因となり、認知症を引き起こした病態である。よって、診断の要点は、①認知症がある、②脳血管障害がある、③両者の因果関係が証明される、ということである。

　VaD は古くから存在する概念であるが、実際には、CVD と認知症の因果関係を明らかにして VaD を厳密に診断するのは難しい面もある。

分　類

　CVD には種々のタイプが存在する。VaD の診断基準として広く用いられている NINDS-AIREN により提唱された診断基準では、**図1** のように VaD の血管障害タイプを分類している[1]。

1. 主幹動脈領域の多発梗塞

　大脳皮質の比較的大きい梗塞が、複数重なることにより、脳の巣症状が重なり認知機能低下に至った状態がこれに相当する。心原性脳塞栓、脳血管の主管部のアテローム血栓性梗塞の繰り返しにより生ずる。

　優位半球の島皮質近傍の梗塞では種々のタイプの失語症状を呈し、また、頭頂葉障害では空間失認をはじめとする失認や失行といった病態を、また、前頭葉の障害では抑うつや意欲低下が顕著となることがあるなど、損傷部位に応じた巣症状を呈する。経過は階段状に増悪したととらえられやすい。

2. 小血管病変性（多発ラクナ梗塞、Binswanger病）

　多発ラクナ梗塞*、および、大脳白質の虚血性病変が広範に生じた Binswanger 病が含まれる。両者はしばしば合併し、厳密な区別は難しい場合も多い。いわゆる皮質下型認知症と呼ばれる。

　遂行（実行）機能障害を主体とする認知機能障害、アパシーや抑うつなどの精神症状、歩行障害などを呈しやすい。経過はしばしば突発的ではなく、緩徐に悪化したととらえ

───────────────────

＊多発ラクナ梗塞：脳血管の穿通枝領域に生じる15mm以下の微小な梗塞（ラクナ梗塞）が多発した状態。

図1 NINDS-AIREN 診断基準の VaD タイプ分類

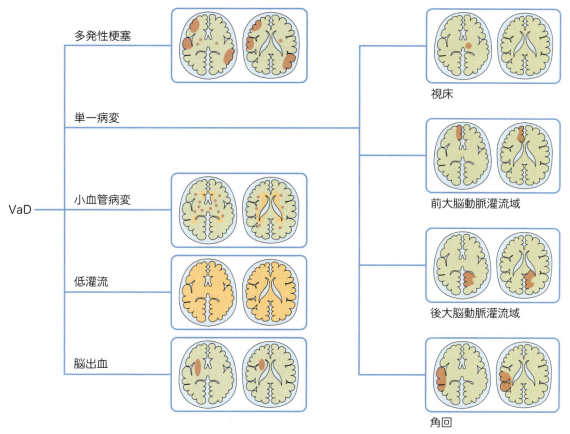

日本神経学会監修,「認知症疾患治療ガイドライン」作成合同委員会編：認知症疾患ガイドライン2010. 医学書院, 東京, 2010：264. より転載
(Román GC, Tatemichi TK, Erkinjuntti T, et al. Vascular dementia：diagnostic criteria for research studies. Report of the NINDS-AIREN International Workshop. *Neurology* 1993；43（2）：250-260.)

られることも多い。

3. 認知症の成立に重要な領域の孤発性梗塞

　認知機能にとって重要な領域の単一の脳梗塞で認知症を呈した状態である（strategic infarction、図1）。単発の脳梗塞で生じるため、経過より突然発症した認知症ととらえられやすい。

4. 低灌流性

　心停止や高度の低血圧などに基づく脳全体の虚血や脳主幹動脈の分水嶺の虚血により生ずる。

5. 出血性

　くも膜下出血、脳実質の脳出血などがある。一般に多くみられる高血圧性の脳出血は

脳深部に多いが、高齢者にみられやすい大脳皮質領域の脳出血はアミロイド血管症に関連するものが多い。

6. その他（遺伝性VaDなど）

CADASIL[*1]、CARASIL[*2] に代表される、遺伝型の小血管病変型 VaD が知られている。

診断の問題点

認知症の最も多い原因疾患はアルツハイマー病（AD）である。高齢になるほどその頻度は増えるが、CVD もまた、高齢者において高頻度にみられる病態であり、脳 CT、MRI で偶発的に見つかる頻度も多い。

AD 患者に CVD が合併することはまれではなく、これらの病態は VaD の状態ではなく AD＋CVD（または AD＋VaD）と呼ぶのがふさわしい。認知症の概念は歴史的に AD を中心に形成されたため、その中核症状にとらえられる記憶障害を重要視すると VaD と診断される例に AD が多く入り込む懸念がある。認知症とは、脳高次機能の低下により生活機能障害が引き起された状態を指すと考えるべきである。VaD の認知機能障害は記憶障害よりも遂行機能障害（実行機能障害）が目立つ場合が多い。

症状の発症形式として、突発した認知機能低下は CVD を疑わせ、一見は VaD と考えられるが、その後の進行があり、AD 合併例と考えられるケースはしばしば存在する（図2）。逆に Binswanger 病などは、緩徐で発症時期の特定が難しい場合もしばしばで

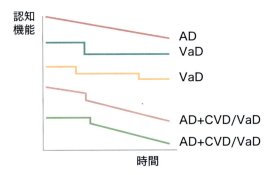

ADでは緩徐進行がみられる。脳血管障害を基盤とするVaDは突然発症、段階的悪化を示すものが典型的ではあるが、緩徐増悪経過の混在はADなどの進行性疾患の合併を考える必要が高い。

---

*1 CADASIL : cerebral autosomal dominant arteriopathy with subcortical infarcts and leukoencephalopathy
*2 CARASIL : cerebral autosomal recessive arteriopathy with subcortical infarcts and leukoencephalopathy

あり、緩徐進行であるから VaD が否定できるともいえない。

　VaD にみられやすい抑うつ、歩行障害、遂行機能障害などの臨床症状は、特発性正常圧水頭症、レビー小体型認知症、進行性核上性麻痺などでもしばしば前景に立つ症状であり、これらとの鑑別を念頭に置くことも重要である。

　AD をはじめとする他の認知症性疾患の合併を否定し厳密な意味で VaD と診断することは、容易ではない。近年では AD をはじめとする変性性の認知症疾患にみられる脳内のアミロイド蓄積やタウ蓄積などを、PET を用いて生体で確かめることが可能となっており、これらのデータの蓄積により臨床的 VaD の病態や定義をさらに明確化していくと考えられる。

┃治　療

　一般臨床では診断に際し必ずしも記憶障害を中心にとらえる必要はない。CVD による認知機能障害により生活機能障害を生じているものを VaD ととらえ、サポートしていくことが重要である。

　治療の面においては、糖尿病、高血圧、脂質異常症など危険因子管理を行い CVD の再発予防を行う。また病歴や経過、画像診断の結果より AD 等の合併が疑われる場合には、心血管系の状態や随伴精神症状等を配慮したうえで、おのおのの患者の状態に合わせ抗認知症薬の使用を考慮していく必要がある。

文献
1）Roman GC, Tatemichi TK, Erkinjuntti T, et al. Vascular dementia: diagnostic criteria for research studies. Report of the NINDS-AIREN International Workshop. *Neurology* 1993；43（2）：250-260.

3 認知症の原因疾患の特徴

③ レビー小体型認知症

鷲見幸彦

概　念

　レビー小体型認知症（dementia with lewy bodies：DLB）は変性性認知症の一病型である。1995 年にはじめて統一された病名と診断基準が提唱され 2005 年に改定診断基準が示された[1]。変性性認知症ではアルツハイマー型認知症に次いで多いといわれ、臨床的には認知症の 10〜30%[2]、剖検では 10〜20 数%とされる[3]。

病　理

　レビー小体は神経細胞の内部にみられる封入体で、その主要構成タンパクは α シヌクレインである。病理学的には中枢神経系（大脳皮質、脳幹、間脳）に多数出現し、神経細胞が減少する。

　レビー小体は心臓交感神経や脊髄、消化管の神経叢にも出現する。そのため臨床症状では進行性の認知症に認知機能の変動や特有の幻視、精神症状、パーキンソニズム、自律神経症状、といった多彩な症状を呈する。

　またパーキンソニズムを呈することからドパミン系の障害があり、ノルアドレナリン系やセロトニン系も障害され自律神経障害や精神症状に関与している。

診　断

1．診断基準

　表1 に 2005 年に Neurology に発表された診断基準を示す[1]。

2．臨床症状

1）認知機能障害

　中心となる症状は進行性の認知機能障害である。記憶障害からはじまることが多いがアルツハイマー型認知症（AD）と比べると初期には記憶障害の程度が軽く、遂行機能障害（実行機能障害）や問題解決能力の低下、構成障害や視空間認知障害、注意障害が目立つ。

第Ⅰ部 認知症疾患と治療

表1 DLBの診断基準

1. 中心的特徴	●社会生活に支障がある程度の、進行性の認知症の存在 ●初期に記憶障害は目立たず、進行とともに明らかになる ●注意力、遂行（実行）機能、視空間認知が冒されやすい ●AD とは発症様式が異なることを強調
2. 中核的特徴	●以下の 3 項目の中核症状のうち probable DLB では 2 項目、possible DLB では 1 項目が認められること 　1）注意や覚醒レベルの明らかな変動を伴う認知機能の動揺 　2）現実的で詳細な内容の幻視が繰り返し現れる 　3）パーキンソニズムの出現
3. 示唆的特徴	●1 つ以上の中核的特徴に 1 つ以上の示唆的特徴があれば臨床的確診 ●中核的特徴がまったくなく 1 つ以上の示唆的特徴があれば臨床的疑診 　1）レム期睡眠行動異常 　2）重度の抗精神病薬への過敏 　3）SPECTやPETによるドパミントランスポーターの取り込み低下（[123]I-beta-CIT, ^{123}I-FP-CIT, ^{18}F-CFTなど）
4. 支持的特徴	●DLB でよく認められるが診断的特異性を有しているか明らかでないもの 　1）繰り返す転倒、失神　　　　　　6）抑うつ 　2）一過性の原因がはっきり　　　　7）CT／MRIでの内側側頭葉の比較的保持 　　しない意識障害　　　　　　　　8）SPECT、PETでの後頭葉の活性低下 　3）重度の自立神経障害　　　　　　9）MIBGシンチグラムの取り込み低下 　4）幻視以外の幻覚　　　　　　　10）脳波における、側頭葉の一過性鋭波を 　5）系統的な妄想　　　　　　　　　　伴う著明な徐波
5. DLBの可能性を低くする所見	1）局所的神経徴候や脳画像での脳血管障害存在時 2）部分的あるいは全般的に臨床像を説明しうる他の身体疾患または脳疾患の存在時 3）認知症が重症化してからはじめてパーキンソニズムが出現したとき
6. 症状の時間的連続性	●DLB の診断は認知症がパーキンソニズムの前か同時に出現したときになされなければならない。すでに確立したパーキンソン病が存在する状況で生じた認知症については認知症を伴うパーキンソン病（PDD）の用語を用いなければならない

（McKeith IG, Dickson DW, Lowe J, et al. Diagnosis and management of dementia with Lewy bodies: third report of the DLB Consortium. *Neurology* 2005；65：1863-1872.）

2）認知機能の変動

中核的特徴の第一に挙げられるのが認知機能の変動である。変動の周期は、失神と鑑別困難な分単位の変化から、時間の単位での日内変動、週月の単位での長期の変動までさまざまである。

この変動は注意や覚醒レベルの変動を伴うことも多いが、これらでは説明できない変動もみられ、変動を起こす背景は多様である。そのため、せん妄との鑑別が難しい。

3）幻視

最も気がつかれやすい症状であり、「男の人が来ている」「子どもが2人いる」といった具体的で明瞭な幻視であることが多い。服を人と誤認したり、電柱が人に見えたりする視覚誤認もみられる。また実際に見えるわけではないがいるような気がするという実体意識性もみられる。

せん妄の幻視と違って後で幻視の内容を報告することができ、意識レベルが低下していないと思われる状況でも持続的に出現する。

4）パーキンソニズム

筋固縮や動作緩徐は特発性のパーキンソン病（parkinson's disease：PD）と変わるところはない。認知症が先行して後からパーキンソニズムが出てくる場合には典型的な安静時振戦は少なく、左右差が目立たないことが多い。

運動障害が存在すると、起立性低血圧の存在も相まって転倒のリスクが増大する。

5）妄想

物盗られ妄想、嫉妬妄想、被害妄想などがみられるが、最も特徴的なのは視覚的な誤認妄想である。家族が他人に入れ替わってしまっているという替え玉妄想（カプグラ症候群）や、自分の家に他人が入り込んでいる（幻の同居人）などの妄想がときにみられる。また亡くなった人が生きている、自宅にいるのに自宅でないと主張する、テレビの中の出来事と現実を混同するといった視覚的な要素がからんだ妄想が多い。

6）うつ

DLBの約30％にうつが存在するといわれている[4]。水上らはDLBのうつの特徴として焦燥、妄想、現実感消失・離人症、精神運動抑制、心気症、病識欠如を挙げている[5]。またDLBでは初期症状としてうつが多い。

7）レム期睡眠行動異常（RBD）

レム睡眠期には通常筋緊張の低下が起こり、発声も四肢の動作も発現しないが、レム期睡眠行動異常（REM sleep behavior disorder：RBD）では筋緊張の低下が起こらず、大声を出したり、手足を動かしたりする。覚醒すると悪夢を見ていたということが多い。原疾患の出現に数年先行して起こる点が重要である。

8）重度の抗精神病薬への過敏

前述のように DLB では幻覚や妄想が出現するため抗精神病薬の投与が必要となる場合があるが、少量投与でも、過鎮静、パーキンソニズムの悪化や、遷延する覚醒レベルの低下、悪性症候群がみられることがある。ベンゾジアゼピン系睡眠薬においても、興奮、覚醒不良を起こすことがある。

DLB の診断が確定している際には、これらの薬剤を慎重に投与できるが、診断が十分されずに投与されると、上記のような反応が起こり、治療に苦慮することになる。逆に中枢神経作動薬に過敏反応がみられる際には DLB の存在を疑う必要がある。

9）自律神経症状

自律神経症状としては起立性低血圧、食後性低血圧、臥位高血圧、神経因性膀胱、便秘などがみられる。起立性低血圧は失神、転倒の原因となるため注意が必要であり、DLB を疑った場合には臥位と立位で血圧測定を行う。

3. 検査所見

1）神経心理検査

神経心理検査では、初期には記憶障害が目立たず、注意、前頭葉機能、視空間機能の障害が強いことがあげられる。ミニメンタルステート検査（MMSE、p.305 参照）では 3 単語再生が良好であるにもかかわらず、2 つの五角形模写がうまくできない。

2）画像診断 （図1）

MRI において、DLB では AD に比較して内側側頭葉萎縮が軽いとされている。ただしこの所見は統計的な差であり、個々の症例では萎縮の程度から DLB らしさを判定するのは困難である。脳血流 SPECT では後頭葉の血流低下がみられるが、感度特異度は低く、この所見がみられるのは 6 割程度である。

MIBG シンチグラムでは、メタヨードベンジルグアニジン（meta-iodobenzylguanidine：MIBG）の交感神経末端の取り込みをみることによって心臓の交感神経機能をみる。DLB では心筋の集積、心臓 / 縦隔比がいずれも低下しており、低下の起こらない AD との鑑別に有用である。

SPECT では、線条体でのドパミントランスポーター量を測定する核種としてイオフルパン（^{123}IFP-CIT）が 2014 年から使用可能になった。DLB では線条体での集積低下がみられる。ドパミン系の障害の傍証、病態として重要であり、診断基準でも重要視されている。

図1 DLBの画像所見

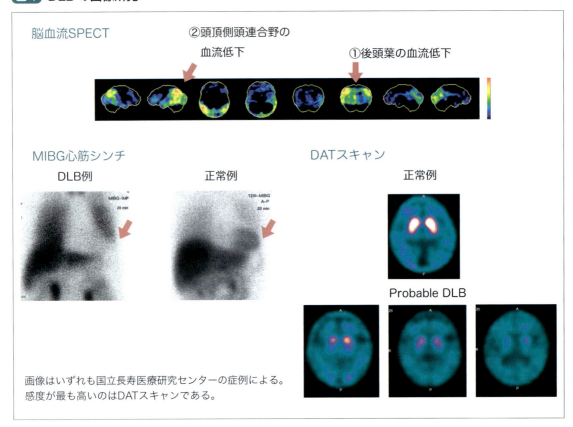

文献

1) McKeith IG, FMedSci MD, Dicksonet, et al. Diagnosis and management of dementia with Lewy bodies: third report of the DLB Consortium. *Neurology* 2005；65：1863-1872.
2) Rahkonen T, Eloniemi-Sulkava U, Rissanen S, et al. Dementia with Lewy bodies according to the consensus criteria in a general population aged 75 years or older. *J Neurol Neurosurg Psychiatry* 2003；74：720-724.
3) Perry RH, Irving D, Blessed G, et al. Senile dementia of Lewy body type. A clinically and neuropathologically distinct from of Lewy body dementia in the elderly. *J Neurol Sci* 1990；95：119-139.
4) Samuels SC, Brickman AM, Burd JA, et al. Depression in autopsy-confirmed dementia with Lewy bodies and Alzheimer's disease. *Mt Sinai J Med* 2004；71：55-62.
5) Takahashi S, Mizukami K, Yasuno F, et al. Depression associated with dementia with Lewy bodies (DLB) and the effect of somatotherapy. *psychogeriatrics* 2009；9：56-61.

第Ⅰ部 認知症疾患と治療

3 認知症の原因疾患の特徴

④ 前頭側頭型認知症

辻本昌史、鷲見幸彦

概　念

　前頭葉と側頭葉前部を病変の主座とする変性性認知症性疾患である。1996 年に Manchester のグループが、前頭葉から側頭葉にかけての萎縮を認める例を含め前頭側頭葉変性症（frontotemporal lobar degeneration：FTLD）という概念を提唱し、臨床的には①前頭側頭型認知症（frontotemporal dementia：FTD）、②進行性非流暢性失語（progressive non-fluent aphasia：PA）、③意味性認知症（semantic dementia：SD）の 3 亜型に区分されているのが一般的である[1]。

　病理学的な観点からはタウ陽性封入体を有する疾患群、ユビキチン陽性タウ陰性の疾患群等に分類され[2]、さらにユビキチン陽性タウ陰性の群を FTLD-TDP、FTLD-FUS、FTLD-UPS の 3 つに分類し、それぞれをさらに細かく分類するようになってきている[3]。

臨床症状

　本疾患群はある程度進行するまで基本的な日常生活レベルは保たれている一方で、多彩な神経症状を呈する。2011 年に提唱された行動変異型の前頭側頭型認知症（behavioral-variant frontotemporal dementia：bvFTD）[4] に基づいて説明する。

1．病識の欠如

　病初期から病識が欠如しており、深刻感はない。アルツハイマー型認知症と比較して社会的規範の知識は保たれているにもかかわらず、道徳的な倫理や共感性が障害されている。社会的対人行動障害、自己行動の統制障害、情意鈍麻、病識の欠如の背景となっていると考えられている。

2．脱抑制

　基本的な日常生活そのものには問題のない段階で、社会的な関係や周囲への配慮がまったくみられなくなり、本能のおもむくままにわが道を行く行動（going my way behavior）が出現する。不適切な場面での笑い・罵り・大声など、礼節の喪失を認める場合もある。

3．自発性の低下、無気力、無関心

　最も一般的な初期症状といわれており、落ち着きのなさと共存している場合がある。

25

無気力な感じが強くなり、いろいろな物事にも無関心になってしまう。そのため、うつと間違って診断されることがある。

4. 感情・情動の変化、同情・共感の欠如

同情や共感の欠如を呈するようになる。他人が困っていることや深刻なニュースを見ても理解を示す態度の欠如や心ない意見、理解不能な態度に出るようになる。

5. 常同行動

同一の行動をすることが多くなる。同じところを歩き続けたり、決まった時間に同じものを食べるような行動を呈するようになる。

6. 食行動異常

食欲の増加に伴う過食や食べ物の好みにも変化が出現する。食べられないものを食べてしまう異食症状が出現する場合もある。

7. 言語障害

言葉の意味は保たれるものの、音韻性の錯語や障害を認め単語の羅列となることが多い場合、言葉の意味が障害される場合がある。右半球（劣位半球）の萎縮例では顔を見ても認識できない相貌失認の症状が出現する場合もある。

診断

上述した臨床症状に加えて、脳画像において頭部 CT、頭部 MRI にて帯状回前部、前頭葉腹内側皮質、前および内側側頭部といった脳前方部の萎縮を認める（図1）。SPECT や PET においては萎縮部位に対応する、もしくはそれよりも広範囲において血流・代謝の低下が認められる（図2）。

また、髄液検査によってアルツハイマー病は Aβ42 の高度低下、Aβ40/Aβ42 比の

図1 頭部 MRI

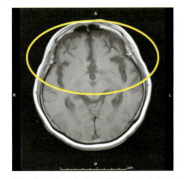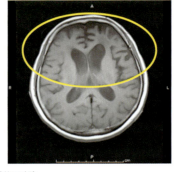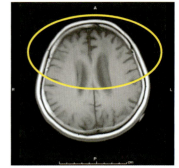

前頭葉を中心とした萎縮がみられる（黄円部）。

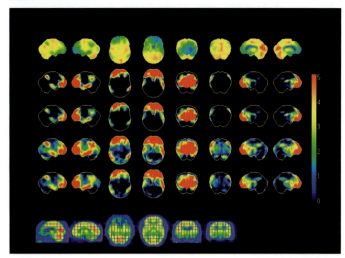

図2 脳血流SPECT

前頭葉に血流低下がみられる（赤色部）。

増加を示すため、鑑別に使用する場合がある。しかし、これらは補助診断の域を超えず、基本的には、臨床症状の継続的な聴取と診察が正確な診断には必須である。

ALSと共通病態をもつ可能性も

前頭側頭型認知症は臨床症候群であり、多様な病理学的背景をもつ多様な疾患群から構成されることがわかってきている。筋萎縮性側索硬化症（amyotrophic lateral sclerosis：ALS）と共通の構成タンパク（TAR-DNA-binding protein of 43kDa：TDP-43）が確認されてきており[5]、ALSとの共通の病態をもつ可能性が注目されている。蓄積タンパクによる新たな分類および命名法が提唱されているが[6]、今後さらなる議論が続くと考えられる。

文献
1) Neary D, Snowden JS, Northen B, et al. Dementia of frontal lobe type. J Neurol Neurosurg Psychiatry 1988；51：353-361.
2) McKhann GM, Albert MS, Grossman M, et al. Clinical and pathological diagnosis of frontotemporal dementia：report of the Work Group on Frontotemporal Dementia and Pick's Disease. Arch Neurol 2001；58：1803-1809.
3) Cairns NJ, Ghoshal N. FUS：A new actor on the frontotemporal lobar degeneration stage. Neurology 2010；74：354-356.
4) Rascovsky K, Hodges JR, Knopman D, et al. Sensitivity of revised diagnostic criteria for the behavioural variant of frontotemporal dementia. Brain 2011；134：2456-2477.
5) Neumann M, Sampathu DM, Kwong LK, et al. Ubiquitinated TDP-43 in frontotemporal lobar degeneration and amyotrophic lateral sclerosis. Science 2006；314：130-133.
6) Mackenzie IR, Neumann M, Bigio EH, et al. Nomenclature and nosology for neuropathologic subtypes of frontotemporal lobar degeneration：an update. Acta Neuropathol 2010；119：1-4.

4 うつ状態の特徴

繁田雅弘

老年期のうつ病は身体的要因や、脳器質要因、心理・社会的要因の関与が大きい。しばしば喪失体験が誘因となるが、初老期（65歳未満）にみられる退職などの社会的な役割の喪失、親としての役割の喪失、経済的基盤の喪失などにより、老年期（65歳以上）では、配偶者や知人の喪失、心疾患やがんなどの身体疾患が契機になりやすい。

老年期の多彩なうつ状態

1. 身体的な訴え

うつ病は、睡眠障害をはじめ倦怠感や食思不振、便秘と下痢、めまい、肩こり、頭痛・頭重などの身体症状を伴いやすいが、高齢者では心気性を帯びて執拗に繰り返されることがある。

2. 焦燥感・不安

落ち着きがなくなり、部屋の中を歩き回ったりすることがある。依存的な訴えが繰り返されることもある。焦燥感が強まると自殺のリスクが高まる。

3. 妄想

しばしば心気妄想がみられ、まれに否定妄想や不死妄想に発展することもある（後述）。

4. せん妄

うつ状態に伴う食欲低下から、低栄養状態や脱水、電解質異常に加え、抗コリン作用を有する薬剤の服用などが加わってせん妄を起こしやすい。脳血管障害を伴う場合はさらにリスクが高い。

認知症疾患以外の原因によるうつ状態

1. 精神障害に伴ううつ状態

気分障害や統合失調感情障害、ライフイベントや状況要因・環境要因によるストレス関連障害、環境要因と性格要因との相互作用から生じる神経症性障害や身体表現性障害、気分変調症や気分循環症、さらに、パーソナリティー障害などにうつ状態を伴うことがある（表1）。

表1 うつ状態を呈する代表的な精神障害	
気分障害	● うつ病 ● 双極性感情障害 ● 気分変調症 ● 気分循環症
統合失調感情障害	
統合失調症	
ストレス関連障害	● 適応障害 ● 急性ストレス反応 ● 心的外傷後ストレス障害
神経症性障害	● 全般性不安障害
身体表現性障害	● 身体化障害 ● 身体表現性疼痛性障害
パーソナリティー障害	● 回避性パーソナリティー障害 ● 依存性パーソナリティー障害

表2 しばしばうつ状態を引き起こす身体疾患	
生活習慣病	● 高血圧 ● 糖尿病
全身感染症（熱性疾患）	● インフルエンザ ● チフス ● マラリア　など
内分泌疾患	● 甲状腺機能低下症 ● 副腎皮質機能亢進症 ● 副腎皮質機能低下症 ● 性腺機能低下症 ● 副甲状腺機能異常 ● 膵臓機能障害 ● 下垂体機能不全症 ● ADH 分泌異常症候群　など
膠原病	
ビタミン（B_{12}、葉酸）欠乏症	
代謝障害	● 電解質異常　など

2. 身体疾患に伴ううつ状態

　脳以外の身体疾患に伴ってうつ状態が起こることはまれでない（**表2**）。いわゆる症状精神病としてのうつ状態で、生活習慣病もうつ状態を引き起こすことが知られている。代表的な身体疾患としては、全身感染症（熱性疾患）、内分泌疾患、膠原病、ビタミン（B_{12}、葉酸）欠乏症、代謝障害が挙げられる。

3. 薬剤によるうつ状態

　表3に日常臨床でしばしばうつ状態を引き起こしている薬剤を挙げた。うつ病やうつ状態の治療に用いられる向精神薬が引き起こすこともある。また身体疾患の治療薬も、さまざまな治療薬がうつ状態を引き起こしうる。治療薬の開始とうつ状態の出現に時間的な関連がある。

表3 しばしばうつ状態を引き起こす薬剤	
向精神薬	● 抗精神病薬 ● 抗不安薬 ● 睡眠薬　など
身体疾患治療薬	● 降圧薬 ● 利尿薬 ● H_2 ブロッカー ● 非ステロイド性抗炎症薬 　（NSAIDs） ● ステロイド ● インターフェロン ● 抗がん剤　など

4. 関連するさまざまな病態

1）脳卒中後うつ状態

　1980年代から脳血管障害のイベント後に出現する大うつ病に類似した状態を post-stroke depression と呼ぶようになった。

2）血管性うつ病

　脳卒中イベントや神経学的に有意な所見はないものの、MRI において血管障害を示唆する所見のある老年期うつ病が 1990 年代からこう呼ばれるようになった。

3）コタール症候群

　「自分は死んで体の感覚をすべて失った（心気観念）」「死んで楽になりたいが、死ぬことさえできない（不死妄想）」といった妄想を訴える状態である。虚無妄想や否定妄想ともいわれる。

4）うつ病性仮性認知症

　認知症に似た様子を呈するうつ状態である。悲哀感などの抑うつ気分がみられることもあるが、気分や感情の変化を認めず、淡々と、あるいは飄々と勘違いや物忘れを呈することもある。認知症に伴うアパシーと区別できないが、経過が数か月単位であり、抗うつ薬で完全寛解することでうつ状態であったとわかる場合もある。

5）皮膚寄生虫妄想

　皮膚に多数の小さな虫がいるという体性感覚の異常に伴う妄想である。掻痒感や軽度の疼痛（虫刺され）を契機に虫の存在を確信する。保健所に除虫を依頼したり、殺虫剤

を部屋に撒いたり自分の体にふりかけたりすることもある。虫と訴えてゴミや糸くずを保健所や医療機関に持参することもある。慢性幻触症と呼ばれることもある。また、幻視（虫が見える）を伴うこともある。

6) ディオゲネス症候群

収集癖がみられ、第三者からは不要にみえるものを屋内外にため込む状態である。身だしなみに無頓着で、入浴を怠っていることもある。そうした不潔で雑然とした生活環境に無関心であるようにみえる。

文献

1) 日本老年精神医学会編：高齢者に特有な病態と症候群. 改訂 老年精神医学講座；各論, ワールドプランニング, 東京, 2009：281-293.

5 せん妄の特徴

小川朝生

せん妄とは

せん妄は、急性に生じる注意障害を主体とした精神神経症状の総称である。典型的には、昼夜の逆転や注意障害を中心に、多彩な症状が夜間を中心に出現し、数時間から数日のレベルで変動する。一般に入院中の高齢患者の約30％に発症する。

せん妄は、身体疾患等に起因する注意障害・意識障害であり、緊急の対応が求められる病態である。せん妄を合併すると、せん妄の精神症状自体の苦痛やコミュニケーションを阻害することによる苦痛に加え、身体症状のコントロールを不良にし、治療の阻害因子にもなる。特に痛みなどの症状を聴取することが難しくなると、全身状態の変化を早期に発見し対応することが困難になり、死亡率や合併症の発症頻度の上昇につながる。せん妄のリスクを事前に把握し、予防を行い、早期発見に努めることは、身体管理面の重要な課題である。

臨床像

せん妄は、睡眠覚醒リズムの障害（いわゆる昼夜逆転）、注意障害を中心に、不安・焦燥、精神運動興奮、さまざまな情動変化（怒り、無関心）、幻覚・妄想（通常は幻視が多い、注意障害からの錯覚と混在する）を伴う。日内変動を伴い、夕方から夜間にかけて増悪するパターンが特徴である。適切な対応がなされないと、数週間から数か月間、症状が持続し、認知症への移行や認知症の増悪にもつながる。

病　態

主に器質的な脆弱性（高齢、脳梗塞やパーキンソン病などの神経疾患、認知症など）をもとに、炎症反応や脱水など身体的負荷が重なってせん妄を発症する（図1）。

せん妄の治療や対応を進めるためには、せん妄の原因を検討することが第一歩である（表1）。特に臨床で頻度の高い要因に、脱水と感染、薬剤があることが知られているので注意をしたい。

第Ⅰ部 | 認知症疾患と治療

図1 せん妄の発症

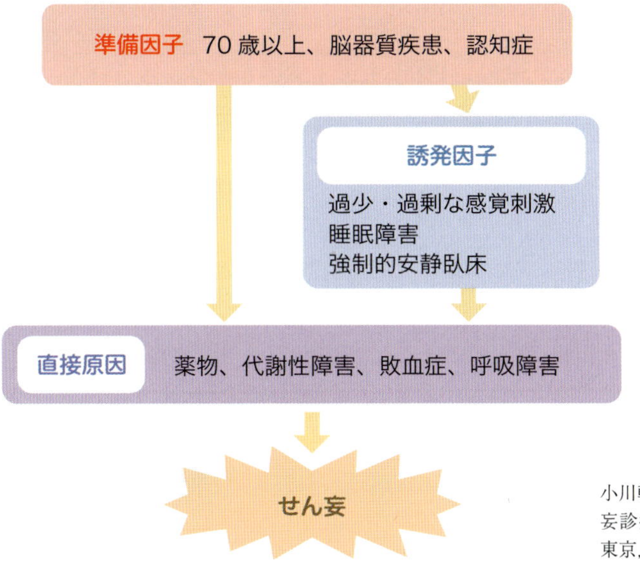

準備因子 70歳以上、脳器質疾患、認知症

誘発因子
過少・過剰な感覚刺激
睡眠障害
強制的安静臥床

直接原因 薬物、代謝性障害、敗血症、呼吸障害

せん妄

小川朝生：自信がもてる！せん妄診療はじめの一歩．羊土社，東京，2014：46.より引用

表1 せん妄の原因

準備因子 器質的な脆弱性を決める	● 高齢 ● 認知症 ● 神経変性疾患　など
誘発因子 直接せん妄を生じはしないものの、脳に負荷をかけ機能的な破綻を誘導し、せん妄の遷延化・重症化を生じる	● 身体抑制 ● 強制的な臥床 ● 睡眠リズムの障害 ● コントロール不良な身体症状（痛み）　など
直接原因 せん妄を発症する直接の契機となる	● 感染 ● 脱水 ● 薬剤 ● 低酸素血症　など

せん妄と認知症

せん妄と認知症は一見すると似た症状を呈する。しかし、せん妄は意識障害であることから別の病態として扱う（**表2**）。

一般には認知症は数か月から数年の期間をかけて徐々に出現する一方、せん妄は数時間から数日と短期間で発症する。また、せん妄は日内変動（一般に日中は目立ちにくい

33

表2 せん妄と認知症

	せん妄 身体的な因子により発症した意識障害	認知症 神経変性・神経脱落により生じた 脳の器質的な障害
発症	急激	徐々に進行
期間	数時間から数日	月から年単位
注意	焦点を当て、維持し、転換することが困難に なる	重度の認知症を除き保たれる
意識	変動	おおむね正常
会話	一貫しない、文脈がまとまりなくなる	まとまっているが、単語が出てこないことが ある
原因	身体条件（主要な要因は脱水や感染）、薬剤 等	神経変性

が夜間に症状が増悪するパターン）を呈することから、鑑別を進めていく。

せん妄のマネジメント

　せん妄への対応は、その目的から、予防的介入と治療的介入に大きく分けることができる（**表3**）。重要な点は、①せん妄の発症を予防するために増悪因子へ可能な限り対応する点、②定期的なモニタリングを行い、早期発見を意識する点である。

　せん妄の治療は、①原因となる身体要因を同定し除去すること、②精神症状に対する抗精神病薬の投与である（**表4**）。

　抗精神病薬の有効性は、どの薬剤でもほぼ同等である。薬剤を選択するにあたっては、その薬剤のもつ鎮静作用の強弱、有害事象のプロフィール、作用時間を考慮して決定する。

文献
1) Lipowski ZJ. Transient cognitive disorders（delirium, acute confusional states）in the elderly. *Am J Psychiatry* 1983；140：1426-1436.
2) Hshieh TT, Yue J Oh E, et al. Effectiveness of multicomponent nonpharmacological delirium interventions: a meta-analysis. *JAMA Intern Med* 2015；175：512-520.
3) 小川朝生：自信がもてる！せん妄診療はじめの一歩. 羊土社, 東京, 2014.

第Ⅰ部 │ 認知症疾患と治療

表3 せん妄への対応のポイント

予防的な対応	●入院・入所時のリスク評価 ●同定されたリスク因子の除去 　誘発因子：疼痛コントロール、離床を促す、睡眠リズムの維持 　直接因子：脱水の予防、感染の予防
治療的な対応	●早期発見：定期的なモニタリングの実施 ●早期対応：原因検索、誘発因子・直接因子の同定・除去 ●抗精神病薬の使用

表4 一般的なせん妄のマネジメント体制

項目	内容
ハイリスクのスクリーニング	●入院・入所時点で一律に実施する
せん妄のモニタリング	●ハイリスク群に対して、治療中や入院期間をとおして客観的に症状をモニタリングする
予防的なアプローチ	●ハイリスク群（特に高齢者や認知機能障害をもつ患者）を対象に実施 ●向精神薬（ベンゾジアゼピン系・非ベンゾジアゼピン系抗不安薬、睡眠薬）の使用を最小限にとどめる ●輸液や経口摂取を促し脱水を予防する ●疼痛コントロールを積極的に進める
患者・家族に対して教育的・支持的なアプローチを行う	●せん妄の病態や経過についてあらかじめ教育する ●ケアのゴールを設定する
せん妄を診断する	●診断ツールを用いる（CAM など）
せん妄の重症度を評価する	●アセスメントツールを使用する
症状への対応	●症状マネジメントを実施する ●投薬をすべて確認する、不要な薬剤を中止する ●抗精神病薬の使用 ●転倒リスクの評価・安全の確保
身体要因への対応	●治療のゴール設定 ●血液生化学検査・画像検査などによる原因探索と対応 ●輸液の検討（脱水、電解質異常、代謝障害） ●抗菌薬投与の考慮（感染）

6 薬物療法

鷲見幸彦

　認知症者に薬物療法を開始する際には、まず本当に服薬が可能かどうかを確認する必要がある。同居する家族がいても仕事に出ていて服薬管理ができないことがある。認知症の治療では、本人のみでなく介護者に対するケア・教育も重要である。

　また認知症の病型や病期によって、薬物療法を認知機能障害に対して行うのか、行動・心理症状に対して行うのか力点が異なる。そのため認知症を早期発見するとともに正確な診断と、症状、重症度の評価が重要となる。

認知機能障害に対する薬物療法

　1999年、わが国ではじめてAD治療薬のドネペジル塩酸塩（アリセプト）が発売された。2011年には同じコリンエステラーゼ阻害薬としてガランタミン臭化水素酸塩（レミニール）、リバスチグミン（リバスタッチ、イクセロンパッチ）、NMDA受容体阻害薬であるメマンチン塩酸塩（メマリー）が上市され、認知症に対する薬物療法の時代が幕を開けた。

　表1に現在投与可能な抗認知症薬を示した。剤型も錠剤だけでなく、口腔内崩壊錠や細粒剤、内服ゼリー剤、液剤など多様化してきている（図1）。認知症であることがわかっても、なす術がなかった時代から、病型や重症度に応じて投薬方針を決定し、本人と介護者に指導しうる時代をようやく迎えようとしている。

　一方で処方はされたものの、十分に服用できていない例が少なくなく、認知症の人では半数近くに飲み忘れがあるという報告もある[1]。認知症者に適切な服薬管理を行うことは、単に薬が飲める、飲めないということではなく、医師と認知症者や介護者との関係、ケアの状況、多職種連携にまで関連した総合的な問題であることを認識する必要がある。

行動・心理症状に対する薬物療法

　中期以後の認知症の人では認知機能障害に加えて、感情や意欲の障害や幻覚、妄想といった精神症状、徘徊、暴力といった行動障害を伴うことがある。これらの症状を認知症の行動・心理症状（behavioral and psychological symptoms of dementia：BPSD）と総称する。

　これらの症状は家族の介護負担を著しく増大させ、ときには在宅介護を困難にする。BPSDに対してはまず背景となる因子を可能な限り追求し、解決することが求められる

第Ⅰ部 認知症疾患と治療

表1 抗認知症薬の特徴

一般名 （商品名）	ドネペジル塩酸塩 （アリセプト）	ガランタミン 臭化水素酸塩 （レミニール）	リバスチグミン （リバスタッチパッチ、 イクセロンパッチ）	メマンチン塩酸塩 （メマリー）
作用機序	AChE阻害	AChE阻害/ニコチン性Ach受容体刺激作用	AChE阻害/BuChE阻害	グルタミン酸受容体の阻害
病期	全病期	軽度〜中等度	軽度〜中等度	中等度〜高度
1日用量	5〜10mg	24mg	18mg	20mg
剤型	フィルムコーティング錠 口腔内崩壊錠 細粒剤 内服ゼリー剤 ドライシロップ剤	フィルムコーティング錠 口腔内崩壊錠 内用液剤	貼付剤（経皮吸収型製剤）	フィルムコーティング錠 口腔内崩壊錠
初期投与法	3mgを1〜2週投与後5mgで維持	8mgで4週投与後16mgで維持	4週ごとに4.5mgずつ増量し18mgで維持	5mgから毎週漸増
用法	1日1回	1日2回	1日1回	1日1回
半減期	70〜80時間	5〜7時間	2〜3時間	50〜70時間
推奨度*	グレードA	グレードA	グレードA	グレードA

日本神経学会監修：認知症疾患治療ガイドライン2010 コンパクト版. 医学書院, 東京, 2012.を参考に作成
わが国で発売されている抗認知症薬をまとめた。
＊グレードA：強い科学的根拠があり行うよう強く勧められる。

が、受診する時点で家庭での対処が困難になっており、薬物療法を優先せざるをえないことも多い。

　薬物療法の前に必ず留意すべき点を**表2**に挙げる。BPSDに対して使用頻度の高い薬剤は非定型抗精神病薬であるが使用に際しては注意が必要で、安易に使用すべきではない。どうしても投与が必要になる際は単剤で少量（0.5錠1日1回から開始）から漸増し、有効であっても3か月をめどに再評価する。また保険外使用であることを家族によく説明したうえで使用する。

図1　抗認知症薬の剤型

フィルムコーティング錠

一般的な錠剤。表面が膜で覆われ、苦味を感じず飲みやすい。

口腔内崩壊錠

口に入れると少量の唾液で簡単に溶ける。

細粒剤

粉が飛び散りにくく、用量コントロールがしやすい。

ドライシロップ剤

水やジュースなどで速やかに溶けるため、服用しやすい。

内用液剤

液状なので誤嚥の心配が少ない。

内服ゼリー剤

ゼリー状に加工され、嚥下障害でむせやすい人でも飲み込みやすい。

貼付剤
（経皮吸収型製剤）

皮膚に貼付することで効果が得られる。服薬管理がしやすい。

表2　薬物療法前の留意点

① 症状が出るのは一時期のみだということをよく家族に理解させる
② 症状が出現したら、まず身体合併症と薬剤をチェックする
③ 注意すべき薬剤は、ベンゾジアゼピン系の抗不安薬や睡眠薬、抗パーキンソン病薬、抗うつ薬、H_2ブロッカー、抗ヒスタミン薬、抗コリン薬、市販のかぜ薬である
④ BPSDが出ているときにはプロの介護者の力を借りることが重要である
⑤ 生活状況をつかんだうえで投与する。転倒の危険性や本当に薬を服用できる状況にあるのかを確認する

薬剤の特性を**表3**にまとめた[2]。クエチアピンフマル酸塩（セロクエル）は作用時間が短く、拒食、不眠によいが糖尿病患者には禁忌である。リスペリドン（リスパダール）は興奮に対して有効性が高く、液剤があるため用量調節がしやすいが、半減期が長く、動作緩徐を起こしやすい。バルプロ酸ナトリウム（デパケン）やカルバマゼピン（テグレトール）はパーキンソン症状があり非定型抗精神病薬が使いにくいときに試みる価値がある。抑肝散は服薬しにくいが有効例の報告がある。

レビー小体型認知症の認知機能障害に対してはドネペジル塩酸塩が2014年保険適応

第Ⅰ部 | 認知症疾患と治療

表3 BPSDに対する薬物療法のポイント

一般名	効果の期待できる症状	推奨度 (グレード)*	特徴
クエチアピン フマル酸塩	興奮 不安、幻覚妄想	B C1	● 糖尿病に注意 ● 作用時間が短い　3.5 時間
リスペリドン	興奮、不安、幻覚妄想	B	● 切れ味よい ● 液剤あり ● 動作緩徐起こしやすい ● 作用時間が長い　24 時間
バルプロ酸 ナトリウム	気分の不安定	C1	● パーキンソニズムがあるとき
抑肝散	レビー小体型認知症のBPSD	C1	● 低カリウム血症に注意 ● ループ利尿薬との併用は避ける
SSRI	FTDの常同行動、 脱抑制、性的逸脱	C1	

＊グレードB：科学的根拠があり行うように勧められる
　グレードC1：科学的根拠がないが行うように勧められる
日本神経学会監修,「認知症疾患治療ガイドライン」作成合同委員会編：認知症疾患治療ガイドライン2010 コンパクト版. 医学書院, 東京, 2012.を参考に作成
行動・心理症状に対する薬物療法についてまとめたが推奨グレードは高くない。また日本人における検討は少ない。

となった。レビー小体型認知症によくみられる睡眠障害への対応では安易なベンゾジアゼピン系の睡眠薬使用は危険であり、注意が必要である。

文献
1）坂田吉史，久保田正和，木下彩栄：認知症患者に対する服薬調査. 健康科学：health science 2013；8：46-50.
2）日本神経学会監修,「認知症疾患治療ガイドライン」作成合同委員会編：認知症疾患治療ガイドライン2010 コンパクト版. 医学書院, 東京, 2012.

7 非薬物療法

山口晴保

非薬物療法が第一

　認知症の根本的治療薬はいまだ開発されておらず、薬物療法の効果は「進行遅延」にとどまる。最近のメタ分析では、85歳以上の高齢者への薬物療法は、メリットである進行遅延効果が限定的で、食欲低下などのデメリットがメリットを上回ることが多いと指摘されており、非薬物療法が重要である[1]。さらに、行動・心理症状（BPSD）への対応は非薬物療法がファーストチョイスである。

　非薬物療法の多くは本書の大部分を占めるケアであるので、本項は、認知機能を高めるといった治療的要素をもったもの、すなわちリハビリテーション（リハ）として行われるものを中心に紹介する。

生活困難と病識低下

　認知機能が低下した結果、生活管理障害を生じた状態が認知症であり、生活に手助けが必要になっている。その一方で、病識が低下するため、手助けやリハ介入を拒否することが特徴である。本人は「自分が認知症だと思っていない」ことが多く、ここに認知症の本質がある。リハ・ケアにかかわる医療従事者、介護者がこのことを理解する教育がきわめて大切である。

リハビリテーション

1. 生活向上リハビリテーション

　認知機能向上をめざして計算やパソコン問題などの学習を行う認知症リハは、楽しく行えれば害にはならないが、生活機能向上には直接結びつかない。つまり、トレーニングして認知機能が向上しても生活の改善にはあまり役には立たない。

　介護保険の認知症リハでは、「実際に生活する場面を念頭におきつつ、有する認知機能等の能力をしっかりと見きわめ、これを最大限に活かしながら、ADL（食事・排泄等）やIADL（掃除・趣味活動・社会参加等）の日常の生活を自立し継続できる」こととしている（認知症施策推進総合戦略；新オレンジプラン）[2]。実生活場面を念頭に置いて日常生活の自立をめざした「生活機能向上リハ」こそが、望まれる。

第Ⅰ部 | 認知症疾患と治療

2. 認知症短期集中リハビリテーション

　介護老人保健施設（老健）とデイケアでは、3か月間の期間限定で認知症リハの加算が認められている。そして、認知機能向上、BPSD低減、抑うつ軽減などの効果が示されている。しかし、精神科を除く医療施設では、認知症リハは診療報酬としてほとんど認められていないのが実態である（ごく一部の例外があるのみ）。

介入の原則

　認知症の非薬物療法ではいろいろな技法（テクニック）が使われる。そのどれもが上手にやれば有効で、うまくやらなければ効果が上がらない。そこで、介入原則をまとめたのが脳活性化リハビリテーション5原則である（**表1**）[3]。どんな技法を使うときでも、この5原則でかかわれば、認知症者も、楽しく、生き生きと生活でき、またリハに取り組むことができる（**図1**）。

　自分がされてほしくないことは相手に行わない。本人が嫌がることはしない。倫理的に正しいことを行う（叱らない、いじめない、無理強いしない）。そして認知症ケアマッピングの「よくない状態」（怒り、不安・不穏、放置）をなくし、「よい状態」（笑顔、穏やか、他人への思いやりなど）を多くすることに尽きる。

表1 脳活性化リハビリテーション5原則

快	楽しいリハ・ケアを心がける。快刺激が笑顔を生む。認知症があると将来の報酬を予測して不快なことをがまんすることができないので、その時その時を楽しく過ごす。スタッフはエンターテイナーになろう。笑顔で冗談の1つも言えるスキルを身につけよう。本人が嫌がることはしない
コミュニケーション	視線を合わせ、対等な立場で相手の意見を尊重して対話することで、絆が生まれ、自尊心が高まる
役割	残存能力を活かして、その人にできる活動の機会・場を提供する。できれば他者の役に立つ活動がよい（他者に喜ばれる）。日課をもち、役割を演じることが生きがいとなる
ほめ合い	役割はほめる材料にも使える。ほめるところが見つからなくても、存在をほめる・感謝する。「今日は来てくれてありがとう」「あなたがいるとうれしい」など。ほめたほうもうれしくなるので双方に良好な効果がある
失敗を防ぐ支援	失敗体験を積まないように、失敗を未然に防ぐ支援を行うことで、うつを防ぎ、やる気をアップできる

山口晴保：脳活性化リハビリテーション．認知症の正しい理解と包括的医療・ケアのポイント 第2版，山口晴保編著，協同医書出版，東京，2010：143-219.より引用

図1 非薬物療法の主な技法

回想法

昔話に花を咲かせると高齢者が元気になる。認知症があって近時記憶が障害されていても、遠隔記憶は比較的残存している。手続き記憶も残っているので古い生活道具を使った回想や、その道具の使い方を認知症高齢者からスタッフが教わることも有効である（作業回想法）。

音楽療法やアートセラピー

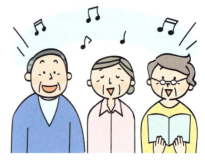

音楽やアートは心が安らぎ、BPSDが低減する効果が示されている。ただし、カラオケを1人が熱唱し、他の人がうなだれて聴いている（騒音に耐えている）のでは治療にならない。楽しく合唱したり合奏したりと、笑顔でコミュニケーションをとることに意義がある。

現実見当識練習

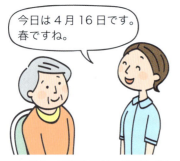

今日は4月16日です。春ですね。

スタッフの氏名、季節や日付、場所などを、さりげなく何度も伝えて覚えてもらい、自分のいる場所や状況を理解できるように導く。「さりげなく」が大切で、しつこくすると怒りに結びついてしまう。

アロマセラピーとタッチケア

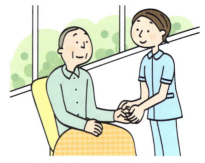

アロマセラピーは、BPSD低減に有効なことが多数報告されている。タッチケアも、オキシトシン（愛情ホルモン）やセロトニン（抗うつ）の分泌を高め、コルチゾール（ストレス）やノルアドレナリン（怒り）を鎮める効果がある。アロマオイルを使ってタッチケアを行えば、興奮性BPSDに対して、アロマとタッチの相乗効果が見込まれる。フランスで生まれたケア技法のユマニチュード®では、腕をつかむような行為を禁止している。腕を持つ必要がある場合は力を入れず、やさしく下から支えるようにする。

文献

1) Buckley JS, Salpeter SR. A Risk-Benefit Assessment of Dementia Medications:Systematic Review of the Evidence. *Drugs Aging* 2015；32（6）：453-467.
2) 厚生労働省：「認知症施策推進総合戦略～認知症高齢者等にやさしい地域づくりに向けて～（新オレンジプラン）」について．平成27年1月27日発表．
http://www.mhlw.go.jp/file/04-Houdouhappyou-12304500-Roukenkyoku-Ninchishougyakutaiboushitaisakusuishinshitsu/02_1.pdf（2016.4.30.アクセス）
3) 山口晴保編著：認知症の正しい理解と包括的医療・ケアのポイント 第2版．協同医書出版，東京，2010.

8 予防と早期発見

山口晴保

認知症予防

　認知症予防とは発症を遅らせることであり、脳老化のスピードを遅くするのが予防法である。認知症の予防法はすべて健康によく、予防すると寿命が延びるので、他の死因で亡くならなければ、いずれ認知症になる可能性が高い。それは95歳以上の日本人の約8割が認知症という事実が示している（図1）[1]。

　認知症がこれほどまでに増えたのは寿命が延びたことが最大の要因であり、寿命が延び続ける限り、認知症になる人の数は増える可能性がある。予防しても先送りにしかならないという予防の限界をわきまえる必要がある。中年期以降に認知症のリスクを低減しつつ寿命を延ばさない方法はないのである。寿命が5年延びると認知症の有病率はほぼ倍増する（図1）。

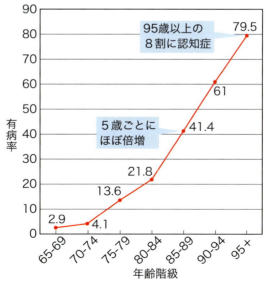

図1 認知症の有病率（平成25年6月発表の実態調査）

山口晴保：認知症予防：読めば納得！脳を守るライフスタイルの秘訣 2版．協同医書出版，東京，2014.より引用

具体的予防法

各ライフステージにおける危険因子と防御因子を図2に示した。認知症予防のライフスタイルは、昔から健康によいとされ、多くは養生訓（江戸時代）にも示されている。生涯にわたる健康的な生活が、認知症の発症・進行遅延に有効である。

1. 身体活動（運動）が一番

一番確実な予防法は運動である。家事や運動で身体を動かすと認知症予防になることが、多くの疫学研究や介入研究によって示されている[1]。骨格筋を動かすと、筋から脳に脳由来神経栄養因子（brain-derived neurotrophic factor: BDNF）というホルモンを増やせという司令が届く。すると脳はBDNFを産生し、これが神経細胞にとっては"肥やし"となり、神経細胞を育てる。特に記憶に関係する海馬の神経細胞を育てるので記憶がよくなる（海馬は次々と新しい神経細胞が生まれる場所である）。

運動には脳の萎縮を防ぐ効果や、アルツハイマー型認知症の脳病変（βタンパクやタウタンパクの蓄積）を抑制するはたらきも報告されている。ただし、運動で認知症のリスクは低減するが、寿命が延びる点で将来的な認知症リスクを高める[1]。

2. 健康的な食生活

中年期以降は健康的な食生活を心がける（表1）。タバコは吸わない。その結果、寿命が延びる。

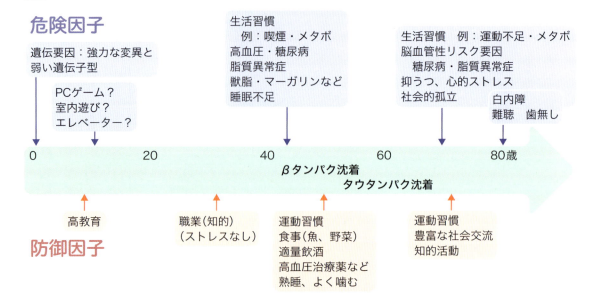

図2 アルツハイマー型認知症の危険・防御因子と年齢の関係

第Ⅰ部 | 認知症疾患と治療

表1 健康的な食生活とは

① 総カロリーはやや控えめにし、肥満を防ぐ

② 糖質は、できれば玄米など消化に時間がかかるスローフードで適度に摂取し、砂糖類は控える

③ 脂質は、製造時に加熱してトランス脂肪酸を含む油やショートニングやマーガリンなどの人工油脂は控え、エクストラバージンオリーブオイルのような非加熱の油がよい

④ 野菜と果物から抗酸化物質であるポリフェノールをたくさん摂る。食物繊維も腸内細菌フローラに大切である

⑤ 納豆、漬け物、ヨーグルト、チーズなどの発酵食品はよい

⑥ 酒は適量で、飲むなら赤ワイン（ミリセチンなどのポリフェノール含有）

山口晴保：認知症予防：読めば納得！脳を守るライフスタイルの秘訣 2版. 協同医書出版，東京，2014.より引用

3. 心理ストレス低減

不安やストレスで副腎皮質ホルモンが分泌されると、神経細胞にダメージが及ぶ。心配するほど神経細胞が壊れるので、心配しないで前向きな気持ちで、快適に暮らす。そして、周囲の人と楽しく会話し、多くの交流をもち、孤立しないことが認知症のリスクを減らす[1]。このような生活も寿命を延ばす。

4. 生活習慣病

高血圧症、糖尿病、脂質異常症、メタボリック症候群は認知症リスクを高める。これらの疾患をきちんと治療すれば、リスク上昇を抑えることはできるが、寿命は延びる[1]。

5. その他

視力が保たれ新聞や本を読める、テレビを見られる、他人の表情がわかるなどが大切なので、白内障があれば対応する[1]。耳が聞こえて会話ができること、テレビ番組を理解できることも大切である[1]。

口腔ケアや歯科治療も大切である。歯が揃っていて（または義歯が入っていて）しっかり噛めることが海馬の神経細胞の機能維持に役立つ[1]。

早期発見

最近のメタ分析では 85 歳以上の高齢者への薬物療法は効果が限定的で、メリットよりもデメリット（胃腸障害など）が大きいことが少なくないと指摘されている。早期発見は本当に必要なのか、平均寿命を超えて、家族に恵まれて困らずに生活している認知症者を医療に結びつけて投薬する必要があるのか、検討の余地がある。医療従事者のパターナリズムで、早期発見がよいことと断定してはいけない。

認知症を発症すると病識が低下することが多いので、本人は受診したがらなくなる。家族など周囲の人間が生活状況をみて認知症を疑う必要がある。筆者は認知症初期症状 11 項目質問票（SED-11Q）を開発した（**図3**）。同じことを何度も尋ねることなどで

45

図3 認知症初期症状11質問票

介護者記入

認知症初期症状11質問票

記入日 ： 　　年　　　月　　　日

患者様お名前		ID	
記入者お名前		関係	

記入方法　　家族等　　・　　家族等から聞き書き

最近1か月の状態について、日々の生活の様子から判断して,あてはまるものに〇を付けてください(ただし、原因が痛みなど身体にあるものは除きます)。

	同じことを何回も話したり、尋ねたりする
	出来事の前後関係がわからなくなった
	服装など身の回りに無頓着になった
	水道栓やドアを閉め忘れたり、後かたづけがきちんとできなくなった
	同時に二つの作業を行うと、一つを忘れる
	薬を管理してきちんと内服することができなくなった
	以前はてきぱきできた家事や作業に手間取るようになった
	計画を立てられなくなった
	複雑な話を理解できない
	興味が薄れ、意欲がなくなり、趣味活動などを止めてしまった
	前よりも怒りっぽくなったり、疑い深くなった
	認知症初期症状11質問票　合計項目数

次の2項目も、あてはまるものに〇をつけてください。

	被害妄想(お金を取られる)がありますか
	幻視(ないものが見える)がありますか

質問票は山口晴保のホームページからダウンロードできる。
http://orahoo.com/yamaguchi-h/

家族が気づくことが多い。3項目以上にチェックが付くか、付属の幻覚や妄想の項目に1つでもチェックが付けば受診を勧める質問票である。このほか、30秒でできる山口キツネ・ハト模倣テストも認知症の気づきに役立つ。両手の形をまねるだけの動作が認知症では困難になる。

早期発見するからには、神経内科でよく見かける「発見して診断したら終わり」の医療をしてはいけない。早期発見・早期絶望とならないよう、「あなたと介護者をずっと支えます」という態度が医療従事者に求められる。その覚悟をもって、早期発見する必要がある。

文献
1）山口晴保：認知症予防：読めば納得！脳を守るライフスタイルの秘訣 2版. 協同医書出版, 東京, 2014.

第 II 部

認知症者の理解

1 認知症者を理解するケアの視点

島橋　誠

認知症者の権利を大切にする

いかなる障害をもつようになっても、人には誰でもしたいことをして暮らし、自分らしく生きる権利がある。しかし、認知症を患うことにより、人として誰でも当然のこととしてもっている権利を自ら守り、主張していくことが難しくなる。そのため、援助者は認知症者の立場に沿ってさまざまなサインを敏感に察知する感性が必要である。自分の思いを上手に表現することが苦手な認知症者に代わり、援助者には代弁者（advocate）としての役割が求められている。

統合的にアセスメントする

ケア計画を立案するには、認知症者の生活状況、個別的背景、生活環境、人的環境すべてを全体的に、かつ詳細に観察し、認知症の進行がどのように日常生活に影響するのか、他の疾患や加齢変化の影響を統合的にアセスメントしなければならない（図1）。

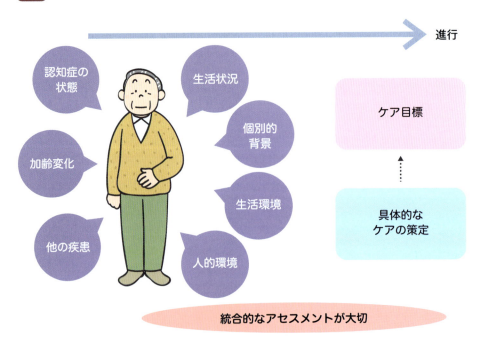

図1　認知症者へのアセスメントの視点

また、認知症は脳の病変や損傷の増大に伴って、認知機能障害が増大する。種々の原因疾患によっても進行経過が異なる。そのため、日常生活行動を整える役割を担う援助者は、認知症の進行に伴った臨床症状と、その結果として生じる認知症者の日常生活行動の変化の過程について、できるだけ詳細に観察し理解しておく必要がある。このような進行過程をふまえてケア目標を設定し、具体的なケアを策定していくことで各期に対応したケアの実践が可能になる。

安心・安全な生活・療養環境をつくる

認知症者は、自分自身の力だけで環境条件を整えることが難しく、認知症の進行に伴い環境からのストレス刺激閾値が低くなるため、環境の変化が行動・心理症状（behavioral and psychological symptoms of dementia : BPSD）の原因になることがある。認知症者が居場所を認知できるような工夫や、居心地のよい環境が在宅や病院、施設のなかに施されているかなど、環境をアセスメントする視点が重要になる。

また、高齢になると動脈硬化、高血圧、心不全、呼吸器疾患、変形性関節炎、白内障、難聴など複数の疾病をもつ場合が多く、薬物の副作用、脱水や電解質異常、低栄養なども起こりやすい。高齢者は病態の変化がわずかで、症状も典型的でないことから異常を発見しにくい。加えて認知症者では、身体的な苦痛を適切に表現することが難しい。したがって認知症者にかかわる援助者には、わずかな変化も見逃さない緻密な観察力が求められる。転倒や誤飲などの事故が起こる危険性もあるため、全身状態の変化に応じた療養環境の調整や生活行動の変化の観察を行い、安全管理、健康管理を行っていくことも重要である。

認知症の行動・心理症状の要因を探る

BPSD は、脳の障害部位や認知機能障害（中核症状）の経過と関係しながら、他の身体状態や心理状態、周囲の不適切な対応や物理的環境などの影響も受けて現れてくる。そのため、症状を悪化させる要因・誘因にはたらきかけ、BPSD の予防、緩和に努める。一見しただけでは、解釈が難しい症状にも多様な要因が関与していることを念頭に、BPSD の学習会やカンファレンスを積極的に開催することが必要となる。

チームでケアをする

個人がどれだけすぐれた知識と技術をもちあわせていても、認知症者を 1 人でケアすることはできない。そのためには、日ごろから同僚や他職種に敬意を払い、話し合える場をつくる努力が必要となる。

幅広い視点で、認知症者とその家族にとって何が最善かを判断し、認知症ケアの質を高めていくにはチームケアが欠かせない。チームで個々のケース、それに伴う困難や課題を共有し、協力して問題の解決方法を模索していくなかで、より客観的な分析や幅広い視点からのアプローチが可能になる。

2 認知症者の世界

島橋　誠

認知症者自身の認識

認知症の研究は、これまで病理的変化や遺伝子異変の発見、記憶障害などの臨床症状やその意味についての報告が多くなされてきたが、認知症者自身が、認知症の状態をどのように認識し、どのように感じているかなどを明らかにした研究はほとんどみられなかった。しかし、1998年に看護学の研究者アリソンは、早期のアルツハイマー病患者にインタビューを行い、自分たちが揺れながら行き来している認識障害を自覚していることを明らかにした。

また、クリスティーン・ボーデンの著書『私は誰になっていくの？－アルツハイマー病者からみた世界』では、日々の暮らしへの不安や、頭の中にぼんやりと霧がかかっているような感覚、人前での失敗やパニックに陥ってしまうことへの不安や恐怖がつづられている。彼女は「これまでの認知症に対する見方は、健常者による"外側からの見方"で、認知症を抱える者からすると誤解に満ちている。私たちの気持ち、不自由さをわかってかかわってください」とメッセージを残している。私たちは、このような当事者達の声に耳を傾け、認知症という生活障害をもちながらも、一生懸命に努力している姿をありのままに理解していくことが必要である。

認知症者の体験をイメージする

ふと目覚めたとき、自分のいる場所がわからなかったり、周囲に知っている人がいなかったりすると、誰でも不安になるのは当然である。認知症ケアで重要なことは、認知症の病態だけを理解するのではなく、認知症者がどのような体験をしているのかをイメージすることも重要な要素となる。そのためには、認知症者自身の声に耳を傾け、言動にきめ細やかな心配りをしながら寄り添い、想像力をはたらかせることが大切である。

以下の例はアルツハイマー型認知症のAさんが下剤を服用し、その後、便で手指や寝具が汚染していたという事例である。

何を伝えようとしているのか想像する

アルツハイマー型認知症のAさん（80歳代、女性）は肺炎を発症し、その治療のために呼吸器科病棟に入院した。肺炎は治癒したものの、1週間にわたるベッド上での安静臥床により歩行が困難となり、排泄はトイレからおむつを使用するようになった。

その日は、排便が3日間なかったため、朝食後に下剤を服用していた。Aさんは13時ご

ろから眉間にしわを寄せ、ベッドの上に座ったり寝たりを繰り返した。夕食前に看護師が訪室すると、Aさんはおむつを外しており、手指や寝具類・カーテンには便が付着していた。

　Aさんが体験していたことについて想像してみてほしい。

　下剤を服用してから「おなかが痛い」「誰に伝えれば排便できるのか」「トイレはどこだろう」「出てしまった便の後始末はどのようにしたらよいだろう」「恥ずかしくて人に言えない」などの苦痛を抱いていたのかもしれない。認知症者は、「思い」を周囲の人に明確な言葉や行動で表すことが難しくなるが、けっして何も感じていないわけではない。

　Aさんは13時ごろから眉間にしわを寄せ、ベッドの上に座ったり寝たりを繰り返すという苦痛を全身の姿（サイン）で表している。このようなサインをとらえつつ、下剤を服用した後どれくらいの時間で便意をもよおすのかを予測することで、Aさんの苦痛を最小限にすることができた。

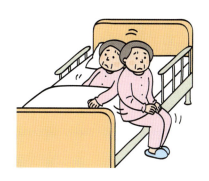

文献
1) Alison P. Living with dementia-From the patient's perspective. *Gerontol Nurs* 1998；24：8-13.
2) クリスティーン・ボーデン著, 檜垣陽子訳：私は誰になっていくの？－アルツハイマー病者からみた世界．かもがわ出版，京都，2003.
3) 水谷信子：認知症と看護．中島紀惠子編，新版 認知症の人々の看護，医歯薬出版，東京，2015：3-4.

3 認知症ケアの移り変わりと未来

島橋　誠

認知症のケアは、当初身体介護中心・問題対処型ケアであったが、近年では認知症者の声に耳を傾け、人生の物語を知り、その人らしく生きていくための支援をする考え方が、認知症ケアの主流になっている（**表1**）。

認知症といわれる状態は、脳の器質性病変による認知機能障害だけが原因なのではなく、脳以外の身体的（水分・電解質の異常、便秘、発熱、痛み、かゆみ、疲労、薬の副作用等）、心理・社会的（不安、孤独、恐れ、抑圧、過度のストレス、無為、プライドの失墜等）、物理的環境（不適切な音・光・影・空間の拡がりや圧迫等）要因によっても大きな影響を受ける。こ

れらは、認知症者全体の半数程度にみられる不穏、攻撃性、ケア抵抗、徘徊、食行動異常、妄想、幻覚、誤認、うつなどといった認知症の行動・心理症状（behavioral and psychological symptoms of dementia：BPSD）を出現・増悪させてしまうことがある。BPSDの対応には多くのスタッフ人員や時間が必要とされ、対応に苦慮するばかりではなく、認知症者自身の生活の質を低下させてしまう危険性をはらんでいる。したがって私たちは、これらの要因が脳の器質性病変に複雑に絡まって、それが総体として認知症者の状態に影響していることを念頭におく必要がある。

表1 「これまで」と「これから」の認知症ケア

これまでの認知症ケア （問題対処、あきらめのケア）	これからの認知症ケア （可能性、人間性指向のケア）
1. 家族や一部のスタッフが抱え込んでバラバラに ➡成果が上がらない、ダメージの増幅	1. 家族や地域の人々、多様な専門職がチームで、 ひとつになって（方針、方法）
2. 問題に対処するのが「ケア」、周りがしてあげる介護	2. 認知症の人でも当然本人本位 本人が自分らしく生きる支援
3. 問題は認知症のせい、しかたない	3. 問題の多くは「つくられた障害」 背景・要因を探り緩和や増悪防止を
4. 認知症になると本人は何もわからない、できない	4. 認知症の人でも感情や心身の力は豊かに残っている
5. 本人はわからないから環境は最低でいい	5. 環境の力で安心と力の発揮を なじみの環境づくりが鍵
6. 危険だから外には出さない	6. なじんだ地域や自然の中で
7. とりあえずその場しのぎを	7. 初期から最期まで関係者で継続ケアを

認知症介護研究・研修東京センター：「認知症の人のためのケアマネジメント センター方式」基礎研修資料. より引用

第Ⅱ部│認知症者の理解

これからの認知症者へのケアでは、人間が本来もっている生物体としての恒常性維持機能に注目し、認知機能障害のみならず、身体的、社会・心理的、物理的環境要因との因果関係についても目を向け、1人1人異なる認知症者の臨床像を把握することが最も重要となる。

認知症者をケアする人材の育成

1990年後半から認知症の問題がクローズアップされるようになり、2005年の介護保険制度見直しにより認知症者への対応として「身体ケア＋認知症ケア」モデルが提唱された。

これまで認知症ケアに関する人材育成については、日本認知症ケア学会による認知症ケア専門士の育成や認知症介護研究・研修センターが実施する認知症介護指導者の養成などがある。また、看護分野におけるスペシャリストを育成すべく、日本老年看護学会が2004年に認知症看護を認定看護分野として日本看護協会に申請したことがはじまりとなり、認知症看護認定看護師の教育が開始された。

認知症看護認定看護師に期待される能力は**表2**のとおりであり、多様な看護現場において実践・指導・相談の3つの役割を果たすことにより、看護ケアの広がりと質の向上を図ることに貢献している。

また、2002年から誕生した老人看護専門看護師は、高齢者が入院・入所・利用する施設において、認知症や嚥下障害などをはじめとする複雑な健康問題を持つ高齢者のQOLを向上させるために高度な看護を提供し、保健医療福祉や看護学の発展に貢献している。老人看護専門看護師は主に急性期病院、老人病院、看護系大学の教員として活動している。

認知症に強いケア体制をつくる

認知症に関する専門的な知識を得る機会が少なかった多くの看護職にとって、認知症者を深く理解し、あらゆる場で認知症者を支えることは未知のことに思われるかもしれない。しかし看護の原点は生活を基盤にしたケアの提供であり、これは基礎教育から学んできたものであ

表2 認知症看護認定看護師に期待される能力

1. 認知症者の意思を尊重し、権利を擁護することができる
2. 認知症の発症から終末期まで、認知症者の状態像を統合的にアセスメントし、各期に応じたケアの実践、ケア体制づくり、家族のサポートを行うことができる
3. 認知症の行動・心理症状（BPSD）を悪化させる要因・誘因に働きかけ、予防・緩和することができる
4. 認知症者にとって安心かつ安全な生活・療養環境を調整することができる
5. 他疾患合併による影響をアセスメントし、治療的援助を含む健康管理を行うことができる
6. 認知症にかかわる保健・医療・福祉制度に精通し、地域にある社会資源を活用しながらケアマネジメントできる
7. 認知症看護の実践を通して役割モデルを示し、看護職に対する具体的な指導・相談対応ができる
8. 多職種と協働し、認知症にかかわる知識の普及とケアサービス推進の役割を担うことができる

る。いま起こっている社会の変化は、私たち看護職の能力を最大限に発揮できる好機でもある。看護職1人1人が認知症者に関心をもち、地域の看護職どうしおよび多職種と協働しながら、それぞれの場所で看護の役割を果たしていくことが求められている。日本看護協会では今後、認知症に強いケア体制をつくるため、新オレンジプランの看護職員認知症対応力向上研修に加えて、認知症看護認定看護師の他施設や地域への派遣を可能とし、地域全体のリソースとして貢献できるようなシステムづくりを行い、現場での認知症対応力強化をめざす。

また、厚生労働省は平成17年度から開始した「認知症を知り地域をつくる10ヵ年」構想の一環として、「認知症サポーターキャラバン」事業を実施している。「認知症サポーターキャラバン」は、全国のケア専門職のみならず、地域住民、金融機関やスーパーマーケットの従業員、小・中・高等学校の生徒等、さまざまな人々を対象に、認知症について正しく理解し、認知症の人や家族を温かく見守り、支援する応援者（認知症サポーター）を養成している。その他、認知症ケアに関する研修が全国各地で開催されており、これらの機会を通じて、地域全体で認知症に強い体制づくりが期待されている。

エビデンスの集積

認知症者1人1人のケアの質と安全性に重点を置きつつ、今をいかにその人らしく生きるかということを大切に、その人が一番よいと思い、そうありたいと要望することの実現化を考える。その実現化がその人にとって適切であることの根拠を見いだすことが重要である。それは自分が知っている従来の治療やケアだけに傾くのではなく、何か新しい方法、さらによい方法を求め、選択肢を広げるために情報を集め、治療やケアを判断していく前向きな取り組みをすることである。そして、今後さらに研究者と臨床家が一丸となって、認知症者が必要とする最良かつ最新のケア方法を見いだしていくことも、未来の認知症ケアに求められている。

文献
1）中島紀惠子責任編集：新版 認知症の人々の看護. 医歯薬出版, 東京, 2013.
2）島橋誠：認知症ケアにおける未来への提言―教育の視点から―. 老年看護学 2015：20（1）：64-69.

第 III 部

認知症ケアにおける
　　　　　　　倫理

1 よりよい治療を受けるための意思決定支援

松本佐知子

認知症ケアでは倫理的課題が生じやすい

倫理的課題への対応は、認知症ケアの核となる部分である。言いかえれば、認知症ケアにおいては倫理的課題が非常に生じやすいということで、看護職には本人や家族などの状況を倫理的視点からアセスメントし、最善の対応に努めることが求められている。

認知症ケアに特有な倫理的課題は、大きく7つに分類でき（**表1**）[1]、認知症と診断されるときから終末期に至るまで、常に倫理的アプローチが必要であることが明らかである。

認知症は適切な診断にもとづき治療とケアを提供することが重要だが、認知症への偏見はいまだに根強く、受診に至らないケースも多い。また、受診できたとしても、本人に受診目的や診療科を偽って受診させたために（例；精神科受診なのに「健康診断」と説明して受診させる）、家族が医療従事者に不信感を抱いてしまうこともある。このように、適切な治療とケアのための最初のステップから倫理的問題が起こりやすい。

認知症の「告知」も大きな課題である。告知をするか否かについては専門医の間でも意見が分かれているが、告知をする際は単に病名を告げるのではなく、発症年齢や職業、家族などの本人を取り巻く状況を考慮した説明をすること、認知症の進行に合わせて病状や対応についてていねいに説明することが、むしろ重要である[2][3]。

倫理的課題は認知症疾患そのものに限らない

表1の倫理的課題は、認知症疾患そのものだけでなく、認知症者によくみられる疾病の治療やケアにおいても生じやすいことに留意してほしい。認知症者の多くは高齢であり、老年症候群[*]や慢性疾患への医療が行われやすいからである。

高齢になると生理的に臓器機能が低下しているため、治療を行っても予想した効果が得られなかったり、有害作用が強く現れやすい。さらに、高齢者が医療機関に入院した場合、治療は成功しても退院時には認知機能やADLが低下し、自立した生活が送れなくなってしまう場合が少なからずあり、とりわけ認知症高齢者ではそのリスクが高いこともわかっている[4]。

また、年齢にかかわらず認知症が重度になれば、生活障害に加えてさまざまな身体症状も出現し、終末期には寝たきりとなり嚥下障害が生じ、肺炎や尿路感染を繰り返すようになる（**図1**）。

このように、高齢であったり進行した認知症者は、医療の対象となることが多いが、そのことが必ずしも本人に利益をもたらすとは限らない。医療機関だけでなく、施設や在宅という生活の場においても、どのような治療とケアがその人にとって最善であるのか、慎重な検討が求められる。

第Ⅲ部 | 認知症ケアにおける倫理

表1 認知症ケアに特有な倫理的課題

1. 診断と医学的適応	●診断のために十分な検討がなされているか ●診断は適切な時期に行われているか ●適切な治療が提供されているか
2. 認知症者の意思決定能力のアセスメント	●意思決定能力の判定は難しいことを理解したうえでアセスメントしているか ●意思決定能力のアセスメントは多角的に十分に行われているか
3. 情報提供・開示	●認知症者の自律性を尊重しているか ●情報提供を十分に行っているか ●家族とも情報共有はされているか ●文化的側面を考慮しているか
4. 意思決定と同意	●認知症者の意思決定能力を低く見積もっていないか ●代理決定が必要な場合は責任をもって行われているか ●リヴィングウィルや事前指示書について適切に検討されているか
5. ケアが提供される環境・社会的背景	●家族によいケアが提供されているか ●スタッフは組織的に管理されているか ●認知症者が他者に危害を与えるリスクはないか ●使える資源が限られている場合は適切に活用されているか
6. ケアプロセスと評価	●提供しているケアが認知症者のためになっているか否かを常にアセスメントしているか ●認知症者の生きる力を十分に引き出しているか ●スタッフが自分の考え・価値観や提供したケアについて振り返りをしているか ●虐待や不適切ケアが行われていないか
7. 倫理的課題が生じやすい特有の状況	●自動車の運転、医学的検査の実施、薬物療法、人工的水分・栄養補給、身体拘束、終末期・緩和ケア

Strech D, Mertz M, Knüppel H,et al. The full spectrum of ethical issues in dementia care: systematic qualitative review. *Brit J Psychiatr* 2013；202: 400-406.
Online supplement: http://bjp.rcpsych.org/content/bjprcpsych/202/6/400.full.pdf（2016.3.1.アクセス）を参考に作成

＊老年症候群：加齢による心身機能の低下のために起こる症状の総称。具体的な症状には、せん妄、尿失禁、転倒、薬物の有害作用、低栄養、慢性的なめまいなどがある。複数の要因が影響し合って起こることが特徴で（例；降圧薬の有害作用のふらつきに、せん妄が重なって転倒する）、QOLの低下をきたしやすい。

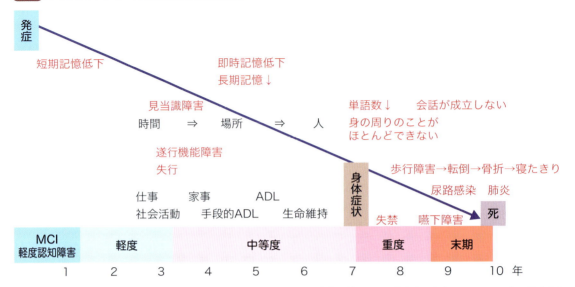

図1 アルツハイマー型認知症の自然経過

平原佐斗司：認知症の緩和ケア．平原佐斗司編著，チャレンジ！非がん疾患の緩和ケア，南山堂，東京，2011：60.より一部改変して転載

認知症者は意思表明が難しい

　認知症者は自分の意思を表明することが難しい場合が多い。対応方法として、自分が望む治療やケアについての意思表示と代理決定者を事前に決めておくアドバンス・ケア・プランニングや、家族や医療・介護従事者らが本人の価値観や意思を推定して話し合いを重ねていくコンセンサス・ベースド・アプローチがある。

　しかし、認知症になる前や認知症が軽度なうちに表明した意思が、必ずしもその人にとって最善の医療とケアに結びつかない場合もある。

例えば、一時的な脱水で輸液を行えば再び穏やかに暮らせることが見込まれる人に、輸液や経管栄養は絶対したくないという事前意思があるからと輸液を行わないことは、本人の利益になるとは言いがたい。

　現在の日本では、事前に意思を表明している認知症者はまだまだ少ないうえに、認知症は長い経過をたどることから、よりよい医療を受けるためにはコンセンサス・ベースド・アプローチからはじめてみてはどうだろうか。

文献

1) Strech D, Mertz M, Knüppel H, et al. The full spectrum of ethical issues in dementia care: systematic qualitative review. *Brit J Psychiatr* 2013；202: 400-406.
   Online supplement: http://bjp.rcpsych.org/content/bjprcpsych/202/6/400.full.pdf（2016.3.1.アクセス）
2) 斎藤正彦：親の「ぼけ」に気づいたら．文藝春秋，東京，2005.
3) 池田学：認知症 専門医が語る診断・治療・ケア．中央公論新社，東京，2010.
4) Covinsky KE, Pierluissi E, Johnston CB. Hospitalization-associated disability "She was probably able to ambulate, but I'm Not Sure". *JAMA* 2011；306：1782-1793.
5) 平原佐斗司：認知症の緩和ケア．チャレンジ！非がん疾患の緩和ケア，平原佐斗司編著，南山堂，東京，2011：60.
6) Karlawish JH, Quill T, Meier DE. A consensus-based approach to practicing palliative care to patients who lack decision-making capacity. *Ann Intern Med* 1999；130：835-840.
7) 大蔵暢：「老年症候群」の診察室 超高齢社会を生きる．朝日新聞出版，東京，2013.

2 ケアにおける倫理的課題

吉岡佐知子

認知症の症状が深まるにつれ、生活に不自由さが増す。自分で自分のことがうまく行えなくなると、次第に生活の中で他者から身の周りの世話を受ける機会が多くなっていく。認知症者が他者から何らかの世話を受けながら生活する中では、さまざまな倫理的問題が生じてくる。

認知症ケアの現場では、認知症者の能力を過小評価し、ときには重大な倫理的問題が発生していても看過ごされる現状もある。認知症者を"一人の人間として尊重する"ために、看護者が取り組むべきいくつかの倫理的課題がある。

認知症者の意思を支える

通常、当たり前に保証される"一人の人間として尊重される"ことが、認知症者にはどれだけ保証されているだろうか。

例えばケアの選択の場面を考えてみたい。認知症者は、十分な情報を得たうえで選択する機会をどれくらい与えられているのだろうか。多くの場合、能力を低く見積もられることで、できる選択ですら、その機会を与えられていない。抽象的で高度な判断は難しくても、簡単で具体的なことや、二者択一なら可能なことはある。認知症者のこれまでの生活や個性を理解することで選択できる場面をつくることができるはずなのに、そのような場面が与えられることはまだまだ少ない。

重度の認知症で、ケアする側にただ身をゆだねるしかない彼らが、ケアがはじまった途端にベッド柵をぎゅっと握りしめた場合、このサインは何を意味するのだろうか。不安を不安として語ることが難しくなっていく彼らは、自分に何が行われるのか知らされなかったために、

ベッド柵を握りしめることで戸惑いや苦痛を表出している可能性もある。

認知症を経験したことのない私たちにとって、認知症者の体験は未知のものである。彼らがどのようなことを感じ、何に困っているのかを十分に理解するには至っていない。にもかかわらず、ケアする側にはその自覚がなく、「わかったつもり」で、「よかれと思って」ケアを提供し、もしかしたら認知症者の困惑や苦痛を生んでいるかもしれない。

未知の体験だからこそ、真摯に認知症者に向き合うことが必要ではないだろうか。彼らをできる選択から決して排除してはならない。また、選択が難しい時期になっても、彼らから発せられるメッセージ、表情やささいなふるまいに敏感になることは不可欠である。そこから認知症者の意思を推し量り、理解しようとすることが、1人の人間として当たり前に尊重されるケアにつながっていく。

認知症者の尊厳を保持する日常生活支援

　認知症が進行すると、食事や排泄、更衣、清潔、身体の向きを変えることなど、24時間誰かの手を借りて生活することになる。そして、それが死のときまで続いていく。そのため、日々、ていねいに繰り返されるケアが、最晩年にある認知症者の尊厳を支えるものとなる。

　しかし現状は、反応がないからと声もかけずにケアを行う、忙しいからと雑なケアですませてしまう、文句を言われることもないから冷たいタオルでお尻を拭う、プライベートな話に興じながらケアを行うなど、尊厳の保持からはほど遠い状況も少なからずある。

　尊厳の保持につながる日常生活上のケアとして、拘縮の予防、食を楽しむ、清潔保持、心地よい排泄、苦痛の緩和、安楽な呼吸が重要となる（図1）。これらを実施するためにケア技術を高めていく努力も必要であり、個別性に合わせたケア提供も求められる。

　また、これらのケアを提供する生活環境の調整（図2）も重要である。認知症者が過ごす場として心地よい物理的環境の調整と、ケアをする人的環境としてケアリングの姿勢をもった人材育成が欠かせない。

　整った環境の中で、日々提供されるケアが、そのとき、その認知症者にとって最善のものになるよう、ていねいに行われることで、認知症者の尊厳を保持することにつながる。

図1　尊厳を保持するための日常生活上のケア

拘縮の予防
- 生活の中で身体を動かす
- 関節の他動運動

安楽な呼吸
- 肺理学療法
- 体力に見合った活動

食を楽しむ
- 少量でも好物を堪能する
- 香り、彩りを楽しむ

苦痛の緩和
- 姿勢への配慮
- 慢性的な疼痛の緩和

清潔保持
- 入浴・整容
- 口腔ケア　など

心地よい排泄
- 自然な排泄
- タイミングのよい排泄

ELNEC-Jコアカリキュラム指導者ガイド モジュール9「高齢者のエンド・オブ・ライフ・ケア」．より一部改変して転載

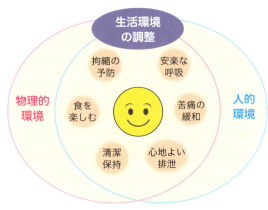

図2　尊厳を保持するためのケアを提供する生活環境の調整

ELNEC-Jコアカリキュラム指導者ガイド モジュール9「高齢者のエンド・オブ・ライフ・ケア」．より一部改変して転載

文献
1）日本看護倫理学会臨床倫理ガイドライン検討委員会編：医療や看護を受ける高齢者の尊厳を守るためのガイドライン．日本看護倫理学会，秋田，2015：9.
　http://jnea.net/pdf/guideline_songen_2015.pdf（2016.3.1.アクセス）
2）諏訪さゆり：認知症ケアにおける倫理．日本認知症ケア学会誌 2012；10（4）：454-461.
3）ELNEC-Jコアカリキュラム指導者ガイド モジュール9「高齢者のエンド・オブ・ライフ・ケア」．

第Ⅲ部 | 認知症ケアにおける倫理

3 行動の制限とリスクマネジメント

吉岡佐知子

認知症者にとって安心で快適な環境を提供するために、いずれの現場もケアにあたっている。しかし一方で、認知症者は、「転倒しやすい」「協力を得られない」「ケアの必要性を理解してもらえない」などの理由から、やむを得ず行動の制限という方法が選択されることも少なくない。中には、"認知症者のため"と行動の制限を安易に正当化している現状もあり、人としての尊厳が脅かされる現状もある。

改めて行動の制限のもたらす弊害を理解したうえで、個々のケア提供者の力量に頼らない組織によるリスクマネジメントが求められている。

行動の制限はリスクを回避することにはならない

認知症者にとって、行動の制限（**表1**）は本当にリスクを回避することになるのだろうか。

例えば病院であれば、体調が悪くなって入院し、点滴等の治療が開始される。身体に管が挿入され、見慣れない医療機器が装着されることもある。なぜこのような状況になっているのか

表1 身体拘束禁止の対象となる具体的な行為

① 徘徊しないように車いすやいす、ベッドに体幹や四肢をひも等で縛る	⑦ 立ち上がる能力のある人の立ち上がりを妨げるような椅子を使用する
② 転落しないように、ベッドに体幹や四肢をひも等で縛る	⑧ 脱衣やおむつ外しを制限するために、介護衣（つなぎ服）を着せる
③ 自分で降りられないように、ベッドを柵（サイドレール）で囲む	⑨ 他人への迷惑行為を防ぐために、ベッドなどに体幹や四肢をひも等で縛る
④ 点滴、経管栄養等のチューブを抜かないように、四肢をひも等で縛る	⑩ 行動等を落ち着かせるために、向精神薬を過剰に服用させる
⑤ 点滴、経管栄養等のチューブを抜かないように、または皮膚をかきむしらないように、手指の機能を制限するミトン型の手袋等をつける	⑪ 自分の意思で開けることができない居室等に隔離する
⑥ 車いすやいすからずり落ちたり、立ち上がったりしないように、Y字型抑制帯や腰ベルト、車いすテーブルをつける	

厚生労働省「身体拘束ゼロ作戦推進会議」：身体拘束ゼロへの手引き 高齢者ケアに関わるすべての人に. 2001：7. より引用
http://www.dochoju.jp/soudan/pdf/zerohenotebiki.pdf（2016.4.30.アクセス）

記憶にない認知症者は、身体的な苦痛に加えて、見慣れない環境に脅かされる。現状を理解できない中で、何とか家に帰ろうとし、自分にとって不要なものは取り除こうと点滴や管、医療機器を自分なりの方法で整理しようとする。

ケアする側にすれば、大変危険なことであり、「危ないから点滴や管には触らないでください」「今は帰れません」と伝え、何とかその行動を止めようとするだろう。行動の制限に至ることもしばしばである。それがケアする側にとって正当な判断と思えても、認知症者にとってみれば、「なぜ思うように動けないのか」「どうしてこのようなつらい思いをさせられるのか」と、ただ不可解で苦痛をしいられることになる。

その結果、混乱はさらに深まり認知症の行動・心理症状（BPSD）の悪化となって危険な状況を生み、さらなる行動の制限につながっていくという悪循環に陥る。つまり、リスク回避しようとする行動の制限は、安全を保障するものではなく、さらなる危険を生むものとなるのである。

また、認知症者にとって行動を制限されることは、動きたいという意思を無視されることであり、心身の廃用を招き、ADLの低下だけではなくQOLの質を落とす。人間としての尊厳を侵されることに他ならない。長らく「老人抑制の神話」（表2）として、行動の制限が認知症者の安全を守り、それがケア提供者としての役割である、と根強く信じられてきた現状がある。しかし、認知症者にとってけっして小さくはない行動の制限の弊害に目を背けてはならない。今こそ、根拠のない神話から脱することが必要である。

行動の制限のない組織づくりにチャレンジする

「身体拘束 緊急やむを得ない場合の3つの要件」（表3）がある。しかし現場では、「縛らなければ安全を確保できない」と家族に説明し、同意を得たからと安易に行動の制限を正当化している状況もある。

介護保険指定基準では、「患者の生命又は身体を保護するため緊急やむを得ない場合」に限り身体拘束を認めてはいるが、切迫性・非代替性・一時性という3つの要件を満たし、かつ患者や家族に同意を得たり、その経過を正確に記録したりするなど、慎重に手続きが行われていることが必要である。実際、2008年9月には、入院中に不必要に体を拘束されて苦痛を受けたとして80歳代の患者が病院に損害賠償を求めた訴訟に対して、名古屋高等裁判所は「ミトンを行わなければ転倒、転落による重〔大な〕危険性は認められない」という〔判決〕に対して賠償金の支払いを命じた。いても、今一度、抑制・拘束のあり方を見直し、患者の基本的人権が十分に守られているかどうか再確認していく必要がある。

行動を制限しないケアの追求は、容易なことではない。しかし、まずは認知症者の立場でかれらの言動の意味をとらえなおし、組織が一丸となって行動の制限のない組織づくりにチャレンジすることが求められる。

具体的には、認知症者がなぜ「帰りたい」と訴えているのか、その苦痛に思いを寄せて対処を考えることが求められる。ケアする側の不適切な言葉遣い、不安や孤独、身体的な苦痛や不快を解決することで行動制限につながる状況を解決できるかもしれない。また、治療や処置に対しても、「その点滴は必要か」「管はいつまで挿入しておくのか」「安静度の拡大はできないか」等、代替案の検討も必要である。さらに、日常生活の基本的ケアを徹底することで、生活の中での『快』をもたらすことにもっと積極的

第Ⅲ部｜認知症ケアにおける倫理

に取り組むことも重要である。これらを認知症者にかかわるチームで検討することにより、行動の制限をきわめて限定的にすることに役立つ。そして何より、組織の管理者が行動制限をなくすことを決断し、組織全体が同じ認識をもって取り組む環境が組織づくりには不可欠である。

表2 老人抑制の神話

Ⅰ	老人は転倒しやすく転倒すると大きなけがになってしまうので、拘束するべきである
Ⅱ	障害から患者を守るのは看護者の道徳的義務である
Ⅲ	拘束しないと、転倒などでけがをしたときには看護者や施設の法的責任問題になる
Ⅳ	拘束しても老人にはそんなに苦痛ではない
Ⅴ	拘束しなければいけないのは、スタッフが不足しているからである

（Evans LK, Strumpf NE. Myths about elder restraint, *Image J Nurs Sch* 1990；22（2）：124-128. より）

表3 身体拘束 緊急やむを得ない場合の3つの要件（例外3原則）

1. 切迫性	利用者本人またはほかの利用者などの生命または身体が危険にさらされる可能性が著しく高いこと
2. 非代替性	身体拘束、そのほかの行動制限を行う以外に代替する介護方法がないこと
3. 一時性	身体拘束そのほかの行動制限が一時的なものであること

厚生労働省「身体拘束ゼロ作戦推進会議」：身体拘束ゼロへの手引き 高齢者ケアに関わるすべての人に. 2001：22.より引用
http://www.dochoju.jp/soudan/pdf/zerohenotebiki.pdf（2016.4.30.アクセス）
・3つの要件をすべて満たす状態であることを「身体拘束廃止委員会」等のチームで検討、確認し記録しておく。
・介護保険指定基準上、緊急やむを得ない場合に身体拘束が認められているが、これは上記の3つの要件を満たし、かつ、それらの要件の確認等の手続きがきわめて慎重に実施されているケースに限られる。

文献
1）厚生労働省「身体拘束ゼロ作戦推進会議」：身体拘束ゼロへの手引き 高齢者ケア医に関わるすべての人に. 厚生労働省，2001.
http://www.dochoju.jp/soudan/pdf/zerohenotebiki.pdf（2016.4.30.アクセス）
2）Evans LK, Strumpf NE. Myths about elder restraint. *J of Nurs Sch* 1990；22（2）：124-128.
3）日本看護倫理学会臨床倫理ガイドライン検討委員会：身体拘束予防ガイドライン. 日本看護倫理学会，2015.
http://www.jnea.net/pdf/guideline_shintai_2015.pdf（2016.3.1.アクセス）

4 ケアにおける（日常の）倫理的ジレンマの分析と対応

吉岡佐知子

倫理的ジレンマは、医療にまつわる特別な場面ばかりではなく、ケアの場においても日常的に経験されるものである。倫理的ジレンマは、日常的に倫理的判断が求められる認知症ケアにおいて、なくてはならないものである。

認知症ケアは倫理的判断の繰り返し

生活の中で徐々に他者の援助が必要となる認知症者に対して、口腔ケアや入浴などの清潔ケア、排泄をどのように支援するか、食事介助での対応など、どのようにケアするとよいかを悩むこともしばしばである。

認知症ケアは、認知症者の意思を中心に、彼らの抱える生活の中の不自由さと、彼らの残された力を考慮し、少し先の予測を立てながら今の最善のケアを選択していくことが求められる。昨日と同じケアが今日もうまくいくとは限らず、今日うまくいったケアがこれからもうまくいくという保証はない。だからこそ、認知症ケアには、日々、倫理的判断が繰り返し求められる。

ジレンマを感じることの重要性

日々倫理的判断が求められる中で、何が認知症者にとって最善なのかとジレンマを感じることは少なくない。特に、ケアする側が、認知症者のために必要と考えるケアを本人に拒まれる場合や、認知症者と家族の意向が異なる場合など、ジレンマをどのように解決したらよいのか迷い悩む。ジレンマを抱えることは、ケアする側にとって苦しいことでもあり、判断の未熟さの表れと誤解する人もいるかもしれない。じつは、このジレンマこそ、私たちケアする側がもっていたい感覚なのである。

日常ケアは、毎日のケアであるがためにケアする側にとって常態化し、無意識のうちに提供されやすい。無意識になってしまうことで、認知症者1人1人にとっての最善を追求するよりも、認知症者が嫌がっていないから、拒まないからという理由で、組織やケアする側にとって都合のよい「いつもの方法」や「誰でも同じやり方」を選択しやすい。結果的に認知症者にケアを押し付けてしまう可能性がある。

また、私たちはケアする側の価値観で認知症者の最善を決めつけてしまうことがある。ケアする側が、「食事は全部食べさせてあげることがよいケア」という価値観をもっていれば、食事の全量摂取が最善となり、認知症者本人の意向などおかまいなしにあらゆる方法で何とか食べさせようとするかもしれない。ジレンマを感じない独りよがりの判断では、偏ったケアを提供することになりかねない。

自分自身の価値観（考える最善）と衝突することで、はじめて認知症者を中心にとらえた最善を考えることにつながる。ジレンマを感じた

ときは、認知症者にとっての最善を考えるチャンスである。

ジレンマをチームで語り合う

　価値観も好みも異なる認知症者にとって、何が最善なのかは一例一例異なり、正解はない。認知症者の意思に添うことが必ずしも本人にとって利益になるとは限らず、一方でケアする側の考える利益を押し通すことで、認知症者に苦痛をしいることになる場合もある。

　だからこそ、ジレンマが生じた際には、そのジレンマをチーム内で十分に語り合いたい。多職種によるチームには多様な価値観が存在する。チームの中で、ジレンマについて語り合うことで、果たして自分が何にこだわっているのか自身の価値観にも気づくことができる。このような語り合いを繰り返すことで、私たちが焦点を当てるべき認知症者1人1人の価値観を見いだすことにつながり、その人にとっての最善のケアにつながっていく。

看護専門職として、果たすべき倫理的責任を自覚する

　認知症ケアの一翼を担うにあたって、改めて認識しておきたいのが「看護者の倫理綱領」である。3層で構成され（**図1**）、15条（**表1**）からなる倫理綱領は、私たち看護者の行動指針になるばかりではなく、社会に対して担う専門職としての責任の範囲が明示されている。

　生活に支障をきたし、他者の援助を受けて生活していく認知症者へのケアを担っているからこそ、認知症に対するより専門的な知識と技術はもちろん、高い倫理性が求められる。日々のケアに敏感になれる感受性をもつために、改めて専門職としての認識をもち、われわれの果たすべき倫理的責任を自覚したい。

図1　看護者の倫理綱領（日本看護協会2003）の構造

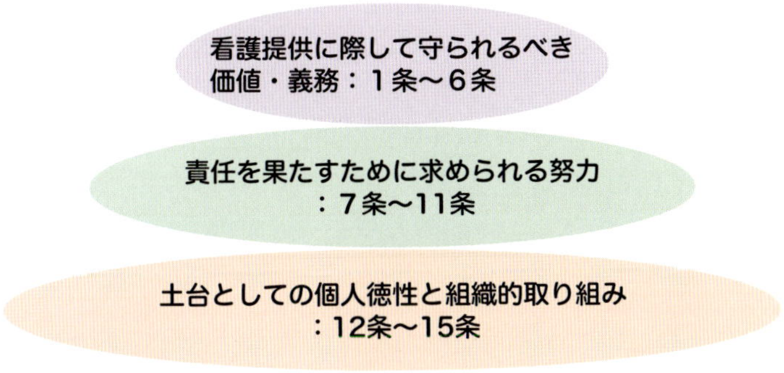

看護提供に際して守られるべき
価値・義務：1条〜6条

責任を果たすために求められる努力
：7条〜11条

土台としての個人徳性と組織的取り組み
：12条〜15条

日本看護協会ホームページ.より引用
http://www.nurse.or.jp/rinri/basis/professional/（2016.3.20.アクセス）

表1 看護者の倫理綱領

1. 看護者は、人間の生命、人間としての尊厳及び権利を尊重する。
2. 看護者は、国籍、人種・民族、宗教、信条、年齢、性別及び性的指向、社会的地位、経済的状態、ライフスタイル、健康問題の性質にかかわらず、対象となる人々に平等に看護を提供する。
3. 看護者は、対象となる人々との間に信頼関係を築き、その信頼関係に基づいて看護を提供する。
4. 看護者は、人々の知る権利及び自己決定の権利を尊重し、その権利を擁護する。
5. 看護者は、守秘義務を遵守し、個人情報の保護に努めるとともに、これを他者と共有する場合は適切な判断のもとに行う。
6. 看護者は、対象となる人々への看護が阻害されているときや危険にさらされているときは、人々を保護し安全を確保する。
7. 看護者は、自己の責任と能力を的確に認識し、実施した看護について個人としての責任をもつ。
8. 看護者は、常に、個人の責任として継続学習による能力の維持・開発に努める。
9. 看護者は、他の看護者及び保健医療福祉関係者とともに協働して看護を提供する。
10. 看護者は、より質の高い看護を行うために、看護実践、看護管理、看護教育、看護研究の望ましい基準を設定し、実施する。
11. 看護者は、研究や実践を通して、専門的知識・技術の創造と開発に努め、看護学の発展に寄与する。
12. 看護者は、より質の高い看護を行うために、看護者自身の心身の健康の保持増進に努める。
13. 看護者は、社会の人々の信頼を得るように、個人としての品行を常に高く維持する。
14. 看護者は、人々がよりよい健康を獲得していくために、環境の問題について社会と責任を共有する。
15. 看護者は、専門職組織を通じて、看護の質を高めるための制度の確立に参画し、よりよい社会づくりに貢献する。

日本看護協会ホームページ.より引用
https://www.nurse.or.jp/nursing/practice/rinri/rinri.html （2016.3.20.アクセス）

文献
1）日本看護協会ホームページ
https://www.nurse.or.jp/nursing/practice/rinri/rinri.html （2016.3.20.アクセス）

第Ⅲ部 | 認知症ケアにおける倫理

5 認知症者への情報提供の仕方

繁田雅弘

　認知症者への情報提供に関して、告知についての議論はなされてきたが、その他の情報提供に関しては検討が不十分である。ここでは筆者の臨床経験に基づいて原因疾患に関する情報提供および薬物療法に関する情報提供について述べることとする。なお、臨床検査、非薬物療法やリハビリテーション、生活指導などの情報提供も必要であるが紙幅の関係で割愛した。

認知症の原因疾患に関する情報提供

　認知症の原因疾患に関する説明は説明者によって異なる。説明に含まれる要素として、病名（認知症を引き起こしている原因疾患名）、病態（原因疾患の一般的な性質）、病状（本人の病状や進行の程度）、予後（今後予想される経過）などがある（**表1**）。ただし、診療時間の制約からこれらをすべて説明している医師は、実際には少ないと思われる。本人の理解の程度を確認しながらこれらを説明するのは、現在の診療環境では容易ではない。

1. 病名

　専門医が告知や家族への疾患の説明の際には、「アルツハイマー病」「レビー小体病」「ピック病」という語が使われることが多い。「アルツハイマー型認知症」「レビー小体型認知症」「前頭側頭型認知症」など"認知症"をつけた病名は、"痴呆"を連想させることから避ける傾向がある。

2. 病態

　「進行性の病気」「徐々にもの忘れが進む病気」「ときに気分が不安定になる可能性がある」といった説明がなされている。

3. 病状

　「頻繁にメモを取ったりして自分で注意できる状態で、軽度認知障害の段階」「もの忘れはするけれど、身の周りのこともきちんとできるので、軽度の段階」といった説明が一般的であろう。

4. 予後

　「放っておくともの忘れが進行する」「月単位で進んでしまうものではない」といった説明だけでなく、治療に関する説明につなげることが多い。「5～10年で寝たきりになり…」「早くて3～4年、長くて5～6年…」といった説明を受ける家族がいた[1]が、年数を具体的に示すことには慎重であるべきである。認知症の予後は年々向上している傾向にある。

5. 告知

　前記の理由から専門医であっても病名を告知するとは限らない。病名に対して深刻なイメージをもっている場合は強い精神的衝撃を受けるため、本人のイメージを確かめつつ、深刻な場合はそのイメージを修正しつつ説明する。検査結果の説明の際に、あらかじめ病名告知を受けたいか否か本人に尋ねるという方法もある。

67

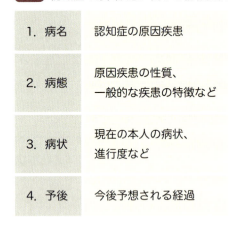

表1 認知症の原因疾患に関する情報提供

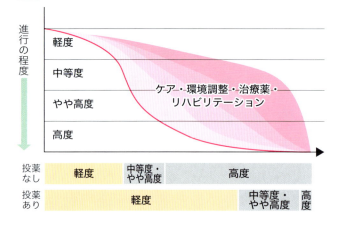

図1 アルツハイマー型認知症の治療薬に期待される効果

認知機能低下の薬物療法に関する情報提供

　進行を遅らせる治療薬には、コリンエステラーゼ阻害薬（ドネペジル塩酸塩、ガランタミン臭化水素酸塩、リバスチグミン）とNMDA受容体拮抗薬（メマンチン塩酸塩）とがある。どちらの治療薬も認知症の原因疾患を治癒させるものではないが、進行を遅らせる効果を期待して服用することを勧める。

　進行を遅らせても、いずれは高度に進行してしまうのではないかと訴える認知症者もいる。そうしたことを考慮して、できる限り軽度の段階を長引かせることで、人生の最期まで軽度ないし中等度で経過することも可能といった説明をすることもある。本人および家族への治療の説明に使う図を参考に示す（図1）。

精神症状の薬物療法に関する情報提供

　非薬物療法にしても薬物療法にしても、まず治療の標的とする症状を共有しなければ、説明をはじめることができない。しかし精神症状は本人と共有することが難しい。精神的な変化について尋ねても否認する人も少なくない。

　そのような場合、ストレスがあるのではないか、誰でもストレスは苦しい、ストレスを抑えることは可能だといった説明で服薬の必要性につなげられることもある。体を動かすこともストレス解消に効果があるが、精神安定剤の中でストレスを減らしてくれるものもある、そういった薬によって楽になれるかもしれないなどと説明することが可能である。ただし副作用に関する注意喚起を忘れてはならない。

文献
1）繁田雅弘，半田幸子，今井幸充：平成22年度首都大学東京傾斜的研究費（部局分）健康福祉学部部局競争的経費「認知症診療における適切な情報提供と対応」〜患者と家族の安心と納得を左右する要因〜調査結果報告書．みやこ鳥首都大学東京機関リポジトリ，2011．
http://www.repository.lib.tmu.ac.jp/dspace/bitstream/10748/4316/9/10280-011.pdf（2016.3.1.アクセス）
2）繁田雅弘：認知症の人の家族が知りたいこと．繁田雅弘編，実践 認知症診療 認知症の人と家族・介護者を支える説明，医薬ジャーナル社，大阪，2013：39-44．
3）繁田雅弘：本人に対する病気の説明：告知．繁田雅弘編，実践 認知症診療 認知症の人と家族・介護者を支える説明，医薬ジャーナル社，大阪，2013：45-48．

第 Ⅳ 部

認知症の
症状アセスメントとケア

1 認知症者のアセスメントとケアの視点

山田律子

アセスメントとケアの基盤となる視点

1. 当事者本位の視点

認知症者のアセスメントとケアで重要なのは「当事者本位の視点」である。当事者である認知症者が体験している世界を知り、どのようなことに悩み苦しみ、不自由を感じているのか、それはどんな周囲のかかわり方や環境との関係で生じているのか、また本人はどのように生きたいと願っているのかなどについて、当事者の思いを傾聴することからはじまる。

重度の認知症者であっても、視覚的提示と二者択一などのコミュニケーション技法を駆使して、可能な限り本人の意思を確認する。同時に「○○様ならば、どうしたいだろうか」という当事者本位の視点に立ち、家族や多職種で考えてケアにつなげたい。

2. 認知症者の変わらぬ本質をとらえる視点

長年築いてきた価値観や信念、生活習慣などは、認知症になっても変わらない。認知症者の変わらぬ本質に着眼し、もてる力を引き出すことで、彼らが達成感や誇り、人とのかかわり合いの中で生まれる喜びや存在価値を感じて主体的な生活を営むことができるようなケアをめざしたい。

ときに、認知症に関する周囲の誤解や偏見が、認知症者の輝きや生きる気力を奪うことがある。認知症の病態が、その人の行動や生活の営みに及ぼす影響についてもアセスメントしながら、認知症者の変わらぬ本質をとらえてケアへとつなげる視点が必要である。

症状アセスメントとケアの視点

1. 認知症者と環境の相互作用

認知症の症状は、「認知機能障害（中核症状）」と「行動・心理症状（behavioral and psychological symptoms of dementia：BPSD）」からなる（図1）。

認知機能障害は、すべての認知症者に認められ、器質的病変によって生じる症状である。BPSDは、認知機能障害をベースに環境の影響を受けて生じる症状であり、すべての認知症者にみられるわけではない（図2）。適切な環境調整によってBPSDを呈することなく、認知症者が穏やかに過ごすことが可能となる。

2. 認知機能障害（中核症状）

認知機能障害には、記憶障害、見当識障害、遂行機能障害（実行機能障害）などがある（p.76参照）。

例えば、記憶障害によって新しい事柄が覚えられないために同じことを繰り返し聞いたり、物を置いた場所を忘れるために探し物が多くなったり、料理中に電話に出ると料理していたことを忘れて鍋を焦がすなど、生活に支障をきたすことがある。

一方、記憶には、短期記憶や長期記憶、エピソード記憶や手続き記憶などがあり、認知症に

図1 認知症の症状

認知機能障害 ← 認知症の本態

器質的病変による症状：記憶障害、認知障害（失認、失行、失語、遂行機能障害など）

BPSD（認知症の行動・心理症状）

(**b**ehavioral and **p**sychological **s**ymptoms of **d**ementia)

認知機能障害を背景として生じる知覚、思考内容、気分または行動の障害による症状
⇒環境の影響を受ける

※認知症者すべてに起こるわけではない
［行動症状］徘徊、身体的攻撃性、脱抑制など
［心理症状］不安、抑うつ症状、幻覚、誤認、妄想など

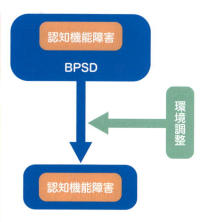

すべての認知症者が有する症状は「認知機能障害」である。BPSDは認知機能障害を背景として、物理的環境や社会的環境、人的環境を含めたケア・治療環境の影響を受けて生じる症状である。環境調整により認知症者はBPSDを呈することなく、穏やかに過ごすことができる。

図2 認知症の症状と環境との関係

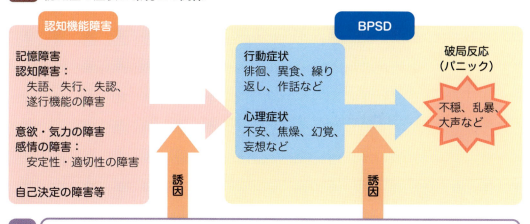

BPSD（認知症の行動・心理症状）は、認知機能障害に図に示すような環境要因が加わって引き起こされる。さらに、周囲の人々が認知症者のサインに気づかないと、破局反応（パニック）に至ることがある。ケアに際しては、認知症者の背景にある環境要因を探り、環境を整えることが大切である。

永田久美子：痴呆高齢者の看護．柿川房子，金井和子編，新時代に求められる老年看護，日総研出版，名古屋，2000：269-281.を一部改変して転載

よってすべての記憶が奪われるわけではない。重度の認知症者でも手続き記憶は残っていることが多く、認知症の重症度や原因疾患によっても認知機能障害は異なる。

大切なことは、まずは認知症者の「もてる力」に着眼し、今ある認知機能障害を詳細にアセスメントすることで、どのように環境を整えるとその人が暮らしやすくなるのかといった視点でケアへとつなぐことである。

3. 行動・心理症状（BPSD）

BPSD は、認知機能障害を背景として、さまざまな環境要因によって引き起こされた行動症状や心理症状、さらには苦痛やつらさゆえの暴言・暴力といった破局反応である（図2）。したがって、認知症者の表情や行動の変化に気づき、本人に困っていることを聴いたり、予測的に観察・確認することで、行動・心理症状の背景にある苦痛・不快といった「真意」をアセスメントする。こうして見いだした認知症者の苦痛・不快に対して、すみやかにケアすることで、認知症者の破局反応を防ぎ、穏やかな日常の維持につながる。

認知症者の精神科病院への入院理由では、BPSD が5〜8割と最も多く、内訳では暴言・暴力が多い。その背景をアセスメントすると、便秘による苦痛や、おむつに排泄することの不快など、排泄に起因するものが4割を占める[1]。認知症者が叫んだり、床を強く足踏みするなどで苦痛・不快を表現していたことが、暴言・暴力と見なされていたのである。入院後に排泄ケアをはじめ苦痛・不快に対応することで、認知症者は穏やかな日常を取り戻したことが報告されている[1]。

往々にして、認知症者の表面的な行動だけをとらえて BPSD という烙印を押してしまうこともある。BPSD と判断する前に、認知症者の視点から背景に隠れた真意を探求し、環境を整えていくことが必要である。

文献
1）澤田萌：精神科病院から自宅や介護施設へ退院した認知症高齢者の特徴―入院前から退院に至るまでの経過を踏まえて．北海道医療大学大学院看護福祉学研究科修士論文．2016：15-18, 27-28.

第Ⅳ部 | 認知症の症状アセスメントとケア

2 アセスメントツールとその活用

島橋 誠

アセスメントツールを活用する意義

　認知症者へのアセスメントは、単に障害された機能を評価するためのものではない。どの機能がどの程度残存し、障害されているのかという障害プロフィールを把握することで、障害された機能を補いながら、もてる機能を前面に引き出して認知症者を支援するうえで非常に重要な情報となる。

　また、狭い部屋で知らない人に検査をされるという環境の変化の際に認知症者がとった言動が、その後の入院や入所にどのような影響を及ぼすか推測できることがある。例えば、検査時に緊張度が強く、そわそわと落ち着かない言動が見られる際には、入院・入所直後に不安や混乱を招くことが予測される。そのような場合、その情報を入院・入所後に直接ケアをする援助者と情報共有することで、認知症者の不安や混乱を予測した対応が可能になる。

　認知症者の多くは高齢者である。高齢者は老年症候群と呼ばれる症状・機能異常・疾患を持っていることが多く、それが認知症と複雑に絡み合っている。援助者は認知症の経過を理解して援助するだけでなく、そのすべての症状や疾患が相互に関係する影響をとらえてケアしていくことが重要である。

　高齢者に特有な機能障害には、視覚障害、聴覚障害、下肢の運動機能障害、それに関連して転倒のしやすさ、嚥下機能障害、栄養障害、排尿障害などがある。アセスメントツールを活用し、認知機能障害と相乗的に悪化する可能性を考慮しながら、得られた情報をもとに、必要なケア介入の優先順位を決定していく。

認知症者のアセスメントで用いる主なツール

　表1に認知症者への主なアセスメントツールを取り上げ、それぞれの特徴をまとめた。

　また、一部のツールは巻末の資料（p.303〜320）に実際のツールを掲載している。

表1 主なアセスメントツールの種類と特徴

知能機能検査（質問式）

改訂長谷川式簡易知能評価スケール（HDS-R） →資料p.304	● 質問項目が9問とほかの検査に比べると少なく、簡便で短時間に施行できる ● 一般に知的機能検査や認知機能検査の多くは得点が被験者の教育歴に影響を受けるものが多いが、HDS-R は教育歴の影響を受けにくいとされている
ミニメンタルステート検査（MMSE） →資料p.305	● 施行時間が短く簡便であり、認知症診断の補助に有効であることから認知症のスクリーニングテストとして国際的に広く用いられている ● 11項目の質問の中には4項目の動作性の検査が含まれている

HDS-R : Revised version of Hasegawa's Dementia Scale
MMSE : Mini-Mental State Examination

(表1つづき)

認知症の行動・心理症状尺度

アルツハイマー型認知症行動 尺度（BEHAVE-AD） →資料p.306	●介護者との面接から得られる情報によって、症状あるいは行動の重症度の評価を行う25項目と、それらを統合した全般評価項目から構成されている ●評価する25項目は、A：妄想概念、B: 幻覚、C: 行動障害, D：攻撃性、E：日内リズム障害、F：感情障害、G：不安および恐怖の7カテゴリーに分類されている
認知症行動障害尺度（DBD）[2]	●「同じことを何度も聞く」「同じ動作をいつまでも繰り返す」などの28項目からなり、認知症の軽度から最重度に至るまでの行動異常が網羅されている ●0（まったくない）〜4（常にある）の5段階で評価し、得点が高いほど、行動障害による介護負担が重いことを示している

BEHAVE-AD：Behavioral Pathologic Rating Scale for Alzheimer's Disease
DBD：Dementia Behavior Disturbance Scale

認知症の行動観察尺度（観察式）

アルツハイマー型認知症の 重症度評価（FAST） →資料p.310	●正常な状態から高度のアルツハイマー型認知症まで7段階に分類されている ●stage 6以降は細かいsubstageが設けられており、症状の進行した状況下での重症度判定に有用である ●各stageは基本的に臨床経過において進行する順に並んでおり、それぞれの段階に応じた具体例が示されている
臨床的認知症尺度（CDR）[1]	●認知症重症度の評価スケールとして、国際的に最も一般的に用いられている ●記憶、見当識、判断力と問題解決、社会適応、家族状況および趣味・関心、介護状況の6項目からなり、各項目について健康（CDR 0）、認知症の疑い（CDR0.5）、軽度認知症（CDR 1）、中等度認知症（CDR 2）、重度認知症（CDR 3）の5段階で評価する

FAST：Functional Assessment Staging Test
CDR：Clinical Dementia Rating

認知症の総合評価尺度

地域包括ケアシステムにお ける認知症総合アセスメント （DASC-21） →資料p.311	●認知機能と生活機能を総合的に評価する ●導入の項目と1〜21の評価項目からなる ●IADLの項目が充実しており、軽度認知症の生活機能障害を検出しやすい ●設問が具体的であり、簡便で、短時間で実施できる

DASC-21：Dementia Assessment Sheet in Community-based Integrated Care System -21 items

せん妄評価尺度

日本語版ニーチャム混乱・ 錯乱状態スケール（J-NCS） →資料p.312	●観察法によるせん妄の測定・評価スケール ●錯乱・混乱状態の初期・早期の症状を把握するのにすぐれ、また引きこもるタイプの症状も把握できる ●認知・情報処理、行動、生理学的コントロールの3つのサブスケールからなる
集中治療せん妄スクリー ニングチェックリスト （ICDSC）[3]	●クリティカルケア領域において、せん妄をスクリーニングするために作成されたツール ●スケールはそれぞれ8時間のシフトすべて、あるいは24時間以内の情報に基づき完成される ●明らかな徴候がある＝1 ポイント：アセスメント不能、あるいは徴候がない＝0ポイントで評価する

J-NCS：The Japanese version of the NEECHAM Confusion Scale
ICDSC：Intensive Care Delirium Screening Checklist

第IV部 | 認知症の症状アセスメントとケア

（表１つづき）

ADL（日常生活動作）評価尺度

N式老年者用日常生活動作能力評価尺度（N-ADL）→資料p.315	●老年者および認知症者のADLを多角的にとらえ、歩行・起座、生活圏、着脱衣・入浴、摂食、排泄の5項目を正常から最重度の7段階で評価する
バーセルインデックス（BI）→資料p.316	●日常生活動作における障害者や高齢者の機能的評価を数値化したもの ●10項目を評価する（①食事、②車椅子・ベッド間の移乗、③整容動作、④トイレ動作、⑤入浴、⑥水平面の歩行・車椅子の移動、⑦階段昇降、⑧更衣動作、⑨排便コントロール、⑩排尿コントロール） ●それぞれ自立、部分介助など数段階の自立度で評価する ●レベル分けの基準が項目ごとに具体的に設定されている
手段的日常生活動作（IADL）尺度→資料p.317	●身体的機能は日常生活機能（ADL）が広く用いられているが、IADLはそれよりやや高度で細かな機能が評価できる ●電話の使い方、買い物、食事のしたくなど、高次の8領域をアセスメントする

N-ADL：New Clinical Scale for Activities of Daily Living of the Elderly
BI：Barthel Index
IADL：Instrumental Activities of Daily Living scale

疼痛評価尺度

重度認知症者の疼痛評価（PAINAD）→資料p.318	●重度の認知症者で、言語で苦痛を表現できない場合の客観的評価法 ●非発声時の呼吸、ネガティブな発声、顔の表情、ボディランゲージ、慰めやすさの5項目で評価する

PAINAD：Pain Assessment in Advanced Dementia scale

転倒リスク評価

要介護高齢者における主観的転倒リスク評価（SRRST）→資料p.318	●対象者のADLをよく知るケア提供者が評価を行う ●「歩行中に転倒の危険を感じるか」など7つの質問に、「はい」「いいえ」で答える
転倒予測スコア（みまもりスコア）→資料p.319	●転倒しやすいかどうかを簡単に見分けることができる ●「ベッド端座位での足上げ」と「ベッドで端座位から立位をとる」の2項目を評価する
入院高齢者の転倒予測に関する改訂版アセスメントツール→資料p.320	●入院時や入院後に転倒のハイリスク要因をチェックし、ハイリスク者を予測してケアするためのツール ●アセスメントするのは、①転倒経験、②知的活動、③移動レベル、④視力障害、⑤排泄介助、⑥トリガー、⑦ナースの直感、の7項目

SRRST：Subjective Risk Rating of Specific Tasks

文献
1）Hughes CP, Berg L, Danziger WL, et al. A new clinical scale for staging of dementia. *Br J Psychiatry* 1982；140：566-572.
2）溝口環，飯島節，江藤文夫, 他：DBDスケール（Dementia Behavior Disturbance Scale）による老年期痴呆患者の行動異常評価に関する研究. 日本老年医学雑誌 1993；30（10）：835-840.
3）古賀雄二，村田洋章，山勢博彰：日本語版ICDSCの妥当性と信頼性の検証. 山口医学 2014；63（2）：103-111.
※その他のアセスメントツールは、「資料」p.304～320の文献を参照

3 認知機能障害のアセスメントとケア

島橋　誠

認知症疾患でよくみられる認知機能障害（中核症状）には、記憶障害、見当識障害、遂行機能障害（実行機能障害）などがある。これらの認知機能障害はこれまで送ってきた生活を困難にするため、認知症者本人の感じている日々の生活のしづらさや不安に耳を傾けながら、本人とともに生活障害を補う具体的な工夫を模索する必要がある。

記憶障害の特徴とアセスメント

記憶障害は、ほぼすべての認知症疾患において中心となる症状である。

記憶障害は大きく前向健忘と逆向健忘に区別される。前向健忘は新しい事実や事件を覚えることの障害であり、逆向健忘は以前の経験の再生ができなくなる障害である。アルツハイマー型認知症の記憶障害の中心は前向健忘であり、過去の記憶は比較的保たれるが、認知症の進行とともに逆向健忘も強くなる。

最近の記憶に関しては、「今日のお昼は何を食べましたか」「昨日は何をしましたか」「天気は悪かったですね」など、できる限り世間話をするように、意図的に聴き出してみる。また、昔の記憶に関しては、既往歴、職業歴、教育歴など、生きてきた経過に沿って聴くと自然に話ができる。その年齢なら当然知っているはずの社会的事件について聴くのも1つである（例えば、太平洋戦争、東京オリンピック、サリン事件など）。

このとき、家族には本人の話を黙って聴いてもらい、ひととおり話を聴いた後に、情報の内容について家族と話し合い、認知症の症状と思われる情報を共有する。ここで情報を共有することで、今後のかかわりの方向性が共有できる。

見当識障害の特徴とアセスメント

見当識は環境の中で自己を位置づける認知機能であり、時間、場所、人に分類される（**表1**）。

見当識障害の強い認知症者では、時間の見当識障害のため夜中に起きて出かけようとしたり、場所の見当識障害のため病院であることがわからずに混乱したりすることがある。また、記憶障害が軽度であるにもかかわらず、家族を他人と思い込み、まるで他人に話しかけるような言葉遣いで話をしたり、自宅にいるにもかかわらずここは自分の家ではないと主張し、家を

表1 見当識の分類

時間の見当識	年月日、時間、曜日、季節を含む
場所（空間）の見当識	自己の置かれた空間や地誌の定位をいう
人物の見当識	自分と他者に分けられる

第Ⅳ部｜認知症の症状アセスメントとケア

出て行こうとすることもある。

アセスメントでは、まず時間と場所についての見当識を尋ねる。時間の見当識が先に障害されることが多いが、疾患によって違うことがあるので症状出現の順序にも注意する。例えば、アルツハイマー型認知症では記憶障害と並行して進行し、レビー小体型認知症では見当識障害が前景に出て記憶障害よりも目立つ。

時間の見当識障害は、年月日だけでなく、季節や時計を見ないで現在の時刻を言ってもらうことでもわかる。月は正確に答えても、季節を間違うこともある。場所の見当識としては、「今いる場所、ビルなら何階にいるのか」「自宅の住所と今住んでいるところが一致するか」といった質問もポイントになる。

遂行機能障害の特徴とアセスメント

遂行機能（実行機能）とは、目的をもった一連の活動を有効に行うのに必要な機能であり、人が社会的、自立的、創造的な活動を行うのに重要な機能である。

遂行機能が障害されると、状況に合わない不適切な目標や行動を選択することによる反社会的な行動や衝動的・断片的な行動をしたり、行動を変更できずに同じ行動を繰り返したりすることがある。遂行機能障害は前頭側頭型認知症で特徴的に認められるが、進行期のアルツハイ

マー型認知症などでも認められる。

遂行機能障害では、家族から日ごろの生活について聴く必要がある。料理、買物などは多くの判断と遂行機能を要する行為であるため、食事の支度を誰が行っているのか、買物は誰が行っているのかなどを聴くことは有効である。このほかに、電話をかける、移動・外出をする、薬の管理をする、お金の管理をするなどについても、どの程度できているか確認する。

認知機能障害のアセスメントに必要な情報と分析

認知症者本人から協力が得られる場合は、改訂長谷川式簡易知能評価スケール（HDS-R、p.73、304参照）やMini-Mental State Examination（MMSE、p.73、305参照）などの質問式認知機能障害評価尺度を用いて、記憶障害や判断力の障害などの認知機能を把握する。また、臨床的認知症尺度（Clinical Dementia Rating：CDR、p.74参照）やFunctional Assessment Staging（FAST、p.74、310参照）などの行動観察尺度を用いて、診断を受けた時期と照らし合わせながら重症度を把握する（**表2**）。

表2 認知機能障害のアセスメントに必要な情報

- 即時記憶（数十秒後までの記憶）、近時記憶（数分から数十日前の記憶）、遠隔記憶（数か月から数十年前の記憶）について、どの時期の記憶が最も保持されているか
- 意味記憶（事実・単語・概念など社会的に通用する知識）、エピソード記憶（個人生活の思い出や体験の記憶）、手続き記憶（繰り返し経験・練習することにより学習・獲得した技能）について、どの内容の記憶が最も保持されているか
- 人、時間、場所に対する認識の程度（見当識障害）はどうか
- 記憶や見当識を引き出す手がかりはないか
- 遂行機能障害の程度、保持されている機能は何か

認知機能障害に配慮した対応

　生活障害を補う工夫について**表3**、**4**に例を示す。万人に有効な対応ではないかもしれないが、生活スタイルや意欲、認知機能など個々の背景に配慮しながら、認知症者本人とともに柔軟に試行錯誤するためのヒントとしていただきたい。

表3 主な生活障害（記憶障害、見当識障害）を補う工夫

探し物・置き忘れ	● 場を離れるとき、置き忘れの指差し確認を習慣化する ● 衣服や鞄の決まったポケットに決まったものを入れ、常に身に着ける（触って確認できる） ● 置き場所を固定し必ず元に戻す。置く物を指定したメモリートレイを使う（トレイ自体をなくす場合、釘やテープで固定） ● 背広を脱ぐとき、ポケットの財布や鍵等を保管する袋をハンガー横にセットする ● 部屋に持ち込む前に通る玄関や廊下のウォールポケットに１つずつしまう（各ポケットにラベル付けをする） ● 通院に必要な診察券保険証等をセットにしてメモリーバッグに保管する ● 鍵や財布など探すことの多いモノに鈴をつける（ポケットや鞄に入っているか、鳴らして確認できる）
重複買い・買い忘れ	● 買い物前に、買うもの、買わないものをメモする ● メモを忘れないように、買い物鞄に紐のついたクリップをつけて挟む ● 買い物メモを店員に渡して商品を集めてもらう ● 買いすぎたら家族に分ける ● 生鮮食品の重複買い防止のため、あらかじめ冷蔵庫の写真を携帯で撮り店で確認する
予定・約束管理困難	● 予定を書いたカレンダー横に、デジタルの日付表示の時計を置く ● 新聞で日付確認する（取りに行く時間、片づける時間を固定） ● 予定表欄が３行ある日めくりカレンダーを使い、当日分を切り離して貼る（何枚もめくらないように） ● 曜日固定の予定は週間表を作成する ● メモは目立つ色のノートに書く（裏紙は誤って捨ててしまう） ● 一度に複数のことができない場合、予定を半日や１日１つに絞る ● 用事が終わったら完了のチェックをする ● 友人との約束はあらかじめ忘れる可能性を伝え、当日の準備開始時間にリマインドの電話をお願いする ● 携帯電話のスケジュール機能でアラーム設定をする。頼める人がいれば、携帯電話の予定表に入力してもらう ● 用事はメールで送ってもらう ● 携帯電話の紛失を避けるため、定時にアラームをセットする（マナーモードにしない。固定電話から携帯電話にかける） ● ごみ出しは、前日と当日に音声で知らせる生活支援機器を使用する

第IV部 認知症の症状アセスメントとケア

火の不始末	● 火災報知器やガス警報器を設置する
	● 火の使用中はその場を離れない。離れる場合は火を消す
	● センサー等の安全装置付きコンロにする
	●「火の使用中」メモを目につく場所に貼る
	● 火の使用中と書いたリストバンドをする
	● タイマーや笛付きやかんを使用する
	● 料理は、電子レンジ調理にする。レトルト、缶詰、野菜3〜4品の水煮などで済ます
	● お湯は朝に沸かし魔法瓶に入れる
	● お湯は操作の簡単な電気ポットで沸かす
	● 煮込み料理は保温調理器を使用する
	● タバコは布団の上では吸わない。中座するときには必ず消す
料理が困難・ 単純化	● 食べたメニューを手帳に書きとめておき、次のメニューを決める際に参照する
	● 簡単な調理法、主菜・副菜をセットにしたパターンを用意する（7パターンであれば、 決まった曜日に買い物に行き、材料を用意する）
	● 市販の主菜と副菜、調味料等の調理セットや、混ぜるだけ、炒めるだけの市販の合わ せ調味料を使用する
服薬管理 困難	● 処方医に相談し、薬の必要度や生活リズムに合わせて服薬内容をシンプルにしてもら う（複数の医療機関からの処方がある場合、薬局に相談）
	● 薬の一包化と薬袋に服薬日時を記載する（薬局に相談）
	● 日付見当識の程度に合わせた服薬ボックス・服薬カレンダー（1か月、1週間、1日 単位など）を使用し、服薬後飲み殻（要確認）を残して重複飲みを防ぐ
	● 飲んだら服薬表にチェックする
	● 服薬内容がシンプルであれば、薬の時間をアラームで鳴らしたり、服薬支援機器を使 用する（薬のセットは周囲が行う）
鍵・水・ 電気の問題	● 玄関に「鍵忘れずに」と注意書きの札（絵付きだとなおよい）を下げておく
	● トイレや廊下など、電気を一時的に使用する場所は、人感センサーの電球に変更する
	● 水の出しっぱなしは、蛇口近くの目につく場所に注意書きを貼る
	● 自動センサーの水栓に変える
	● 使用後、離れるときの指差し確認を習慣化する
整理整頓の 困難	● 明らかに不要なものは処分し持ち物の全体量を減らす
	● 一気に処分するのが難しい場合は、1日1、2個ずつ処分する
	● 転倒予防のため、動線上のコードやじゅうたんは固定する
	● 立ち上がりの支えにする家具は固定する
	● 物が見えないと不安という人も多いため、収納の扉を外してもよい
	● よく使うものは、いつも座る場所の近くにまとめて置く
	● 引き出しに、しまってあるものをわかりやすくラベルを貼る

（表3つづき）

家電の操作困難	●操作手順が単純なリモコンに変える。不要なリモコンは処分する ●洗濯機など、ボタンに操作する順番の番号シールを貼る ●電源ボタンに目印のシールを貼る。使わないボタンは上から紙や布等で覆って隠す ●電話は、ワンプッシュで緊急連絡先につながるよう設定する ●携帯電話に自宅や知人などの電話番号を登録しておく ●エアコン等、生命にかかわる家電のリモコンはテーブルなどに紐でつないでおく
金銭管理困難	●まとまった額を計画的に使うことが難しい場合、決まった曜日に小分けに口座から引き出す ●銀行に行く前に、引き出す金額をメモして持参する（記帳を忘れずに） ●地域福祉権利擁護事業の金銭管理サービスを利用する ●信頼できる銀行員に入出金を依頼する（自宅に届けてもらう。ときどき家族に確認する） ●水道光熱費は自動引落しにする（ライフラインの確保） ●小銭の扱いが難しい場合、電子マネーを使用する（ときどき周囲の人に確認してもらう） ●割り切ってお札で支払い、小銭は箱にいっぱいになったら、銀行でお札に両替してもらう ●暗証番号の忘却に備え、印鑑に目印のシールなどを貼り、どの銀行の印鑑か身内に伝えておく ●口座管理が困難になるときを見据えて、口座をまとめておく ●高額の買い物などは、必ず信頼できる人に相談する

扇澤史子：認知症本人とともに考える生活障害へのアプローチ—認知症初期の記憶障害や見当識障害に起因する生活障害を中心に—．認知症の人の自律性を尊重し高める支援．老年精神医学雑誌 2015；26（9）：976-977．より一部改変して転載

表4 遂行機能障害に配慮した対応

●これまでできていたことができなくなっていくことに、強い不安を感じているやりたいことの選択肢を提示する
●ジェスチャーで見本を示す、あるいは手を添えて動作の始まりを手伝ったり、きっかけづくりをしたりする
●今は何をしていて、次の動作が何かをわかるような言葉かけを工夫する
●本人の意向を無視した過剰な指示は、本人の能力の発揮を妨げ、逆にその人の自主性に任せるかかわり方は混乱を招く

事例 1 記憶障害と時間の見当識障害への援助

> Aさん（70歳代、女性）　アルツハイマー型認知症（軽度）
> 記憶障害（最近の出来事を覚えられない）、見当識障害（時間を正しく認識することができない）がある。今回、肺炎を発症して呼吸器科病棟に入院となった。

1）入院当初の様子

　肺炎の経過は治癒傾向にあるものの、ベッドで臥床している際、頻回にナースコールを鳴らして「私の体はどうなるの？」と看護師に訴えていた。そのつど、看護師が「ついさっきも来ましたよ。肺炎は随分とよくなってきましたよ」と伝えると安心した表情を浮かべるが、そのまた5分後にナースコールを鳴らして同様のことを訴える。

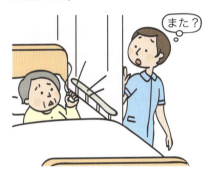

2）ケアの実際

　Aさんは、最近の出来事を記憶することは難しいが、そのつど、看護師が訪室して治療経過は良好であることを伝えると、納得して安心した表情をみせる。なお視覚機能は保たれており、文字も理解できる。そこで、看護師の訪室時の声かけに加えて、臥床中のAさんから見えるところにアナログ時計とラウンド表を設置して、訪室した看護師にサインやコメントを書いてもらった。時計の選定（デジタル、アナログ）とラウンド表の作成（見やすさ、わかりやすさ）はAさんと看護師が一緒に行った。

　その後、Aさんに「不安なことはないですか」と尋ねると、「看護師さんが来てくれたときのメモと時計があるから安心ね」とラウンド表と時計を指さしながら話し、ナースコールの回数も減少した。

3）まとめ

　Aさんは記憶障害と時間の見当識障害があるために、看護師が訪室したことを忘れてしまい、自分の身体がどのような状態にあるのか不安になって頻回にナースコールを押してしまうという言動につながっていた。しかし、Aさんは看護師の説明を理解でき、文字によって自身の力で状況を判断し、アナログの時計によって時間の見当をつけることができている。

　本人の状態に応じてメッセージを繰り返すとともに、メモを活用したり、時計を臥床していても見える位置に設定することで、状況認知を助け、不安の軽減につながる。

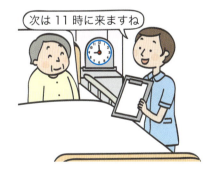

事例 2　記憶障害と時間・場所の見当識障害への援助

> Bさん（70歳代、男性）　アルツハイマー型認知症（中等度）
> 記憶障害（最近の出来事を覚えられない）、見当識障害（時間と場所を正しく認識することができない）がある。70歳の妻と二人暮らしであり、通所介護を利用していたが、在宅での介護が困難となり特別養護老人ホームに入所となった。

1) 入所当初の様子

入所後から自分の部屋やトイレの場所がわからず廊下で排尿したり、違う部屋に入って他人のベッドに寝たりして、たびたび他の入所者とトラブルになっていた。

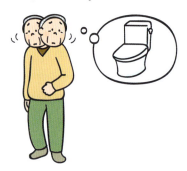

2) ケアの実際

Bさんは記憶障害と時間と場所の見当識障害があるものの、自分の部屋やトイレの場所を探そうとしている。また、簡単な活字、イラストやなじみの物を認識できる力はもっていることがわかった。そこで、部屋の前に苗字を大きく表示するとともに、妻の協力を得てこれまで暮らしてきた家の玄関の写真を掲示した。トイレも見えるところに大きく矢印をつけて「便所」と表示し、ウロウロしているときは声をかけて誘導をすることにより、迷うことが少なくなった。

3) まとめ

Bさんは記憶障害と場所の見当識障害があるために、自分の部屋やトイレの場所がわからず探し続けているうちに、部屋を間違えたり廊下で排尿したりするなどの行動につながっていた。しかし、Bさんは自身で懸命に目的の場所を探すことができ、また、簡単な文字やイラストによって場所を認識することもできている。

迷っている姿がみられたときにはさりげなく声をかけ、部屋やトイレの前にわかりやすい表示やなじみの小物や写真などを配置することで、場所の見当識を助け混乱の軽減につながる。

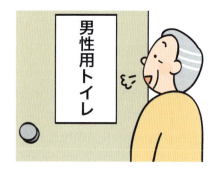

事例❸ 遂行機能障害への援助

> Cさん（80歳代、女性）　アルツハイマー型認知症（中等度）
> 共働きの長男夫婦と同居しており、これまで家事のほとんどを担ってきた。特に料理が得意で、食卓にはいつも趣向を凝らした料理が並んでいた。しかし、料理の味付けがおかしくなってきたことから病院を受診したところ、アルツハイマー型認知症と診断された。その後、デイサービスなどを利用しながら生活してきたが、家族の介護疲れもありグループホームに入所となった。

1）入所当初の様子

食事の準備の際、Cさんに「野菜を切って鍋で炒めてくださいね」と伝えると、「任せて」と笑顔でニンジンを切りはじめるが、途中で包丁を握る手が止まってしまい、オロオロしていた。そのとき、他の入所者から「何をしているの？　早くして！」と言われ、「私は何をやってもだめなの…」と調理場から立ち去ってしまった。

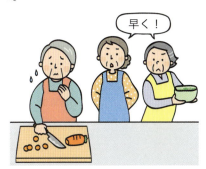

2）ケアの実際

Cさんは記憶障害や遂行機能障害により料理の手順がわからなくなっているが、包丁を使うことができ、料理をしたいという意欲もある。そこで、Cさんに得意料理を尋ねて献立を一緒に考え、Cさんが作ってみたいという料理の選択肢を示したところ、「"里芋の煮っころがし"なら作れるかな」と笑みを浮かべた。スタッフは、調理の手順について、今は何をしていて、次の動作は何かをさりげなく伝えることで、Cさんを主体とした"里芋の煮っころがし"が完成した。その味が他の入所者から「おいしい！懐かしいわ」と賞賛され、Cさんは照れ笑いしていた。

3）まとめ

Cさんはこれまで得意だった料理ができなくなり、強い不安を感じている。また、同時に複数の作業（数種類の野菜を切る・鍋で炒める）を任せられて混乱しているところに、他の入所者から「何をしているの？　早くして！」と言われたことで、さらに自信をなくしてしまった。

献立は一緒に考え、作りたいと思える料理を選んでもらう。複数の作業を伝えることは避け、今は何をしていて、次の動作は何かがわかるような言葉かけを工夫することで、混乱や失敗もなく調理ができる。そして、他者から賞賛されることで、自信と尊厳の回復につながる。

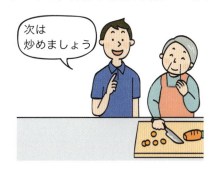

認知症者の福祉機器

　国立障害者リハビリテーションセンター研究所（埼玉県所沢市）では、認知症者を対象とした福祉機器、例えば記憶を補う機器や日記の作成を支援する機器の開発・研究をしている。また、同センターでは「認知症のある人の福祉機器展示館」にて約80点の自立支援機器を展示し（図1）、認知症者やその家族、医療福祉職などに対して見学を受け入れている。

図1　自立支援機器の展示風景

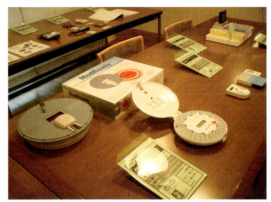

展示館では、アラーム付き薬入れや、日付と曜日を表示する電子カレンダー、最低限必要なボタンのみのリモコンなどが展示されている。
国立障害者リハビリテーションセンター研究所 福祉機器開発部
「認知症のある人の福祉機器展示館」
http://www.rehab.go.jp/ri/kaihatsu/dementia/modelj.html（2016. 3. 20. アクセス）

文献
1）かかりつけ医および一般病院医療従事者の認知症対応力向上研修に関する研究事業編：病院勤務の医療従事者向け認知症対応力向上研修テキスト．ニッセイ基礎研究所，東京，2014．
2）佐々木英忠，北川公子：認知症．山田律子，井出訓編，生活機能からみた老年看護過程＋病態・生活機能関連図　第2版，医学書院，東京，2012：61-64．
3）扇澤史子：認知症本人とともに考える生活障害へのアプローチ－認知症初期の記憶障害や見当識障害に起因する生活障害を中心に－．認知症の人の自律性を尊重し高める支援，老年精神医学雑誌 2015；26：973-981．
4）国立障害者リハビリテーションセンター研究所：認知症者の福祉機器の研究開発．http://www.rehab.go.jp/ri/kaihatsu/dementia/topj.html（2016. 3. 20. アクセス）
5）厚生労働省老健局高齢者支援課 認知症・虐待防止対策推進室監修：かかりつけ医認知症対応力向上研修教材

第IV部 | 認知症の症状アセスメントとケア

4 行動・心理症状のアセスメントとケア

① ケアを受け入れてもらうためのアプローチ

島橋　誠

入院・入所による認知症者の不安や混乱を予測した対応

　認知症者は不安、混乱をきたしやすい。入院や入所の必要性について説明を受けていたとしても、認知機能障害によって、「ここはどこだろう」「なぜ身体が痛いのだろう」「なぜ管がついているのだろう」と不安になることがある。まずは、どのような説明の仕方であれば理解してもらえるのか（言語、非言語的理解）、どれくらいの時間が経つと忘れてしまうのか（即時記憶）をチームで把握し、その状態に応じて根気よく同じメッセージを繰り返し伝える必要がある。

　できるだけ援助者が観察、訪室しやすい距離の部屋にする。頻回な訪室による声かけやその反応、経時的な表情や訴えの変化、睡眠状態、落ち着きのなさや興奮などの観察から、合併症の早期発見とストレスの軽減を図る必要がある。

　文字やイラストを活用して病院名や病名を掲示したり、カレンダーや時計を臥床していても見える位置に設定するなどして、認知症者自身で確認できるような環境づくりの工夫も有用である。状況を理解してもらうために根気よく説明するとともに、認知症者が有する力を見きわめ、活用する。

　また、認知症者の中には、「お金がない」「食事や寝る場所はあるのか」「帰らないと家族が心配している」などの不安を抱えていることがある。そのような場合は、お金の心配をしなくても食事も寝る場所もあることを説明したり、可能であれば入院当日は夕方まで家族にとどまってもらうなどの対応をする。認知症者がどのようなことに対して不安を抱いているのか、直接本人に聴いてみるのもよい。

身体的、社会的、心理的要因との因果関係を知る

　認知症では認知機能障害（中核症状）に加えて、さまざまな認知症の行動・心理症状（behavioral and psychological symptoms of dementia：BPSD）がみられることが多く、認知症者や介護者のQOLを低下させる大きな要因となる。BPSDは、脳の障害部位や認知機能障害の経過と関係しながら、他の身体状態や心理状態、周囲の不適切な対応や物理的環境などの影響も受けて現れてくる（p.71参照）。

　例えば、病院で点滴や経管栄養などの治療・

処置を受けている認知症者が、点滴針やチューブを自ら抜いてしまうことがある。このような場合、何のために点滴をしていたり、鼻から管を入れられたのかを理解できていないことが多い。治療・処置の必要性について説明を受けていたとしても、記憶障害のために不快や苦痛といった身体感覚が優先されてしまうために、点滴針やチューブを抜くなどの行動に結びついてしまう。

　このような行動を目の当たりにすると、「こ

85

の患者には安全に治療・処置を実施することができない＝身体拘束が必要」という認識をもちやすくなる。しかし、コミュニケーションの工夫をすれば、治療・処置の必要性を継続的に理解することができるのではないか。点滴や経管栄養の代わりに経口から水分や抗菌薬、あるいは栄養をとることはできないかなど、発想を転換することで何らかの解決の糸口が見いだせるのではないだろうか。

「認知症者は治療内容が理解できない」「何のケアを受けるのかが理解できない」などと考えるのではなく、障害された理解力に見合った情報提供の方法と時間、配慮が適切であるかを考える必要がある。例えば、治療やケアについての説明用紙を目に届く場所に大きく掲示することで、認知症者がいつでも同じ情報を目にし、援助者からいつも同じ説明を聞くことで、認知症者の状況認知を助けることができる。援助者は、記憶障害をもつ認知症者の特徴をよく理解し、根気よく同じメッセージを繰り返すようにする。認知症者の身体的、社会的、心理的要因との因果関係に目を向け、1人1人異なる認知症者の臨床像を把握する必要がある。

表情、行動を観察することの重要性

認知症がない人の場合には、客観的観察以上に痛みやしびれなどの本人の訴えが重要な情報となり、合併症の早期発見、ストレスの判断につながる。しかし、認知症者の場合は訴えが少ないこと、または多様な訴えがありすぎることなどから、何が起こっているのかを判断することが困難となる。そのため、身体的な観察とともに頻回の訪室による声かけやその反応、経時的な表情や訴えの変化、睡眠状態、落ち着きのなさや興奮などの観察が重要である。

苦痛の訴えがなくても、体を動かしたときなどに表情や行動の変化がないかを確認する。動くことへの拒否や、ケアに対しての拒否がみられた場合には、ケアの方法を振り返ると同時に、何らかの苦痛があるかもしれないと予測することも必要である。その際、複数の非言語的な疼痛表現の観察をするためのアセスメントツールを活用したり、鎮痛薬投与前後の反応から苦痛のレベルを把握するなど、認知症者の苦痛を総合的に判断して、苦痛を最小限にするケアをチームで検討する。

事例 点滴の実施を承諾したのに、処置の際に拒否する

Aさん（80歳代、男性）　アルツハイマー型認知症（中等度）
左大腿骨頸部骨折で入院し、人工骨頭置換術が行われた。

1）術後の様子

術後、抗菌薬などを投与するために点滴をすることに対し、Aさんは「どうぞ、いいですよ」と言うが、実際に注射針を皮膚に刺すときには「何をする！　助けてー！」と抵抗し、点滴を実施することが困難であった。

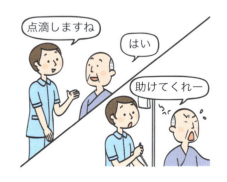

2) ケアの実際

　Aさんは記憶障害があるために、不快感があるものに対してはその必要性を理解し続けられずに、注射針を皮膚に刺す瞬間になって抵抗している可能性がある。そこで、従来使用していたメガネと補聴器をつけてもらい、治療の目的についてイラストを用いて理解できるようにしっかり説明した。また、点滴ボトルや注射針、刺入部をAさんに確認してもらいながら、順序立てて説明することで抵抗なく注射針を刺入できた。

　その際、硬い留置針の固定部を皮膚に押し付けないようにドレッシング材を貼り、ラインが引っ張られても刺入部に力がかからず針が抜けないように、ラインにゆとりをもたせて固定した。さらに、刺入部位をタオルで覆い視野に入らないように工夫し、訪室のたびに点滴をしていることを説明したり、固定部位を観察することで、Aさんがルートを触ったり自己抜去することもなかった。

3) ケアのポイント

　まずは、どのような説明の仕方であれば理解してもらえるのか（言語、非言語的理解）、説明した後どれくらいの時間がたつと忘れてしまうのか（即時記憶）をチームで把握し、その状態に応じて順序立てて説明する必要がある。従来、メガネや補聴器を使用していたのであれば、早めに勧めてコミュニケーションを円滑にし、その際、言葉だけでなく、文字やイラストを活用する。

　また、実際に点滴ボトルや注射針、刺入部を見てもらうことで、点滴の施行まで記憶が途切れることなく、具体的なイメージをもち続けることで安心感を得ることができる。点滴は誰しも気になり、苦痛や違和感を伴う。苦痛の少ない刺入部位や固定方法を選択し、固定による皮膚発赤やかゆみなど、不快要因が生じないように留意することが大切である。

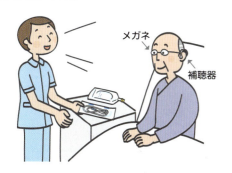

文献
1）永田久美子：痴呆高齢者の看護．柿川房子，金井和子編，新時代に求められる老年看護，日総研出版，名古屋，2000：269-281．
2）髙山成子，大津美香：認知症の人の急性・病態変化時の対応．中島紀惠子責任編集，認知症の人々の看護= Nursing for People with Dementia，医歯薬出版，東京，2013：133-145．

4 行動・心理症状のアセスメントとケア

② 落ち着きがない

矢口久美

落ち着きがない状態とは

「落ち着き」とは、安定した状態・態度、平静さを指す言葉である。臨床における落ち着きがない状態は、「じっと座っていられない」「何となくそわそわしている」「歩き回る」「声をかけてもうわの空」などの行動を指しており、治療上必要な安静の妨げとなることや、転倒のリスクを高めるなど、二次的な健康障害や管理面での困難さに直結するため、行動・心理症状（BPSD）ととらえられている。

当院では、認知症サポートチーム（dementia support team：DST）が、病棟における認知症者の看護を支援している。チームに寄せられる相談事例の中でも、「落ち着きがない」は常に上位にあり、BPSDの中でも、より対応に苦慮する症状であることが示唆される。落ち着きがない行動の目的や要因がはっきりしないことが、対応をより困難にしていると考えられる。

アセスメントのポイント

まず、基本的な事項として**表1**に示すような落ち着きのなさの背景となる因子に配慮し、観察する。次に、落ち着きがない行動の要因となりうる状態をアセスメントする（**表2**）。「落ち

着きがない」という状態の背景に潜んでいる要因を具体的にとらえることが対応策を導き出すうえでの重要なポイントとなる。

表1 観察のポイント

身体症状の影響	便秘・発熱・脱水や疼痛、その他、慢性疾患の急性増悪などの症状がないか
本人にとって落ち着く環境であるか	騒音・光・臭気などの不快な刺激がないか、なじんだものが身の周りにあるか
症状出現の時間	落ち着きがなくなる決まった時間帯などがないか
行動のきっかけや目的	前後の経緯より、きっかけとなる出来事がないか（本人の認識の中では何歳くらいであり、どのような役割を担っているのか）
睡眠・覚醒リズム	睡眠時間、中途覚醒の有無、熟睡感はあるか、日中の傾眠の有無

第IV部 | 認知症の症状アセスメントとケア

ケアのポイント

まずは**表1**に示した背景因子を取り除く必要がある。次に、**表2**に示した個々の要因に合わせたアプローチを考える必要がある。

1. せん妄

p.111 を参照のこと。

2. アカシジア

不随意運動として現れ、本人は非常につらいが、症状として見逃されることが多い。抗精神病薬の副作用により起こるため、疑わしい状態があれば主治医と相談し、内服調整を行うことが望ましい。

3. 夕暮れ症候群

夕方になると帰路につくというもともとの生活習慣に起因する行動であるため、「夕暮れ症候群」と呼ばれることが多い。臨床において多くみられる症状であるが、現在のところ明確な機序は不明である。

病院や施設においてスタッフの交替や夕食の準備のため人手が少なく、あわただしい雰囲気であることが要因ともいわれており、落ち着く雰囲気づくりが大切である。また、概日リズムの乱れが一因であるともいわれている。日中の活動と適度な休息、夜間の睡眠の確保は重要である。

生活歴を聴取し、本人の帰ろうとする目的に

表2 落ち着きがない要因とアセスメント

	定義	要因	アセスメントのポイント
せん妄	●急激に発症する ●軽度の意識混濁が認められる	●準備因子に誘発因子・直接因子が加わる	●数日の間に落ち着かない状態がみられるようになった ●問いかけに対する答えがはっきりとしない
アカシジア	●錐体外路症状の1つ ●大股で歩き回るなどの不随意運動として出現する	●抗精神病薬の副作用	●じっとしていられないという訴えがある ●訴える間も行動を止めることがない
夕暮れ症候群	●午後または夕方にBPSDが発現および増悪する	●施設スタッフの人数が最も少ない時間帯に生じることが多い	●夕方の時間帯に起こる ●時に焦燥を伴い、病前の役割遂行を目的としている
徘徊	●目的なしに歩く ●出口を探す	●見当識障害（誤ったナビゲーション能力） ●退屈、不安	●原因や目的によるパターンがある

89

表3 徘徊のパターン

誤認	● 見当識障害が激しくなって、不意に今いる場所がわからなくなる ● 帰り道を探したり、出口を探しているうちに迷子になる
願望（焦燥）	● 定年になっているのに朝仕事に出かけようとする、主婦だった人が夕方買い物に出かけようとするなどの目的があり、外出する ● 今すぐ行かなくてはならないという強い思い込みや焦燥感を伴う
無目的常同	● 特に目的があるようには見えず、ただ漫然と徘徊をする
意識変容	● 軽い意識障害が日中でも起きて歩き回る ● はっきり目覚めていない状態で歩き回る ● 幻覚や妄想を伴うことが多い

沿った声かけが奏効することもある。

4. 徘徊

徘徊は、広辞苑によると、「目的なく歩きまわる」とされているが、実際にはそれぞれの要因があるため、要因に沿った対応が必要である。表3に、徘徊のパターンについて示す。

また、落ち着きがないように見えても本人が困っていなければ、転倒などの事故に留意し、疲労感に配慮したうえである程度自由に行動すればよい、という考え方も大切である。

要因を把握するために日々の状態を観察し、記録に残して共有することも重要なケアの手がかりとなる。

事例 入院中、昼夜問わず落ち着きがない

Aさん（90歳代、女性）　アルツハイマー型認知症
心不全の急性増悪のため治療目的で入院したが、昼夜問わず落ち着きがない。

1）入院当初の様子

労作時の息切れが著明で、ベッド上安静の指示があったが、「寝ている場合じゃない」「〇〇ちゃん（孫）にごはんを食べさせないと」などと言って起き出すため安静制限を守れず、車椅子に乗車して過ごすことがほとんどであった。落ち着かなさは昼夜問わず、夜間も断眠で、時に日中の傾眠を伴った。常に座位でいるため、下肢の浮腫が著明で疼痛を訴えることもあった。

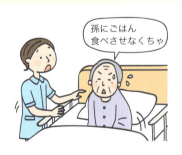

2）ケアの実際

日中は下肢を挙上して過ごす時間をつくり、浮腫の軽減を図った。また昼食後に30分程度

の午睡の時間を設け、休息をとれるようにした。

臥床時の胸部症状に配慮し、夜間もギャッジアップして過ごすようにした。

長年、孫の面倒を見ており、孫を心配していることが多かったため、孫に「私は大丈夫。おばあちゃんは体をしっかり治してください」という内容の手紙を書いてもらい、手紙を見せながら治療の必要性と孫の無事を伝える声かけを統一した。

以上の経過中、心不全に対して内服治療と水分制限・食事療法を併行して行った。

3）その後

短期記憶障害が著明で、下肢挙上の必要性や入院について忘れていることは多かったが、孫の手紙を見せながら伝えることで認識できることが増えた。

当初、午睡を促しても落ち着かない状況であったが、治療の効果もあり徐々に身体症状（労作時の息切れ、下肢の浮腫）が軽減すると、休息をとることができ、日中の傾眠が改善された。夕方と早朝の覚醒時には、食事の支度のために行動を起こすことが多いとわかり、夕方は「（本人と主人・孫の）3人分注文しました」と伝え、早朝は「3合のお米を準備してあるので安心してください」と声かけを統一することで安心することが多くなった。

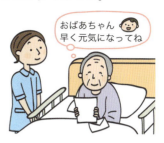

4）まとめ

短期記憶障害と見当識障害のために病院にいると認識できないことに加え、心不全による息切れや下肢の浮腫による疼痛などの不快な症状が誘因となって混乱が起こった事例である。

ベッド上で安静を保つことが困難である場合、患者が本当に安静を保てる姿勢について医師に相談し、指示をもらうことも重要である。事例では安楽な姿勢の工夫や治療の効果により、休息をとれる時間が確保できるようになった。認知症者が必要な治療や療養上の世話を受けることができる環境づくりも大切なケアである。事例にある孫からの手紙や生活歴に沿った声かけなど、伝わりやすい方法を工夫して治療に専念できるようなかかわりが大切である。

4 行動・心理症状のアセスメントとケア

③ 疑い深く妄想がある

矢口久美

妄想とは

「妄想」とは、広辞苑によると「根拠のない主観的な想像や信念であり、事実の経験や論理によっては容易に訂正されることがない」ものである。すなわち、根拠がないにもかかわらず、説明や説得によって覆すことができないことが特徴であり、認知症におけるBPSDの中でも62%と多い頻度で出現する[1]。

内容は「誰かが物を盗む」と言う、いわゆるもの盗られ妄想が最も多い。次いで「見捨てられる」、その他「ここは自分の家ではない」「配偶者あるいは介護者を偽物だ」「配偶者が性的な不実等をはたらいている」などがある。いずれも、対象は家族や介護者など身近な人物であることが一般的である。

アセスメントのポイント

代表的な妄想である、物盗られ妄想の背景となる因子を**表1**に示す。

身体的因子では、周囲の人が話している内容が聞き取れず、「自分のことを悪く言っているに違いない」という誤解が妄想に発展する可能

性がある。

心理・環境因子では、特に入院・入所に際して持ち物の制限があり、実際に財布などの貴重品を取り上げられたような状況があることに配慮が必要である。

表1 物盗られ妄想の背景となる因子

身体的因子	●視力・聴力などの五感の低下 ●せん妄
心理・環境因子	●「盗まれた」と誤解しやすい環境（物を見つけ出しにくい部屋など） ●疎外感など抱きやすい心理・環境
精神科的因子	●統合失調症や気分障害を併発している ●認知機能が低下しつつある
薬剤性因子	●妄想を誘発する可能性のある薬剤の影響（アルコール、非合法薬剤など）

服部英幸編，精神症状・行動異常（BPSD）を示す認知症患者の初期対応の指針作成研究班著：介護施設、一般病院での認知症対応に明日から役立つBPSD初期対応ガイドライン．ライフ・サイエンス，東京，2012：35. より引用

第IV部｜認知症の症状アセスメントとケア

精神科的因子では、認知機能の低下によりこれまでできていたことが少しずつうまくいかなくなると、自分を守ろうとして取り繕うために妄想で補うことがある。

その他の妄想と要因について、**表2**に示した。「見捨てられる」「嫉妬妄想」では、必要な助けを得られないのではないか、などの漠然とした不安感や、一緒にいてほしいと依存する気持ちが背景にあると考えられる。自立したいが助けが必要であるという背反した状況に対し、葛藤する気持ちが攻撃的な発言となってあらわれ

ることもある。

「ここは自分の家ではない」と考える背景には、視空間認知障害により、実際に自宅であっても異なる様子に見えている場合がある。また、居場所がないと感じて落ち着かない雰囲気が要因となることもある。

「配偶者あるいは介護者を偽物だ」と言う場合には、人物誤認（カプグラ現象）という、身近な人が瓜二つの他人に入れ替わったと思い込む妄想が要因となっている可能性がある。

ケアのポイント

妄想は前述したとおり、「根拠がないにもかかわらず、説明や説得によって覆すことが困難」であることを認識しておくことが重要である。根拠のない内容を正そうとして事実を説明・提示しても、本人は確固たる思いをもって訴えているため、訂正が困難であるだけでなく、余計に不信感や怒りを助長する結果ともなりうる。

1. 視力や聴力の把握

見やすい表示の工夫や、会話の際にきちんと伝わる方法（どちらの耳が聞こえやすいか、口の動きがわかるように正面でゆっくり話をする、など）をスタッフ間で共有する。

2. 疎外感への配慮

スタッフ間での業務上のやり取りは職員用のスペース（ナースステーションや記録室など）で行う。やむを得ず認知症者の近くで話をする際には一言声をかけ、気にかけていることを伝える。

認知症者どうしで会話がうまくかみ合わない場合は、スタッフが間に入って取りもつ、相性のよい人と同席にするなどの配慮を行い、交流を促進する。

3. 物理的環境の調整

可能な範囲でなじみのものの持ち込みを許可する。管理上、金銭は持ち帰ってもらうことになっている場合が多いが、少額の小銭を入れた

表2 その他の妄想と要因

妄想の内容	要因
見捨てられる・嫉妬妄想	不安感、依存する気持ち
ここは自分の家ではない	視空間認知障害、落ち着かなさ
配偶者あるいは介護者を偽物だと言う	人物誤認（カプグラ現象）

財布を持っていることにより安心する場合もあるので、家族や管理者との相談のうえ、折衷案をとることも必要である。

手元になくて困っているものがある場合は代替案（貸与できる準備があることなど）を伝える。

4. 認知機能の再評価

MMSE（p.305参照）の失点の少ない項目を活用した介入の工夫（書字による指示が伝わるなら文字で手がかりを掲示するなど）や、日常生活の中の一連の動きを細分化し、できる部分とできない部分を見きわめ、できない部分をサポートする介入を行うとよい。

5. 薬剤調整

興奮が強い場合には、医師に相談することも必要である。妄想を誘発する可能性のある薬剤の影響が考えられる場合は、中断などについて医師や薬剤師などに相談する。

事例 金銭の管理ができず、物盗られ妄想が出現した

> Aさん（70歳代、女性）　アルツハイマー型認知症
> 家族や友人のサポートを受けつつ自宅で生活していたが、徐々に金銭の管理がうまくできなくなり、物盗られ妄想が出現した。家族に対する攻撃的な発言が増え、ときに手を上げることがあった。自宅での療養が困難となり、症状コントロールの目的で入院となった。

1）入院当初の状況

「財布がない」とスタッフに繰り返し言うことがあった。入院に際して貴重品は持ち帰ってもらっていると伝えると、「そういう規則を知らないから持っていたのよ」と確信をもって言う。不安げに歩き回ることが多く、病棟を出ようとするところを止めると「こんなところに閉じ込められて。私は何も悪いことをしていないのに」と、興奮し、大きな声を上げることもあった。

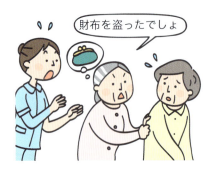

また、財布だけでなく衣服やメガネなど身の周りの品も紛失したと言い、特定の患者を犯人だと思い込み詰め寄る場面もあった。

2）ケアの実際

①なくしたことを認めて話を聴き、一緒に探す

財布の色・形、中身などを伺い、発見したらすぐに届けることを約束した。身の周りの品は本人とともに荷物を開け、必要なものがあるか、何がなくなっているか確認した。

②犯人だと思っている患者と接触しない環境調整

妄想の対象となっている患者が同室であったため、病室を移動した。また、パブリックスペースにおいて、両者が接触しないような配席をした。

②できる範囲での金銭管理と行動の許容

主治医の許可と家族の了承を得て、少額の金

銭を持ってもらった。希望時には看護師とともに売店に行き、菓子やパンなどを購入した。

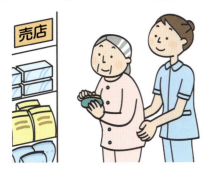

③特技を活かしたかかわり

得意な編み物にいつでも取り組めるように道具箱を用意した。

上記のケアと並行して少量の抗精神病薬の投与も行われた。

3）その後

妄想に変化はなかったが、話を聴くことで歩き回ることが減少した。買い物について、当初は売店に出かけた折に離院を試みるのではないかと懸念したが、買い物がすむと自分から病棟に向かう様子がみられた。また、特技の編み物をきっかけに他の患者との交流も深まり、世間話をして過ごす時間が増えた。

4）まとめ

特定の人物を犯人と思い込む様子から、近時記憶がある程度保たれていることがわかる。また、「規則を知らないから（財布を）持っていた」の発言にあるように、相手の話に合わせて巧みに取り繕う様子もあった。事例では、妄想の内容に沿って真摯に対応したことや、少額の買い物を許可され拘束感が軽減されたことが、落ち着きを取り戻す要因となった。また、得意な編み物に集中して取り組むことや活動を通じた他者との交流が、財布や身の周りの品への執着を軽減させた。

事例のようにわかりやすい趣味や特技をもっている人はあまり多くないうえに、認知症の進行に伴い以前のように活動できない場合もあり、気分転換となる活動の提供には難渋することが多い。さまざまなアクティビティを用意し好みを探ったり、集団全体を対象にするのでなく時には個人を対象とした活動を提供してみるなどの工夫が望まれる。

文献
1）日本神経学会監修,「認知症疾患治療ガイドライン」作成合同委員会編：認知症疾患治療ガイドライン 2010. 医学書院，東京，2010.
2）服部英幸編，精神症状・行動異常（BPSD）を示す認知症患者の初期対応の指針作成研究班著：介護施設、一般病院での認知症対応に明日から役立つBPSD初期対応ガイドライン．ライフ・サイエンス，東京，2012.

4 行動・心理症状のアセスメントとケア

④ 気分が落ち込んで無気力な状態

藤﨑あかり

気分が落ち込んで無気力な状態とは

意欲の指標を**表1**に示す。

「気分が落ち込んで無気力な状態」は「意欲 低下・アパシー」ともいわれる。アパシーとは、家族やまわりの人からの情報より、「趣味

表1 意欲の指標（Vitality Index）

項目	状態	点数
1. 起床 （Wake up）	いつも定時で起床している 起こさないと起床しないことがある 自分から起床しない	2 1 0
2. 意思疎通 （Communication）	自分から挨拶をする。話しかける 挨拶、呼びかけに対し返答や笑顔が見られる 反応がない	2 1 0
3. 食事 （Feeding）	自分で進んで食べようとする 促されて食べようとする 食事に関心がない、まったく食べようとしない	2 1 0
4. 排泄 （On and Off Toilet）	いつも自ら便意尿意を伝える、あるいは自分で排便、排尿を行う 時々尿意、便意を伝える 排泄にまったく関心がない	2 1 0
5. リハビリテーション、活動 （Rehabilitation, Activity）	自らリハビリテーションに向かう、活動を求める 促されてから向かう 拒否、無関心	2 1 0
合計得点		／10

1点でも減点があれば、意欲低下を認める。2点減点では顕著であると推測される。
※除外規定：意識障害、高度の臓器障害、急性疾患（肺炎などの発熱）

【判定上の注意点】
1) 薬剤の影響（睡眠薬）を除外、起座できない場合、開眼して覚醒すれば2点
2) 失語の合併症がある場合言語以外の表現でよい
3) 気質的消化器疾患を除外、麻痺で食事の介助が必要な場合、介助により摂食意欲があれば2点（介護者が口まで運んだ場合も積極的に食べようとすれば2点）
4) 失禁の有無は問わない、尿意不明の場合失禁後にいつも不快を訴えれば2点
5) リハビリテーションでなくとも散歩やレクリエーション、テレビでもよい。寝たきりの場合、受動的理学運動に対する反応で判定する

鳥羽研二：意欲の評価．鳥羽研二監修，長寿科学総合研究CGAガイドライン研究班著：高齢者総合的機能評価ガイドライン．厚生科学研究所，東京，2003：102.より一部改変して転載

第IV部 | 認知症の症状アセスメントとケア

表2 アパシーとうつ状態の差異

	アパシー	うつ状態
基盤にある病態	器質性、慢性脳障害、全身衰弱	機能性、心因、環境因
症状	興味の喪失、活動性の低下、活気のなさ、精神運動緩慢、易疲労感	
	発動性や自動性のなさ、無関心、社会性の減退	悲哀感、喜びの喪失、精神運動抑制、焦燥感
認知症との関連	認知症に伴う精神症状の1つである	合併することがあるが、典型的な症状を示さないことが多い
評価方法	やる気スコア、意欲の指標	GDS、CES−D
治療方法	脳賦活薬、非薬物的アプローチ	抗うつ薬、急性期は精神的安静

服部英幸：認知症に伴う精神症状・行動異常（BPSD）とその対応. 明日の臨床 2013：1（25）：3.より一部改変して転載

をしなくなった」「テレビも見なくなった」「引きこもるようになった」といった意欲の低下、自発性の低下、無気力など、意欲の障害全体を表す言葉として用いられることが多い[1]。

アパシーの病態は明らかになっていないが、脳の前頭葉におけるドパミンやアセチルコリンなどの神経伝達物質の調整障害が考えられており、画像研究では前帯状回、背外側前頭葉前野、内側前頭葉前野、基底核などの部位と関連しているとされる[2]。抑うつやうつ状態と混同されやすく、家族などの問診で自責感、悲哀、睡眠障害、感情不安定などがあった場合は抑うつやうつ状態が疑われる。自責や悲哀がなく、感情に乏しい状態で、理由はわからないが、「何もしなくなった」「何にも関心を示さなくなった」といった無欲・無関心がみられるときはアパシーと考えられる。両者の鑑別が難しい場合には、まずアパシーを疑い、身体疾患の安定を先に行い、脳賦活作用のある薬剤投与をしていくのがよいといわれている[3]（表2）。

アパシーの治療として薬物療法では、抗認知症薬、アマンタジンやL-DOPAなどのドパミン神経賦活薬および、抗うつ薬の投与が行われるが、確証は十分でない。また、非薬物療法では感覚刺激や作業療法的介入が有効であり、薬物療法と合わせて非薬物療法が行われており、認知症者に合った方法を模索していく。さらに家族の理解と教育を行うことで改善する可能性もあり、家族へのケアも重要となる[2]。

アパシーは、高頻度にみられるにもかかわらず、高齢現象と誤解されることや、併存する身体疾患の症状に隠れ、見落とされやすい。本人の生命やQOLにも影響していくため、早期発見し、介入することが必要である。

アセスメントとケアのポイント（図1）

　基本的な観察点は、①身体疾患や身体症状の有無、②身体機能、感覚障害の有無、③認知機能の障害などを確認する。簡単な確認方法としては、例えば、車いすに座っている状態からベッドへ移動するときやトイレに行くときなどの動きをみる。次の動作を言わないと移動できないのか、自分でベッドを確認し、移動できるのか。そのときの表情や、声をかけたときの反応なども含め、活動するために必要な準備や開始、継続、終わりまでを観察し、認知機能を確認する。

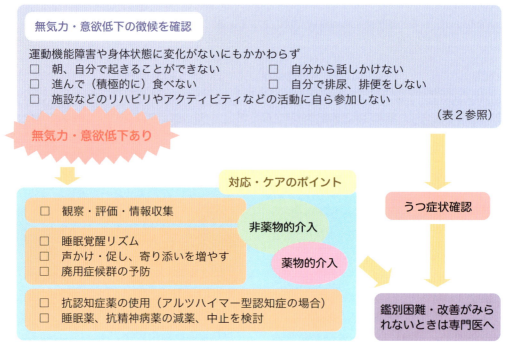

図1　無気力への対応フローチャート

池田学：意欲低下．服部英幸編集，精神症状・行動異常（BPSD）を示す認知症患者の初期対応の指針作成研究班著，介護施設，一般病院での認知症対応に明日から役立つBPSD初期対応ガイドライン．ライフ・サイエンス，東京，2012：142．より一部改変して転載

事例　ベッド上で過ごすことが多く、離床が進まない

Aさん（80歳代、男性）　アルツハイマー型認知症
腰椎圧迫骨折のため安静、経過観察で入院となった。

1）入院時の様子

　1週間ベッド上安静で、痛みはあったが安静は確保できた。コルセットを装着し、離床を促したが、腰痛の訴え強く、他者からの促しには拒否的で、離床が進まない。尿意があり、トイレに行くときには痛みを訴えることなく動くことができる。

　記憶障害と日時の見当識障害あり、自室にこ

もりがちでベッド上で過ごすことが増え、褥瘡ができた。リハビリテーションには意欲がなく、食事もベッド上でとっている。食事量の低下はない。意欲の指標は6／10点であった。

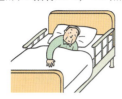

2）ケアの実際

① 夜間不眠がみられたため、精神科の医師と相談し、夜間不眠時に睡眠薬（アマンタジン）の服用を開始した。
② 家族は長男がいるが、仕事が忙しくほとんど面会に来られない。「車の運転やゴルフが好きだった」との情報があり、ゴルフの話や「DVD鑑賞」と称して、共有の場でゴルフのDVDなどを見るなどして、離床を促した。
③ 日中はベッド上で過ごすことが多かったため、生活リズムも乱れやすくなっていた。RO（リアリティーオリエンテーション）として1日のスケジュールを書いたものを本人のベッドサイドに掲示、口腔ケアと洗面を朝夕に必ず促し、洗面所まで動けなくても、自室内で必ず行ってもらうように促した。昼は食堂で食べるよう促した。易疲労感があったため休息をこまめにとり、昼食後はベッドに戻り、30分～1時間休息をとるようにした。必ず時間で起こすように、リハビリテーション時間をOT、PT両方入れ、午前と午後に分けるようにした。
④ 入浴を断られることがあるため、リハビリテーション後に誘導してもらうことにした。何度も誘導することを減らし、本人が断る頻度を少なくした。
⑤ できたことがわかるように、カレンダーに自分から何か新しくできた日には丸を書き込み、看護師ができたことを書き入れた。
⑥ 精神科医師に1週間ごとに状態を報告し、継続性や効果を検討した。

3）その後

非薬物的介入や薬物的効果も加わり、会話時の表情に笑顔が増えるようになった。さらに、痛みが軽減してくると活動性も出てくるようになり、徐々に日課が自分から行えるようになってきた。さらにできたことがわかるように、カレンダーに印をつけ、看護師が一緒にできたことを共感し、本人が実感できるようにしていくと、リハビリテーションへの意欲も出てきて、状態が改善された。

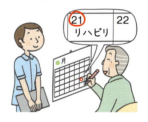

4）まとめ

今回のような介入を続けることでアパシーの悪化による廃用症候群を未然に防ぐことが可能になる。アパシーはすぐに効果が得られるわけではなく、少しずつ継続しているからこそ成果の得られる症状である。がんばろうとすると空回りしてしまうことがある。ケアする側も無理をせず、本人が参加できることを見つけ、同意を得て自分で少しずつ選択してできるようにする。そのために、互いの関係性を良好に保ち、家族など認知症者の周囲が理解することが重要となる。

文献
1）日本老年精神医学会監修：認知症の行動と心理症状 BPSD 第2版．アルタ出版，東京，2013．
2）下田健吾：精神医学のトピックス 認知症とアパシー．認知症の最新医療 2015；5：200-201．
3）武田雅俊：認知症知って安心！症状別対応ガイド．メディカルレビュー社，大阪，2012：94-101．
4）高梨早苗：BPSD発生時のアセスメントとケアの実践 アパシー．看護技術 2014；60：50-53．

4 行動・心理症状のアセスメントとケア

⑤ 攻撃性がある

藤﨑あかり

攻撃性とは

攻撃性*は攻撃的行為のことで、叩く、引っ掻く、蹴る、咬むなどの「暴力」と、罵る、怒鳴るなどの「暴言」に大きく分けられる*。「暴力」は男性に多く、「暴言」は抑うつ状態や苦痛の伴う身体的問題と関係する。脳機能の問題としては前頭葉・側頭葉の機能障害が攻撃性との関連を示唆されており、特に前頭側頭型認知症では高頻度に出現する[1]。

攻撃性は介護者やケア提供者にとって困難度が高い行動・心理症状（BPSD）であり、家族との同居や施設入所も困難となり、一般病院では退院を促される原因となる。

攻撃性の精神的因子に易怒性があるが（表1）、攻撃性に発展するまでの怒りの原因として以下の4つがある。

①認知機能障害（中核症状）を受け入れられない怒り（自己への叱責）
②被害妄想的な内容に基づく怒り
③身体接触を含んだケアに対する怒り
④周囲からの不用意な対応に対する怒り
このうち④が原因として多く、早期に気づ

表1 攻撃性の背景となる因子

身体的因子	● 疼痛などの身体的問題 ● 扁桃核の機能亢進 ● 前頭葉・側頭葉の機能障害
精神的因子	● 抑うつ状態 ● 各種妄想 ● 易怒性 ● 焦燥・人物誤認
環境的因子	● コミュニケーション不足 ● 信頼関係が気づかれていない状態

服部英幸編，精神症状・行動異常（BPSD）を示す認知症患者の初期対応の指針作成研究班著：介護施設、一般病院での認知症対応に明日から役立つBPSD初期対応ガイドライン．ライフ・サイエンス，東京，2012：49.より引用

き、対応を検討していくことで攻撃性に発展せず、対処可能な場合もある。

なお、攻撃性は他者だけでなく、自己に及ぶときには自傷行為や自殺企図に発展することがあるため、注意が必要である。

アセスメントとケアのポイント（図1）

攻撃性は介護者にとっては早く治めたい症状である。そのため、薬剤を第1選択としてしまいがちだが、認知症者にとってその選択が、時にその後のADLやQOLに影響を及ぼす。

介護者は一時的に認知症者の攻撃性を発見し、その場での様子とそのときの介護者の許容で認知症者の行動を攻撃性としてしまうことがある。じつはそれ以前にさまざまなことがあ

---

* 「暴言・暴力」などは、倫理的配慮に欠ける不適切な表現として考えられているため、ここでは攻撃性という言葉で表現する。

第Ⅳ部 | 認知症の症状アセスメントとケア

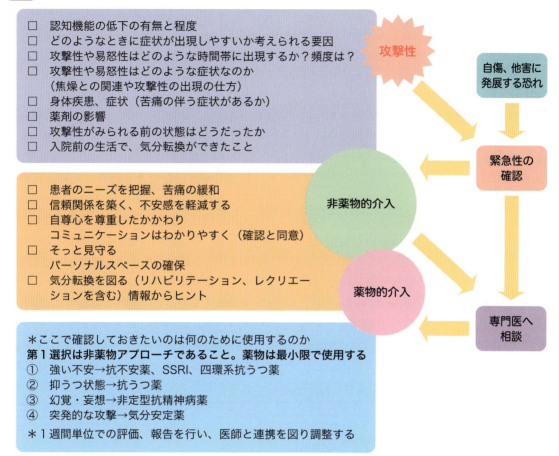

図1 攻撃性へのアプローチ

服部英幸編，精神症状・行動異常（BPSD）を示す認知症患者の初期対応の指針作成研究班著：介護施設，一般病院での認知症対応に明日から役立つBPSD初期対応ガイドライン．ライフ・サイエンス，東京，2012：123，128．より一部改変して転載

り、いくつかのきっかけが攻撃性に発展していて、介護者の行動を改めると、軽減できることがよくある。

そのため、すぐに薬剤を使用するのではなく、なぜ攻撃性が出現したのか、緊急性があるのかを考え、ADLやQOLへの影響を少しでも軽減するためのケア方法を見つけ、薬剤使用を少量にできるアセスメントが必要である。

事例 突然の攻撃性がみられる

レビー小体型認知症の疑いがあるAさん（80歳代、女性）　脳梗塞、パーキンソン病、糖尿病
介護者である長女が入院し、一時的に施設利用となった。その後食事量が低下し、脱水、低血糖状態のため入院となった。

1）入院時の様子

入院時より、訪室した看護師に対し、「お前の顔なんか見たくない。お前なんか嫌いだ。触るな。馬鹿！」と近づくとひっかく、叩くなどの行動がみられた。

日々の治療は行うことができ、状態も安定してきたが、リハビリテーションのときも「痛い、触るな」とリハビリを拒み、支障をきたすことがあった。また精神状態が不安定で、退院できずにいた。

Aさんの言動はその日、その時で変わるため、いつどこで怒りだすか検討がつかず、病棟の看護師はどうかかわればいいのか悩んでいた。

Aさんの攻撃性は、脳梗塞（認知機能の低下、身体機能の低下により活動性の制限からくるストレスなど）、パーキンソン病（身体・精神状態に日内変動がある。思うようにいかないイライラ感）、DLB疑い（妄想などに関連した攻撃性）、せん妄（混乱などが生じている）、性格的な要素（もともと怒りっぽい、攻撃性がみられた）、精神状態（不安が強い）、身体状態（痛みやかゆみ、便秘など）、入院による環境の変化など、さまざまな要因が考えられる。専門医師・看護師から、「攻撃性の要因は特定できないが、これらを理解し、かかわることが信頼関係の構築につながる」との助言があった。

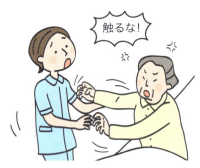

2）ケアの実際

①日々のカンファレンスで情報を共有し、統一した観察・ケアを行う。

②突然の攻撃性がみられるため、ケアをする際、可能なことは自力で実施してもらい、確認する。また、了解を得てから体に触れるようにする。

③本人が、自分が介助されていると思わないように、本人のタイミングで動けるよう、かけ声を決め、車椅子の移乗やトイレへの移動をしてもらう。本人のペースを守る（パーキンソン病の薬も拒否があったため、内服時間が安定せず、行動できる時間の把握が困難であった）。

④入浴、清拭の拒否があるときは、無理強いをしない。Aさんの自宅での入浴は2週間に1～2回との情報を得て、入院中も同じようにする。清拭は上半身のみ家族が手伝い、下半身は本人が行った。清拭を実施できない日が続くため、排泄時のトイレットペーパーをおしり拭きに変更した。

⑤故郷の民謡を歌ったり、写真などを見ると、比較的穏やかに過ごしていた。

⑥医師と相談のうえ、内服薬は可能なときに服用し、できなかったときは医師に報告する。

【攻撃性がみられたとき】

①少し距離（パーソナルスペース）をとる。
②無理に接触しようとせず、いったん距離をおく。
③ストレスとなりやすいため、一人で抱え込まず、チームでかかわる。

3）その後

これらのケアははじめから行っていたわけではなく、徐々に確立されたものである。Aさんは認知機能の低下は少なく、自己主張もできたため、ADLの介助を通して徐々に信頼関係を保てるようになった。はじめは話さなかったが、徐々に看護師とも話すようになり、ときどき「あんたも大変だね」と看護師をねぎらう言葉も聞かれるようになった。最後まで攻撃性が

なくなることはなかったが、1日の中で攻撃性が出る頻度が軽減した。

4) まとめ

Aさんは認知機能の低下が軽度で、意思疎通が可能であった。しかし、せん妄や入院によるストレス、内服拒否による状態の不安定さなど、さまざまな要因により攻撃性が出現していたと思われる。

対応していた看護師は、Aさんの攻撃性を意思表示の1つと理解するようになり、認知症者の攻撃性はなんらかのニーズがあって出現していると、あきらめずに根気よく1つ1つのケアを見直し、Aさんに合った個別的なケアプランを立てて、かかわったことが信頼関係につながった。

攻撃性はかかわる人にとってストレスとなる症状である。攻撃性によって看護師は疲労しやすく、それが悪循環となって認知症者へのケアが困難となってしまうことがある（表2）。

今回は専門医師と看護師が、担当看護師が悩んでいることを確認し、Aさんに対するケアを肯定した。担当看護師は第三者に大変さを理解してもらい、不安を感じながら行っていたケアを肯定してもらうことで、退院まであきらめずかかわることができ、また攻撃性が軽減したと実感することができた。

表2　病棟ストレス改善（疲労度チェック）

- □ 看護師どうし、朝、笑顔で挨拶ができる
- □ 体調の悪い同僚、看護師に気を配り、声をかけることができている
- □ 日ごろの認知症のケアで、看護師が主体的に、よいケアについて話し合われる機会がある
- □ 自分がどのような役割をもって病棟で働いているか説明できる
- □ 看護師どうし、前向きな言葉、ポジティブな言葉が多く聞かれる
- □ 医師とのコミュニケーションが良好
- □ 医師や管理者より、労いの言葉が聞かれる

＊著者が独自に作成。妥当性は明らかでないが、スタッフのケア・介護負担感があるとき、病棟の疲労感が増していると感じる場合が多い。そんなときは、上記が実行できているか見直すことをすすめたい。

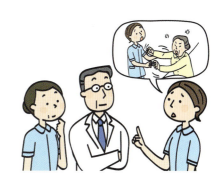

文献

1) 服部英幸編，精神症状・行動異常（BPSD）を示す認知症患者の初期対応の指針作成研究班著：介護施設、一般病院での認知症対応に明日から役立つBPSD初期対応ガイドライン，ライフ・サイエンス，東京，2012：47-50，60-62．
2) 国際老年精神医学会著，日本老年精神医学会監訳：認知症の行動と心理症状BPSD：behavioral and psychological symptoms of dementia 第2版．アルタ出版，東京，2013：45．
3) 日本認知症学会編：認知症テキストブック．中外医学社，東京，2008．

4 行動・心理症状のアセスメントとケア

⑥ ケアを拒否する

藤﨑あかり

ケア拒否とは

「ケア拒否」は「ケア抵抗・拒絶」ともいわれるが、一般的には「攻撃性」の一部とも考えられている。対応に大きな違いはなく、易怒性にも関連しているため、それらを含め表現する。

認知症では、外部から挑発的な刺激が加わった際に、聴覚や視覚の障害、被害的・妄想的に歪められた認知を経ることで、怒りの感情がわきやすくなる。前頭葉・側頭葉の機能低下に伴う抑制の欠如や脳内のセロトニン系の機能低下やノルアドレナリン系の機能亢進などが怒りの感情を賦活させる[1]。ほかにも、人物誤認、幻覚、焦燥などの精神症状に左右される症例もある（**表1**）。

認知症者の怒りの原因は「攻撃性」の項目（p.100 参照）で述べているが、ケア拒否にも適応される。

ケア拒否への対応について述べる前に、介助・ケア提供者が認知症者へ援助をするということが、認知症者にどのような影響をもたらすのかを考えなければならない。

例えば、熱が出て、仕事を休み、誰かのお世話にならなければならなくなったとき、援助する人や支援してくれる人に対して、「みんなに申し訳ない」という罪悪感や劣等感、仕事の心配、「できることができない」ことへのもどかしさ、あせり、「いつ治るのか」といった不安感や病気そのものの疲労感などを感じる。逆に依存的になり「やってもらいたい」「かかわってもらいたい」という人もいる。それもまた不安の現れである。認知症者も例外ではなく、病気による疲労感（認知症では、考えたり、気を使うなどの精神的な疲労）、不安やあせり、自責感などを抱えているために、ケア拒否が起こるということを念頭に置き、援助を行う。

当院には多職種で構成された認知症サポートチーム（dementia support team：DST）がある。各病棟に DST が出向き、病棟看護師の困った症例に対して、アセスメントを行い、対応方法なども一緒に検討する。DST の要請理由のなかで、ケア拒否として報告される症状の

表1 易怒性の背景となる因子

身体的因子	● 脳内の神経伝達物質の機能障害（セロトニン、ノルアドレナリン） ● 視覚・聴覚の障害 ● 抗認知症薬の副作用 ● 前頭葉・側頭葉の機能障害
精神的因子	● 被害的・妄想的な認知 ● 幻覚（幻視、幻聴、幻臭） ● 病前性格（協調性に欠ける性格、自己抑制的な性格、焦燥・人物誤認）
環境的因子	● 不快な刺激 ● 挑発的な刺激

服部英幸編，精神症状・行動異常（BPSD）を示す認知症患者の初期対応の指針作成研究班著：介護施設，一般病院での認知症対応に明日から役立つBPSD初期対応ガイドライン．ライフ・サイエンス，東京，2012：47.より引用

第Ⅳ部　認知症の症状アセスメントとケア

具体的な内容として「内服薬の拒否」「日常生活援助（おむつ交換、入浴拒否、更衣、洗面、移動など）の拒否」「処置（導尿）に対する拒否」「食事の拒否」などがある。

ここでは内服拒否、入浴拒否について述べる。

内服拒否への対応

事例 ①　「薬をごはんに混ぜて飲ませてもよいか」と家族から相談

Aさん（80歳代、男性）　アルツハイマー型認知症初期
家族から、「薬を飲まないので、ご飯に混ぜたほうがいいでしょうか」と相談があった。

1）ケアの実際

①「なぜ飲まなかったのか」原因を探る

もともと薬は自分で飲んでいたが、食後に飲ませようと家族が出すと忘れてしまい、残ってしまう。今回、確実に飲ませようと思い、家族が促して口に入れようとしたら吐き出され、その後促すと、「そんなものは飲まん」と拒否された。急に家族が管理し始め、本人も警戒したと判断し、これまでの薬の飲み方で、家族が声をかけ、見守ることで本人も飲めるのではないか、と提案。

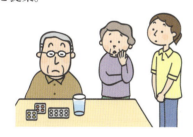

②本人がこれまで薬をどのように取り扱っていたか確認

これまであまり薬を飲んでいなかったが、今まで飲んでいた薬は自分で管理していた。

今回出ている薬は錠剤で1錠。PTP包装された状態の薬剤で、家族は確実に内服してもらうため、包装から出し、口に入れた。今まで、薬を飲むときは自分で1錠ずつ薬を掌に載せて飲んでいた。

③認知機能の低下、認知症症状を確認し、内服方法を検討

MMSEは20点で、「同じことを何度も聞く」といった症状がある。1回ずつ配薬、薬を飲む分だけPTP包装のまま渡してみて、包装のまま飲みそうなら薬包から取り出して掌に薬を載せて内服してもらう。内服手順がすすまないようなら「○○先生（かかりつけ医）が出してくれた薬ですよ」と手において渡してみることを提案した。

2）まとめ

結果、手に載せると、そのまま口の中に入れ内服できた。ご飯に混ぜると、ご飯をまずいと感じてしまったら食事さえもとれなくなってしまうため、できるだけ避けたほうがよい。また、最小限の支援で本人ができる能力を奪わない方法が望ましい。最後の手段として味の濃いもの（味噌汁、あんこなど）に混ぜることがあるが、薬によって苦みが強いもの、相性や禁忌などもあるため、薬剤師や医師に相談や確認する必要がある。

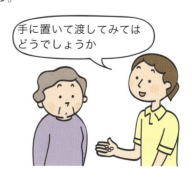

事例❷ 看護師が何度説明しても薬を飲まない

Bさん（80歳代、男性）　血管性認知症
攻撃的な言動があり、興奮がみられる。錠剤ではなく液剤が処方されたが、なかなか飲めず、興奮状態が安定しないとの報告があった。

1）ケアの実際

①薬剤の整理

　高齢者の場合、各科、クリニックなどに受診していることがあり、薬が一括管理されず、中止もできないまま漫然と同じ薬を飲んでいることがある。また、いつからどのように始めたかがわからなくなってしまい、そのまま薬が足されていくことで身体状態に異常をきたしかねない。薬剤整理をどこかで行う必要がある。

②「飲まないといけない」が悪循環を招く

　看護師は、薬を投与しなければならないと考え、必死で飲ませようとあの手この手で促す。「説明しても飲んでもらえない」と病棟看護師も困惑していた。拒否や興奮状態のときに、受け入れてもらおうと思い一生懸命接するが、かえって混乱を招き、興奮状態を悪化させてしまうこともある。本人に話を聞く体制を整えてもらわなければならないため、「1回促しでダメなら、すぐあきらめましょう」と伝える。飲めないときに飲ませようと思っても通常倍以上の労力がかかり、負担になる。医師に相談・報告をし、状況を理解してもらった。

③内服方法の徹底と評価

　何度も薬を勧めず、時間をおく、人を変えることを徹底して進めていった。

　病棟看護師は、この方法を1週間試みて、なんとなく飲める時間帯を把握し、徹底した方法で薬を勧めると、少しずつだが、薬が飲めるようになった。

④患者に合った薬剤の形状を確認

　薬剤師に検討してもらい、患者に合った剤型を確認した。剤型には錠剤・カプセル・粉薬・液状などがあり、錠剤においてはチュアブル錠、OD錠、徐放錠、糖衣錠、腸溶剤、舌下錠などの種類がある。貼付剤も最近では増えてきている。

2）まとめ

　内服を拒否するときは、飲ませ方を工夫するだけでなく、本人に合った方法を検証し、評価する。毎日同じことを同じ時間に繰り返して行うことで効果がわかりやすくなる。

　さらに、薬の整理をし、最低限の量で内服できるように薬剤師や医師と相談することも必要なことである。今回は薬剤のことであるため、薬剤師に相談したが、他職種と連携を図り、専門的な知識と経験からアドバイスをもらうことで、効果的なケアに結びつくことがある。

入浴拒否への対応

事例 ③ 看護師が誘っても入浴を拒否する

> Cさん（80歳代、女性）　レビー小体型認知症
> 「家で入るから入らなくていい」と毎度入浴を断り、「さらに勧めると怒られる」と看護師より報告があった。

1) 当初の様子

病院での入浴はいつも日中に、順番に行われる。Cさんは白内障で、ほとんど目が見えない状態である。人に触れられるのを嫌い、まして介助されることを嫌がる。また、寒がりで、風呂は自宅でもほとんど入れず、デイサービスで月1回入れたらいいほうだという。

家で入浴するときは、Cさんがお風呂に入ったころを見計らって家族が背中を流したりしていた。家族は「お風呂に入るタイミングがわからない」と困っていた。

2) ケアの実際

レビー小体型認知症であり、調子のよい時間帯や、妄想などが出現していないかなど症状を確認し、無理して誘うことをやめた。Cさん一人で入浴することはできないため、プライバシーに配慮しつつ、付き添う人数を最小限の1〜2名とした。

看護師も次に入る人がいると焦るため、本人のペースを乱さぬよう、午前中の最後と午後の最後の2回、入浴を促した。最後に促しても拒否する場合は、足浴のみとし、トイレに行ったときに陰部のみ清拭させてもらう。それ以外は衣服が汚れたときにさっと行うこととした。

風呂場は温めておき、誘うタイミングを部屋からでてきたとき、リハビリ終了後、食事前など、いろいろな時間帯で行ってみた。誘い方や入浴に誘う看護師は同じにし、入浴後好きなことをしようと言って誘ったり家族や来客が来るからと促してみたりしたが、効果的ではなかった。家族に促してもらい、家族と入ることも試したが、家族への負担もあり、毎度依頼することはできなかった。

3) まとめ

週に3回と決められた入浴日に必ず入らなければならないというわけではなく、入りたいと思える環境を整え、あせらずに誘って入れるときに入る、とカンファレンスで決めた。そして、徐々に看護師が誘うと1〜2週間に1度入ることができるようになった。

*

すべて「同じケア」はなく、認知症者1人1人のケアの方法を見つけて援助していく。失敗も成功も経験であり、今後自分の豊かな知識と技術になる。大変なケアほど思い入れは深く、得るものも大きい。それはその人に真剣に向き合い、検討したからこそといえるだろう。

文献
1）服部英幸編，精神症状・行動異常（BPSD）を示す認知症患者の初期対応の指針作成研究班著：介護施設、一般病院での認知症対応に明日から役立つBPSD初期対応ガイドライン．ライフ・サイエンス，東京，2012：93-95.
2）武田雅俊監修，数井裕光，杉山博通，板東潮子著：認知症知って安心！症状別対応ガイド．メディカルレビュー社，大阪，2012：134-141.

5 うつ状態のアセスメントとケア

繁田雅弘

うつ状態が疑われたら

うつ状態やうつ病の存在が疑われたからといって、ただちに評価尺度を用いることは適切ではない。評価尺度の使用によって、症候を多面的に観察できるが、症候相互の因果関係や、本人にとっての症候の重大さ深刻さを見失う危険がある。結果として本人のニーズもわからなくなる。全人的医療を提供するために本人の文脈で訴えを聴くことが必須である。病態が把握できた時点で評価尺度などを用いればよい（**表1**）。

うつ状態をアセスメントするためのキーワード

表2にアセスメントの大項目を挙げた。これは症候を系統的に聴くためでなく、話が途切れたときに再開するためのキーワードと考えていただきたい。

1. 気分

落ち込んでいるか否かではなく、どのような気分なのか尋ねる。意欲が低下しているからといって、気分が落ち込んでいるとは限らない。必ず変動があるので、よいときと悪いときを聴く。

うつ状態における最も重要な症候は悲哀感である。"悲しい""哀しい""寂しい""虚しい"といった気持ちが確認できれば、抑うつ気分があるといえる。ただ高齢者の場合は、抑うつ気分ないし悲哀感を認識できないことがある。失

表1 認知症疾患に伴ううつ状態に用いられる評価尺度

1. 精神症状を全般的に評価するもの	●NPI：Neuropsychiatric Inventory ●DBD：Dementia Behavior Disturbance Scale（認知症行動障害尺度） ●BEHAVE-AD：Behavioral Pathologic Rating Scale for Alzheimer's disease（アルツハイマー型認知症行動尺度）
2. うつ状態を評価するもの	●GDS：Geriatric Depression Scale（老年期うつ病スケール） ●HAM-D, HDRS：Hamilton Depression Rating Scale（ハミルトンうつ病評価尺度） ●SDS：Self-rating Depression Scale（うつ病自己評価尺度） ●SQR-D: Self-Rating Questionnaire for Depression など

第Ⅳ部 認知症の症状アセスメントとケア

表2	うつ状態のアセスメントにおけるキーワード

1．気分	●悲しさ、哀しさ、虚しさ、寂しさ ●焦燥（イライラ）、不安（そわそわ）
2．思考	●集中力、判断力 ●罪悪感、自責感 ●希死念慮
3．意欲・自発性	●興味や関心の変化 ●責任感、義務感
4．身体症状	●睡眠、食欲、体重、疲労感の変化

感情のように、感情面の訴えを欠き、頭重感や倦怠感といった身体的訴えが続くこともある。ていねいに聴取し、身体的訴えの背景にある精神症状の把握に努めることが必要である。

また、認知症の健忘や遂行機能障害（実行機能障害）によって「自分はダメな人間だ」と思っていれば、当然ながら気分は沈みがちになる。そうした了解可能な部分と、了解を越えた悲哀感や抑うつ気分を区別しながら聴いていく。

2. 思考

考え事をすることはあるか、あればどのようなことを考えるか、その際の頭の回転はどうか、考えが進まないように感じるか、決め事に困ることはないか（判断力）、家族などの話についていけるか（理解力）、悪いほうへと考えてばかりいないか（悲観的）、自分が周囲に迷惑をかけていると感じていないか（罪悪感）など、頭に浮かぶ想いや考えの進み方を聴いていく。

自責感や罪悪感は、本人の訴えからではなく、本人が話す最近の出来事などからこちらが判断するものである。死にたい気持ちがあるか否かも聴く。その気持ちがあれば、どういうと

きにその気持ちは強くなるか、まだ死なないのはなぜかなどを聴いていく。

3. 意欲・自発性

以前からの日課にはどのようなものがあるか、それは現在でも続けているか、やめている場合は、その理由を聴いていく。

認知症発症後は、デイケアやデイサービスを勧めても参加しないケースが多い。これは意欲低下ではなく、どういったサービスかを想像できずに躊躇したり、"施しを受ける"ようで抵抗を感じていることもある。安易に意欲低下や自発性低下と早合点しないよう注意が必要である。従来行ってきた活動をしなくなり、やめる理由が状況や環境に見当たらない場合などには、意欲低下と考える。

4. 身体症状

身体症状は、自律神経と関連する訴えが多いが、あまり同情的に聴くとその症候は深刻であるとのメッセージを本人に発信することになり、こだわりを強めてしまうため注意が必要である。軽んじてはいけないが、深刻過ぎてもいけない。

睡眠に関しては、床に入る時間、眠っている

（と思われる）時間、途中覚醒、目が覚めてそれ以上寝ない時間、朝起きたときの睡眠の満足感、床から出る時間などを聴き、必要以上に眠ろうと無理をしていないか、不眠に過敏になっ

ていないかをチェックする。

食欲に関しては、摂食量の増減だけでなく、最近の嗜好の変化について、加齢による変化をふまえながら聴いていく。

病態の理解

本人の訴える症状や生活の変化が、うつ状態によるものか否か、検討しながら聴いていく。身体の不定愁訴や、日課をしなくなったことを、安易にうつ状態の症状とみなさないことが病態の的確な理解になる。

年齢とともに変化してきた可能性があれば、それはうつ状態の症状ではなく、老化に伴うも

のと理解できる。そして、元来の性格にそうした傾向が少なからずあったか否かも注意する。生活環境や状況から、やむを得ずそのようなライフスタイルをしいられている可能性も考えなければならない。そうした場合はうつ状態やうつ病の症状ではない。

6 せん妄のアセスメントとケア

長谷川真澄

せん妄のアセスメント

1. 症状のアセスメント

せん妄は急性に発症し、1日の中で症状が変動する特徴がある。しかし、認知症者の平常の様子を知らない医療従事者は、せん妄と気づかずに認知症の症状と思い込むことがある。認知症とせん妄の症状を区別するために、その人の普段の状態について、家族や施設職員などから把握する。いつもと違う様子がみられる場合は、せん妄を疑う必要がある。

せん妄症状の変化は、せん妄のアセスメントツール（p.312参照）を活用して評価し、スタッフで共有する。ツールの得点変化から、何をきっかけに症状が悪化したり、よくなったかをアセスメントする。

2. 発症因子のアセスメント

認知症により脳機能が脆弱な状態にある認知症者は、せん妄の直接原因となる身体因子、せん妄を誘発する日常生活因子や心理的因子の影響を受け、急性脳機能不全となりせん妄を発症する（図1）。認知症者がどのようなせん妄の発症因子を保有しているのかをアセスメントし、発症因子に応じたケアを実施する。

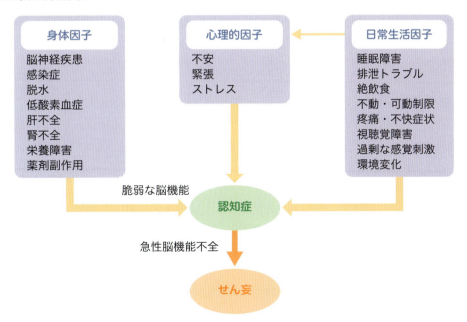

図1 せん妄の発症因子

せん妄の予防ケア

　認知症者はせん妄のハイリスク患者であり、入院時から予防ケアを実施し、せん妄の早期発見と重症化や遷延化の予防に努める。

　せん妄の身体因子を除去・軽減するよう医師と連携して全身状態を整える。処方薬にせん妄リスクのあるものがないか薬剤師に確認してもらい、他の薬剤に変更したり、減量・中止できないか医師に相談する。

　また入院時は、普段の食事、排泄、睡眠など

の時間や援助方法を家族や施設職員に確認し、できるだけ入院前の生活リズムを維持できるよう支援する。認知症者は入院などの環境変化への適応力が乏しく、複合的な環境刺激にもストレスを受けやすい。認知症者の世界（p.50 参照）を理解し、個々の認知症者に合わせたコミュニケーション（p.126 参照）をとり、不安を軽減するようにかかわる。

事例　せん妄の身体因子をもつ認知症者が手術のため緊急入院

Aさん（80歳代、女性）　血管性認知症
介護老人保健施設に入所していたが、転倒し左大腿骨骨折のため手術目的で緊急入院となった。既往に糖尿病、脳梗塞がある。認知症は記憶障害、見当識障害があり、ときどき妄想がある。自立心が強く何でも自分でやりたい性格と施設職員から申し送りがあった。

1）術前の様子

　入院時の J-NCS は 25 点で「混乱・錯乱していない」が、その危険性が高い状態であった。手術に対する不安が聞かれ、体動時の疼痛もみられた。糖尿病は血糖降下薬を服用しているが、空腹時血糖 144mg/dL と高い。Hb8.3g/dL と貧血もみられ術前に輸血が行われた。入院翌日に骨接合術を施行した。

2）せん妄のアセスメント

　Aさんのせん妄の身体因子には貧血と高血糖があり、日常生活因子として疼痛、可動制限、環境変化、心理的因子として手術に対する不安、自立心の高い性格から骨折によりセルフケアができないこともストレスにつながると考えられた。術後は出血、感染、肺塞栓などの合併症もせん妄の身体因子になり得る。

3）ケアの実際

①身体因子の把握と管理

　術中出血は少量で、術後 Hb 値は入院時より改善したが、貧血や低酸素血症などの症状がないか観察した。また、血糖降下薬の投与を継続し、食事摂取量を把握するとともに低血糖・高血糖症状に注意し観察した。創部などの感染徴候を観察した。

②疼痛コントロール

　PAIND による疼痛評価を行い、移乗・移動、リハビリテーションなど疼痛を伴う活動の前に鎮痛薬を使用した。

③リアリティオリエンテーション・環境調整

　ナースステーション近くの窓側のベッドにし、日中はカーテンを開け、生体リズムを整えるようにした。また、こまめに訪室して日時や場所、現在の状況をそのつど一緒に確認し、現実の見当識を強化するリアリティオリエンテー

ションを行った。施設でAさんが作成した手工芸作品や孫の写真を家族にもってきてもらい、日常会話の糸口として活用した。

④ストレス軽減

整容、食事などAさんが自分でできることは、時間がかかっても自力で行えるよう見守った。気分転換と生活リズムを整えるために、午後遅めの時間に足浴を実施した。

せん妄発症時のケア

1. 発症因子への介入

認知症者は体調が悪くても自身の状態を的確に伝えるのが難しい。せん妄症状の出現が、身体疾患の発症や、慢性疾患の増悪の徴候である場合もある。せん妄症状がみられたときは、身体状態に異常がないかを確認することが重要になる。せん妄発症の直接原因である身体因子を確認できた場合は、適切な治療やケアが受けられるよう援助する。

入院中や手術後は、安静、絶飲食、カテーテル類の挿入などにより、認知症者にとって理解し難い苦痛な環境下におかれることで、せん妄を誘発する。認知症者のストレスになる医療処置や指示は、その効果とせん妄リスクとの兼ね合いを医師と検討しながら実施する。また、認知症者は痛みを的確に表現できないため、PAINAD（p.318参照）などを用いて痛みを客観的に評価し、積極的に疼痛コントロールを行う。

4）術後経過

術後1日目のJ-NCSは21点で軽度または発生初期の混乱・錯乱状態と評価されたが、Aさんは傾眠しがちで自発的活動がみられず、低活動型せん妄が疑われた。合併症もみられず創部の経過は順調で、術後2日目からリハビリテーション開始となり、術後4日目にはJ-NCS27点まで回復した。

2. 症状への対応

せん妄を発症すると落ち着きがなくなり、興奮、幻覚・妄想、不眠・昼夜逆転などの症状が現れる。せん妄発症因子への介入を行いながら、それぞれの症状に対して行動・心理症状（BPSD）への対応（p.85〜107参照）や生活リズムを整えるケア（p.119参照）などを参考にし、認知症者が安心できるようにかかわる。

せん妄症状により転倒・転落やカテーテル類の誤抜去などの危険性がある場合は、認知症者の行動を制限するのではなく、多少動いても安全な環境を整えることが重要である（図2）。急性期病院では転倒予防として身体拘束が行われがちであるが、身体拘束によりせん妄は悪化するため転倒リスクは一層高まり[1]、せん妄を遷延化させる[2]ことが報告されている。身体拘束の必要性をチームで検討し、早期離床、カテーテル類の早期抜去により身体拘束の実施を最小限にする。

図2 入院時における認知症者にとって安全・安楽な環境の調整の例

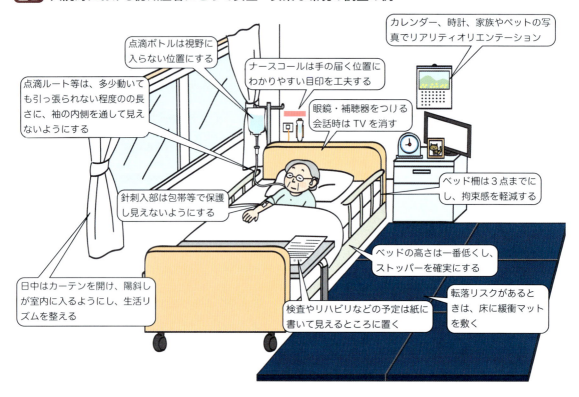

文献
1) Evans D, Wood J, Lambert L. Patient injury and physical restraint devices: a systematic review. *J Adv Nurs* 2003;41(3):274-282.
2) Inouye SK, Charpentier PA. Precipitating factors for delirium in hospitalized elderly persons. Predictive model and interrelationship with baseline vulnerability. *JAMA* 1996;275(11):852-857.

第 V 部

認知症者の日常生活の
アセスメントとケア

1 認知症者の生活とケアの視点

山田律子

豊かな生活を支えるための視点

　認知症者は、認知機能障害（中核症状）により徐々に自立した社会生活や日常生活を営むことが難しくなる。その生活の営みは、年齢や生活史などの「個人因子」や、認知症者が適応可能な環境が用意されているか否かといった「環境因子」によって影響を受ける。

　図1に、認知症者の豊かな生活に向けたケアの視点を示す。なお、生活を衣食住でとらえる視点もあるが、ここでは認知症者が影響を受けやすい「社会生活」「日常生活」「住生活」で考える。

　一般に「日常生活」は、食事や排泄などの日常生活動作（activities of daily living：ADL）と、家事や服薬管理などの手段的日常生活動作（instrumental activities of daily living：IADL）で評価されることが多い。しかし、ケ

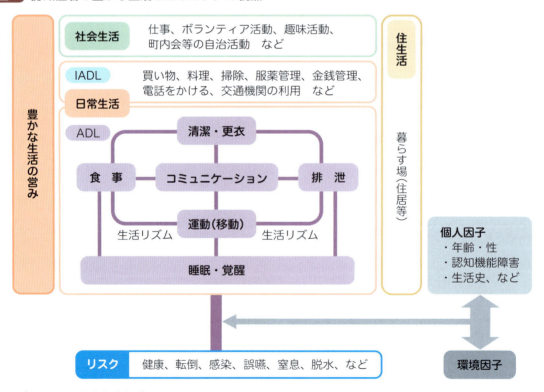

図1　認知症者の豊かな生活のためのケアの視点

ADL（activities of daily living）
IADL（instrumental activities of dailies living）

アにあたっては、さらに広い視点が必要である。例えば、食事は摂食動作だけではなく、食べる喜びやおいしさといった社会文化的な営みととらえる視点や、栄養状態や摂食・咀嚼・嚥下機能といった機能的な視点、さらには十分な覚醒のもとに排泄などの他の生活行為とも連動する生活全体の営みとしてとらえる視点など、豊かなケアの視点が求められる。

加えて、認知症によって危険性に対する判断力も低下するため、予測的なケアによって、認知症者の健康管理はもとより、生活に伴うリスクを予防する視点も不可欠である。

「継続している暮らし」への着眼

アルツハイマー型認知症者では、即時記憶や近似記憶の障害によって最近の出来事は忘れやすい。一方、レビー小体型認知症者や前頭側頭型認知症者では、認知症初期には記憶が比較的保たれている。このように、認知症の原因疾患や重症度によっても認知機能障害は異なるが、大切なのは、認知症者が自尊心を脅かされることなく、これまでの暮らしの中で主体的に行っていたことを継続できるように、認知機能障害をふまえて環境を整えることである。

例えば、認知症の診断があると、入院中の服薬管理は看護師が行うことが多い。しかし、認知症発症前の入院経験によって健康に留意し、服薬カレンダーを活用して継続的に自己管理してきた認知症者では、その継続性が途絶えることで不安が募り、「薬はどうしたのか」と何度も繰り返して尋ねることがある。そこで服薬の自己管理を継続するためには、環境の継続性にも配慮する必要がある（図2）。環境を整えずに「やはり服薬管理は困難」と決めつけて、認知症者のもてる力を奪わないようにしたい。

納谷[1]は、急性期病床で認知障害高齢者に観察された「転倒につながりうる行動」の背景には、生理的欲求や苦痛・不快などの意味があると報告している（図3）。なかでも「暮らしの継続性」が途切れたことでの精神的苦痛に基づく行動が最も多かった。例えば、ベッド柵から身を乗り出す行動は、スリッパを揃えようとする認知症者の几帳面な姿であった。認知症者の継続する暮らしに看護師が目を向け、スリッパを揃えることで転倒につながる行動はなくなった。このことからも、「暮らしの継続性」を考慮することが強く望まれる。

図2 暮らしの継続性への配慮—服薬環境を例に

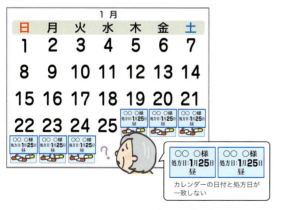 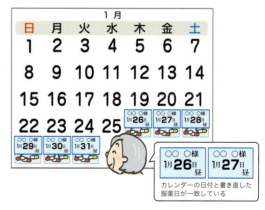

例えば、これまで分包紙に「服薬日」を記入して管理していた認知症者が、入院して「処方日」が記載された薬を渡されると、そのとたんに混乱して自己管理できなくなることがある。

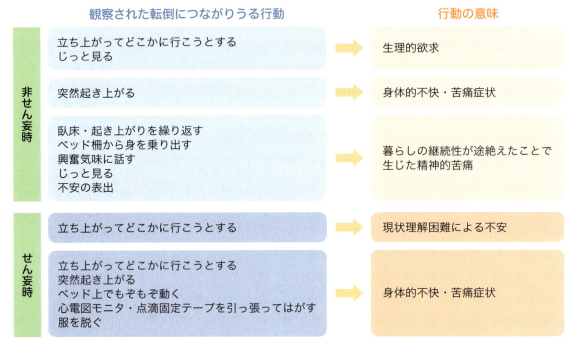

納谷知里：転倒ハイリスク状態にある認知障害高齢者の行動の特徴-急性期機能を担う一般病床での入院1週間に焦点を当てて．北海道医療大学大学院看護福祉学研究科修士論文．2016．より一部改変して転載

生活史への着眼

　認知症者の現在の暮らしに生活史を取り入れていくと、潤いや広がりをもたらす。人生の最終段階でほとんど食べず、言葉の表出がなくなったときでも、想い出深い食べ物や音楽が再び食べる喜びや発語につながることがある。また、その人がいきいきと暮らしていたときの写真を見ながら話題を広げたり、手続き記憶を活かした活動によって、かつての暮らしが蘇り、生活への興味・関心・意欲が高まることがある。

　未来に向けた本人の暮らしへの意向も確認しながら、生活史をヒントに、現在の暮らしをより豊かなものとするケアへとつなげたい。

文献
1）納谷知里：転倒ハイリスク状態にある認知障害高齢者の行動の特徴-急性期機能を担う一般病床での入院1週間に焦点を当てて．北海道医療大学大学院看護福祉学研究科修士論文．2016：20-27．

2 生活リズムの調整とケアの実際（環境的介入）

丸山　優

生活リズムとその障害

　生活リズムとは、生体リズムに基づき、睡眠・覚醒、活動・休息、食事、排泄など、生活の各要素が影響し合い、その場や状況に合わせて、一定の周期で短期的、長期的に繰り返している状況を指す[1]。

　生活リズムは、1日のなかで繰り返される生活活動とその間をつなぐ過ごし方からなる。生活活動と過ごし方は互いに影響し合っていて、食事や排泄、入浴などの各活動が確実に遂行されることでその間の生活の過ごし方が充実する。安定した生活を送る者は、生活リズムがおおよそ整っている（図1）。

　生活リズムは生活環境の変化や身体状態の変調など、さまざまな要因によって変化する。自律的に調整できなくなった状態が生活リズム障害である。生活リズム障害の原因には、加齢による生体リズムの変化、不眠、活動量の低下、うつ、不安、退屈があり、認知症の行動・心理症状（behavioral and psychological symptoms of dementia：BPSD）もその1つである。これらに影響する要因として、薬剤の作用、体調の変化、居住環境の変化、ストレス、かゆみや痛み、頻尿や下痢、便秘などの身体状態を含めた不快感などがある。生活リズム障害は単独の原因で生じるのではなく、多要因が影響し合って生活の各要素と生活の過ごし方のバランスが

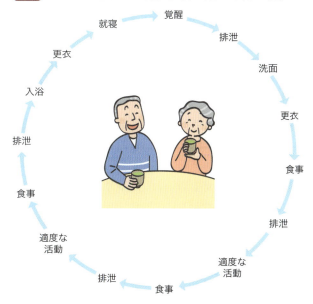

図1　リズムが整った生活（1日の過ごし方の例）

表1 生活リズム障害の性質

日中の低活動	夜間不眠	昼夜にわたる過活動
□ 自発的な動きがほとんどない □ 同じ姿勢でじっとしている □ 周囲とかかわらず、静かすぎる □ 昼は寝ていることが多い □ 昼の活動が少ない	□ 睡眠の中断が複数回観察される □ 継続した睡眠がとれない □ 夜間の睡眠時間が4時間以下である □ 夜間の活動が活発である	□ 拒否的な態度と行動がある □ 目的にかなった動作ができない □ その場に不適切な行動が目立つ □ 話す事柄が一貫しない □ 落ち着きがなく日常生活に支障がある □ 興奮状態が持続している □ 周囲への敵対行動や自傷行為がある
＊日中の活動において3項目以上のチェック	＊夜間の状況において2項目以上のチェック	＊昼夜を通して、4項目以上のチェック

酒井郁子，諏訪さゆり，飯田貴映子：高齢者が生活リズムを整えるためのケア．中島紀惠子，石垣和子監修，高齢者の生活機能再獲得のためのケアプロトコール 連携と協働のために，日本看護協会出版会，東京，2010：34．より一部抜粋して転載

崩れ、健康的な規則性が失われた状態である。

生活リズム障害には、①日中の低活動（p.152参照）、②夜間不眠、③昼夜にわたる過活動（p.153参照）がある（**表1**）。これら3種類の生活リズム障害は1人に重複する場合もある。起こっている症状が生活リズム障害によるものなのかを判断し、その原因と要因がどのように影響しあっているのか、アセスメントすることが必要である。

認知症者の生活リズム障害

認知症者は記憶障害や見当識障害などの認知機能障害（中核症状）によって、情報を適切に収集し、認識し、行動するというプロセスの遂行が難しくなるため、自ら生活日課を整える能力が衰えている。認知症者のBPSDは生活リズム障害の原因になる。不安な状態で動き回り、興奮する過活動の状態であれば、日常生活行動に取り組む時間がなくなる。一方、問題としてとらえにくいのが、意欲が低下した状態で何をすることもなく、うつらうつらと過ごす低活動の状態である。この状態では次の生活行動につながらないだけでなく、終日無為に過ごすことで活動と休息のバランスを崩すことにつながりやすい（図2、3）。

認知症者は環境変化への適応性が低下しているため、生活環境の変化によって混乱が生じやすく、入院や入所に伴って生活リズムが障害されやすい。過活動の状態はその症状の特徴ゆえ、ケア提供者に早期発見され、介入されるが、低活動の状態は見過ごされることも多く、重症化しやすいため注意が必要である。

第Ⅴ部 認知症者の日常生活のアセスメントとケア

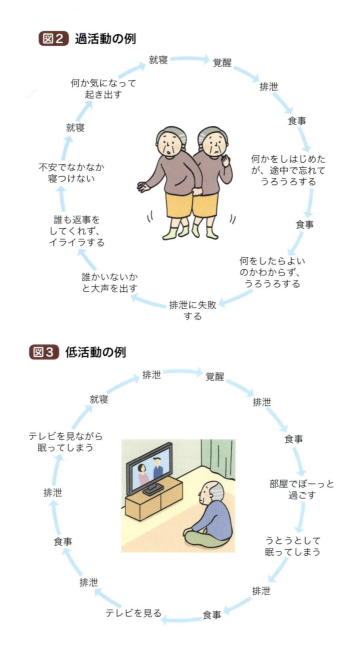

図2 過活動の例

図3 低活動の例

認知症者の生活リズムを整えるケア（環境的介入）

　生活リズムを整えるためには、各生活活動が円滑に遂行されることと調和のとれた過ごし方ができる環境を調整することが求められる。

1. 認知症者にとっての環境

　認知症者にとって環境の影響は大きく、ケア提供にあたっては認知症者にとって安全で快適な環境を調整することが必要である。

　認知症者を取り巻く環境は、物理的環境、社会的環境、運営的環境の3つの側面でとらえることができる（表2）。ケア提供者は認知症者にとって、社会的環境として重要な役割を果

121

表2 環境の3つの側面

1. 物理的環境	建物の構造・光（明るさ）・音・におい・温度・湿度　など
2. 社会的環境	医療従事者・家族・同居人（同室者）など
3. 運営的環境	法律・施設内での1日のスケジュール・ルール　など

たす。認知症者はさまざまな障害や症状により、日常生活における適応が困難な状態になっていくが、本人をめぐる生活環境そのものを意図的に計画的にさまざまな工夫をすることによって、その状態を改善できる可能性がある[2]。

2. 環境からの刺激の調整

人は、環境からの刺激を感覚器を通して受け、認識し、判断して、行動する。加齢に伴い視覚や聴覚の感覚機能が低下し、白内障などの疾患の影響を受け、刺激を受ける能力が低下している。それに加えて、認知症者の場合は感知した刺激を認知することが難しくなる。限られた情報収集能力で得た情報から機能が低下した脳で判断しているため、その時々に応じた適切な行動がとりにくくなっている。それが生活リズムを形づくる生活活動に影響する。認知症者が適切に刺激を受け取れるように、環境からの刺激を整え、適切な活動を促進することが必要である。

1) 認知機能を補う

低下した感覚機能を補うためにメガネや補聴器を利用する。また、時計やカレンダーなど時刻や日付を確認できるものを身近におくことだけでなく、季節や日付を意識した会話をすることでも、認知症者の見当識を補うことができる。また、新たな情報収集と判断をしなくてすむように、手順どおりに行動する日課を崩さないこと、物品の位置を固定する。

2) 環境からの刺激を調整する

人は光により、昼夜を判別する。光は1日の生活リズムを整えるうえで重要であり、日中に十分に光を受けることで夜間の睡眠につながる。しかし、病院や施設などで日中に光が差し込まない環境や、夜間でも居室の電気がついていること、排泄介助や体位変換などのケアのために電気がつけられることで光刺激が過剰となる場合がある。適切な照度があり、日中に光刺激が受けられるようにすること、夜間の光刺激の量を調整することが必要である。

また、心地よい音は気分を高揚させ楽しみにもなるが、普段聞きなれない音は不快に感じられることもある。施設内ではナースコールやモニター音、同室者の大声など、音刺激が過剰となる場合がある。認知症者は、周囲の情報を適切に把握することができず、自分に関係する音なのか聞き流すほうがよい音なのかを分別する機能が低下し、少しの音でも気になってしまい、混乱につながる。声かけなどの伝えるべき音は明瞭にし、不快な音を控える環境を整える。一方、静かすぎる環境は過ごす人に緊張をもたらすため、適度な生活音があるように整えることを意識することが重要である。

3) 適切な活動が促進される環境を整える

日中の生活リズムを整える活動を促進するには、本人にとって活動しやすい環境であること

が重要である。適切な活動を促進し、意欲がわくか、動きたいと思ったときに動けるか、活動しやすいしつらえか、活動を持続できるしくみがあるか、言葉による制止や監視など活動を妨げる刺激がないか、を確認することが必要である。物理的環境と人的環境を含めた検討であり、施設の理念やルール、しくみといった運営的環境が影響する。

　一方で不安感や焦燥感にかられ、動きが必要以上に活発になり、じっとしていられない環境は認知症者の生活リズムを整えるうえで不適切である。単に活動量を増すのではなく、心身が目覚めた状態で環境とかかわり、心地よい感情や満足が生まれることをめざす。

3. 生活活性化を促進する環境をつくるケア管理

　生活を活性化し、生活リズムを整える環境調整は、1人のスタッフでできることではなく、組織として取り組むことが求められる。高齢者の生活活性化を促進するためのケア管理ガイドラインを表3に示す。認知症者が生活を活性化しやすい環境かどうか点検をしながら改善することで、生活リズムを整えるケアを効果的に実践することにつながる。

文献
1）酒井郁子，諏訪さゆり，飯田貴映子：高齢者が生活リズムを整えるためのケア．中島紀惠子，石垣和子監修，高齢者の生活機能再獲得のためのケアプロトコール 連携と協働のために，日本看護協会出版会，東京，2010：28-69.
2）下垣光：認知症高齢者ケアと環境．児玉桂子，足立啓，下垣光，他編，認知症高齢者が安心できるケア環境づくり―実践に役立つ環境評価と整備手法．彰国社，東京，2009：8-14.

表3 高齢者の生活リズムを整え生活活性化を促進するためのケア管理ガイドライン

1. 睡眠・覚醒リズムを整えるような施設環境である	①睡眠から覚醒への移行を支援する	●起床時刻に合わせて部屋を明るくして覚醒しやすい光環境を提供する ●自然に入居者が起床したくなる条件を整える
	②日中の活動性を高める	●活動と休息のバランスに常に配慮し、何もすることがなく臥床している時間帯の過ごし方をスタッフと話し合えるような体制をつくる
	③覚醒から睡眠への移行を支援する	●睡眠に影響する嗜好品（カフェインやニコチン）や水分摂取の仕方を調整する ●就寝前にリラックスした気分になれるような過ごし方を支援する ●寝る前の習慣を尊重し、就寝することを無理強いしないかかわりをスタッフ間で共有する ●空腹感で寝つけないときのために、間食や飲み物を用意できる体制をつくる
	④夜間の睡眠を維持する	●環境（室温、湿度、明るさ、音）を調整し、睡眠を阻害する要因を減らす工夫をする ●眠れないときは、遠慮せずに過ごせる場所を施設内に用意する
2. 日々の過ごし方が充実するよう支援する	①過去の背景や活動状況を把握し生活に取り入れる	●これまでの趣味や娯楽活動について、本人や家族から情報を得て、趣味や娯楽活動ができなくなった要因を検討し、現在の生活に取り入れる工夫をする
	②現在の趣味や娯楽活動を充実できる機会を提供する	●現在の趣味や娯楽活動への意欲を把握し、楽しみを得るような機会を多くつくることができるような体制を工夫する
	③高齢者の疲労が回復するように十分な休息を提供する	●休息時間帯を考慮して日課を調整し、無理なく趣味や娯楽活動を続けられるようにする
	④寛ぎや心の休まりを得られるような生活調整を行う	●一人になれる場所を施設内に用意したり、他の入居者との関係調整を図ったりする ●心のよりどころとなるものを入居先に持ち込める体制を整える

（表3つづき）

3. 安心と安楽を支援する	①スタッフとのコミュニケーションを支援する	●わかりやすい伝達方法を用いているか、話を受け止め、意味の理解に努めようとかかわっているかをスタッフにフィードバックしたり、スタッフが振り返ることができる体制をつくる
	②意図している行動を読み取り支援する	●行動の意図をスタッフが推測して援助できるように、習慣や好み、ライフヒストリーの情報を共有できるしくみをつくる
	③心地よさを体験できる機会を用意する	●生活のなかで心地よさを体験できるように、食事、入浴、排泄などのケアを個人のペースに合わせて提供できる体制をつくる ●ペットセラピーやアートセラピー、回想法など自己表現の機会をつくる
4. 心地よい生活空間に向けた環境調整を行う	①見当識の低下を補完する環境をつくる	●時計やカレンダーなど見当識を補完する道具を効果的に使うように工夫する ●季節やその土地ならではの行事を取り入れる工夫をする ●かかわるスタッフをできるだけ固定化する体制を整えるなど、なじみの関係づくりを支援する
	②自然に近い光環境を整える	●光環境が生体のリズムに影響することを考慮し、日中は屋内に明るい光を取り入れるように工夫したり、屋外や窓辺で過ごせるように居場所を考慮する ●夜間は明るい光を浴びないように、ケアの際に低照度の灯りを用いることをスタッフ間で共有する
	③騒音のない環境を整える	●スタッフどうしの話し声、足音、ドアの開閉、食事介助時の食器の扱い、医療機器の取り扱い音などが騒音になっていないか点検し、振り返る機会をつくる
	④温度・湿度環境を整える	●季節の変化に合わせて、室温・湿度を調整する、暑がりか寒がりかなど、個々の状態に合わせて、着衣や布団などで調整する
	⑤さわやかな空調環境を整える	●食事や排泄の後すぐに片付ける、常に換気に気を配ることをスタッフで共有し、必要時には消臭・脱臭器の設置を検討する

酒井郁子，諏訪さゆり，飯田貴映子：高齢者が生活リズムを整えるためのケア.中島紀惠子，石垣和子監修，高齢者の生活機能再獲得のためのケアプロトコール 連携と協働のために，日本看護協会出版会，東京，2010：53. より一部抜粋・改変して転載

3 日常生活機能のアセスメントとケア

① コミュニケーション

北川公子

認知症者に特有のコミュニケーションとは

　コミュニケーションとは、人と人がサインを介して情報を伝え合い、共有するプロセスのことである。サインには話し言葉や書字などの「言語メッセージ」と、表情や身振り、叫び声、においなどの「非言語メッセージ」がある。認知症者のコミュニケーションの特徴は、図1のように、認知症の進行に伴ってコミュニケーションの効力が、言語メッセージから非言語メッセージへと移行することだろう。

　認知症の末期には、「無言無動」や「緘黙状態」に至るという解説もみられる。しかし、ケアを行う立場としては、言語機能に不具合があっても、非言語メッセージを駆使して認知症者の意思を探り、気持ちを通わせていくことに注力しなければならない。

認知症者のコミュニケーション能力のアセスメント

1. アセスメントの注目点

　図2は言語によるコミュニケーションを構成するはたらきと、身体の部位・器官を示したものである。まず、話し言葉は耳で聞きとる（書字の場合は目で見る）。目や耳で受信した情報は聴神経、視神経を通り大脳皮質に伝えられる。そこで情報を解釈し、発信するメッセージをつくり、運動神経を通って伝達された指示に従い声帯や舌、口唇などの発語発声器官を動かし、言葉を発する（書字の場合は腕や指を動かして文字を書く）。

　認知症者の中には老人性難聴や老眼、視野の狭まりなどを併存する人もいるため、コミュニケーション能力そのものに加え、視聴覚機能や運動機能の評価が不可欠である。

図1 認知症の進行経過に対応した言語・非言語メッセージの効力

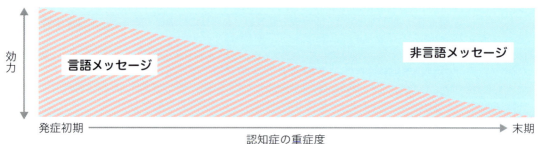

図2 言語によるコミュニケーションを構成するはたらきと身体の部位・器官

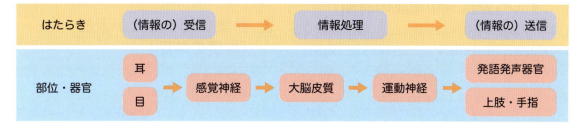

2. 尺度の活用

　認知症に限定して国内で開発されたコミュニケーション評価尺度は、認知症コミュニケーションスクリーニング検査（Communication Screening Test for Dementia：CSTD）[1,2]をはじめいくつかある。広く看護職が活用するには至っていないが、参考になる評価項目があるので、関連文献を参照してほしい。

　実際には、既存の認知機能評価尺度に含まれているコミュニケーション関連項目に着眼することが現実的と思われる。まず、MMSE（p.305参照）やHDS-R（p.304参照）などの質問式尺度の実施そのものがコミュニケーションの評価に深くかかわる。例えば、HDS-Rの問題9「野菜の名前」は、「言葉の流暢性をみるためのもの」と解説されている[3]。得点にはならないが、発語の明瞭さや声の大きさ、声質なども確認することができる。

　また、質問式尺度の「柄澤式老人知能の臨床的評価基準」[3]は、「日常会話・意思疎通」を評価の要素に含み、FAST[3]（p.310参照）のステージ7（a）は「最大限約6語に限定された言語機能の低下」、ステージ7（b）は「理解しうる語彙はただ1つの単語となる」のように、当該ステージの特徴を言語機能に代表させている。このように既存の尺度を、改めてコミュニケーションという視点から活用するとよい。

コミュニケーションが展開される環境のアセスメント

　コミュニケーションは、認知症者の相手となる人（家族や看護職などの援助者、患者仲間など）がいなければ成り立たない。したがって、コミュニケーションがうまくいくためには、認知症者の能力評価のみならず、相手のコミュニケーション能力、およびコミュニケーションが展開される物理的な環境の評価も不可欠である。

　相手（援助者）側の評価のポイントは、"早口"や"聞き上手"など話し手・聞き手としての特徴（コミュニケーションスタイル）のほか、経験年数や職務満足度などもコミュニケーションに影響を及ぼす。物的環境面、特に「雑音」[4]の有無を確認することが重要である。例えば、外来の待合室のようなざわつきのほか、目の前を絶えず人が行き来する、というような認知症者の集中力を損なう刺激も雑音としてとらえる必要がある。

認知症に特徴的なコミュニケーション障害とその対応

　失語症や構音障害については他の文献を参照してもらい、ここでは認知症に特徴的な障害像とその対応について述べる。

1. 話す内容の詳細さが低下する（軽度〜中等度の時期）

物の名称が思い出せないため、代名詞が増え（喚語困難）、語彙が減少し、話の内容に空疎さが増す。これは認知症の軽度〜中等度の時期にみられる。

進行予防への取り組みが特に期待される時期でもあるので、「あれ」「それ」などの代名詞をそのままにせず、具体的な言葉を補うよう対応したい。そのことが、「そうそう。あれの名前は〇〇だった」というように語彙を想起する機会となり、結果として語彙の保持に貢献する可能性がある。

ただし、間違いを指摘する、会話の流れを断ち切って言葉を教える、というような対応は、逆に話すことへの意欲の低下を招きかねないので、会話の流れに沿って、さりげなく言葉を補うような語りかけに留意したい。

2. 自分から人に話しかけようとしない（中等度〜重度の時期）

中等度以降になると、自ら話題を見つけることが難しくなり、人に話しかける機会が少なくなる。デイルームなどで一人ぽつんとしている利用者を思い出してほしい。このような利用者は、「手のかからない人」として積極的なケアの対象からこぼれやすいが、人との交流機会が減少することで、いっそうコミュニケーション能力の低下を招きかねない。

認知症者の生活歴の中から好みの話題を見つけ出し、援助者とのシンプルな二者間での個別性の高い会話機会をもつことや、話には加わらなくても人の輪の中にストレスなくいられる場

づくりを進めたい。

3. 言葉を話すことが困難（重度の時期）

重度になると、まとまった文章や正確な発音がしにくくなり、言語的コミュニケーションが困難になる。しかし、認知症者は表情や身振りなど身体全体を使って、援助者に向けてメッセージを発している。その声なき声に耳を傾け、非言語的コミュニケーションによって意思疎通を図りたい。

一方、会話の機会が減ることで、発語発声器官の萎縮を起こす危険性がある。「おはよう」「こんにちは」などのあいさつや自己紹介、数字の正唱や掛け算九九などの意味記憶に関連する発語、歌を歌うことなどは、重度になっても保持されているので、これらにはたらきかけることによって廃用性の機能低下を回避する。

4. 視聴覚機能の低下を複合している（各時期）

前述のように、高齢の認知症者の多くは視力や聴力の低下を併せもっている。情報処理能力の不具合を補うためにも、可能な範囲で視力や聴力の補正・補強を行う。

紛失や着用時のわずらわしさなどから老眼鏡や補聴器を使わなくなることも少なくない。しかし、認知症の発症前から自助具を使い慣れている場合には、周囲の支援によって、長く使い続けることができる。認知症イコール自助具は不向き、という固定観念にとらわれずに利用継続を支援していきたい。

文献
1）飯干紀代子，倉内紀子：介護老人保健施設における言語および構音スクリーニング検査に関する検討．音声言語医学 2007；48：201-209.
2）三村將，飯干紀代子編著：認知症のコミュニケーション障害 その評価と支援．医歯薬出版，東京，2013：51-52.
3）大塚俊男，本間昭監修：高齢者のための知的機能検査の手引き．ワールドプランニング，東京，1991.
4）野村豊子：高齢者とのコミュニケーション 利用者とのかかわりを自らの力に変えていく．中央法規出版，東京，2014：24-30.

対応例 ❶ 言葉を補う

> 喚語困難がみられるAさん（70歳代、男性）　軽度のアルツハイマー型認知症

　認知症の比較的初期から、言葉を思い出せず、「あれ、それ」などの代名詞が増え、話の内容が空疎になる傾向がみられる。「あれ、それ」が何を指しているのか援助者にわかるのであれば、聞き流さずに、具体的に言葉を補う対応によって、思い出しにくくなってきた言葉を思い出すきっかけをつくりたい。

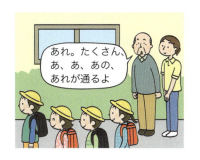
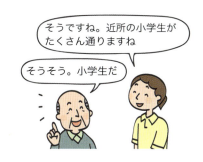

対応例 ❷ 身ぶりの意味を探る

> グループホームに入所して3日目になるBさん（80歳代、女性）　重度のアルツハイマー型認知症
> 夕方になると、手を口元にあて、キョロキョロと周囲を見回しながら、上着の裾をいじったり、居間を出たり入ったりしていた。

　「ここはどこだろう」「元の場所に戻りたい」などの不安な気持ちを察した援助者は、Bさんと一緒にゆったりとソファに腰を下ろし、Bさんの背中をさすりながら、「私もちょうど一休みしたいと思っていたところです。一緒にお茶を飲みませんか」と声をかけ、お茶を勧めた。すると、最初は強張っていたBさんの背中から徐々に力が抜けていった。

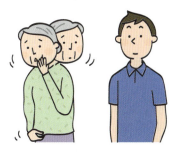
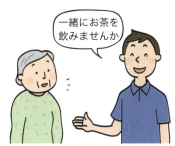

3 日常生活機能のアセスメントとケア

② 食 事

山田律子

認知症者に特有の食事とは

　認知症の経過に伴い食事にも影響が及ぶ。アルツハイマー型認知症では、中期以降に注意障害や失行・失認等による摂食困難がみられ、嚥下障害は後期になり出現する（図1-a）。一方、レビー小体型認知症では、初期から認知機能の変動・幻覚・妄想・自律神経症状などのさまざまな症状や、嚥下障害も比較的早い時期に出現して摂食困難となり、自力摂食割合も変動しながら低下していく（図1-b）。いずれも環境が整わないと「摂食困難」が出現するが、環境が整うと摂食力を維持することができる。

1. 「摂食困難」と「拒食」の違い

　「摂食困難（eating difficulties）」とは、注意障害や失認・失行、幻覚・妄想などの認知症の症状によって、体内への食べ物の取り込みが減少する状態、あるいは食べない状態[1]を意味する。摂食困難は状態を示す用語であり、その

図1 認知症の経過に伴う自発的な摂食力の変化

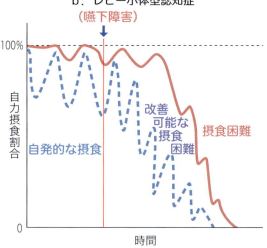

- 横軸は「時間」、縦軸は「自力摂食割合」を示す。
- 認知症の経過とともに、青の破線が示すように「摂食困難」が生じるが、環境を整えることで赤の実線が示すように、再び食べることが可能な認知症者も多い。ただし、その経過は認知症の原因疾患によっても異なる。
- アルツハイマー型認知症者では、認知症の中期以降にならないと自発的な摂食力は低下しない。しかし、レビー小体型認知症者は、認知症の初期から幻覚・妄想・認知機能の変動・自律神経症状などの特徴的な症状や、嚥下障害も比較的早くに出現することで、自発的な摂食力が低下する場合がある。
- いずれにしても、食べられないときに何が起きているのか、認知症者の視点で真意を探求し、環境を整えていくことで、認知症の後期に至るまで食べ続けることが可能である。

第Ⅴ部 | 認知症者の日常生活のアセスメントとケア

背景には先行期のみならず、準備期・口腔期・咽頭期・食道期といった複数期に障害がみられることがある[1]。摂食困難に対応しなければ、低栄養状態や誤嚥性肺炎等に至り、生命が脅かされることもある。

摂食困難は、食事場面にみる認知症者の食行動をもとに3つに分類することができる（図2）。食べはじめることができない「摂食開始困難」、食事摂取量の変動や食事のペースが乱れるといった「食べ方の困難」、摂食動作が途中で止まり、自ら摂食を再開することができない「摂食中断」である。

一方、「拒食」という用語がある。これは文字どおり「食事を拒むこと」を意味し、本人の「食べたくない」という明確な意思表明である。しかし、不適切な環境によって認知症者が「食べない」状態にあったり、食事を拒む背景に隠れている真意の探求もなく、「拒食」といっていることがある。「拒食」という表現ではなく、認知症者がどのような食べない状態にあるのかという「事実」と、その背景にある「真実」をしっかりと見きわめることが大切である。

2. 過食

「過食（overeating、hyperphagia）」とは、食欲が亢進して体内への食べ物の取り込みが増加した状態を意味する。いわゆる「食べ過ぎてしまう状態」であり、「摂食困難」とは逆の状態である。

認知症者の過食の出現率は5〜30％で、限局した期間に出現し、前頭側頭型認知症に多いとされる[2]。メカニズムは、摂食中枢の障害により満腹感が生じないこと、摂食抑制系の障害により空腹感が続くこと、記憶障害により食べたことを忘れることなどで生じる[3]。

過食は、糖尿病の合併症などのリスクがある場合には、食事の調整が必要であるが、エネルギー消費量が多く、体重や血液検査結果も正常な場合には、楽しみながら食べられる「場づくり」を工夫したい。

過食の背景には、認知症者が不安や寂しさなどストレスを抱えている場合がある。ストレスの対処と、食事以外にも楽しく活動できる時間がもてるような生活の見直しが有効なこともある。

図2 「摂食困難」の3分類と具体例

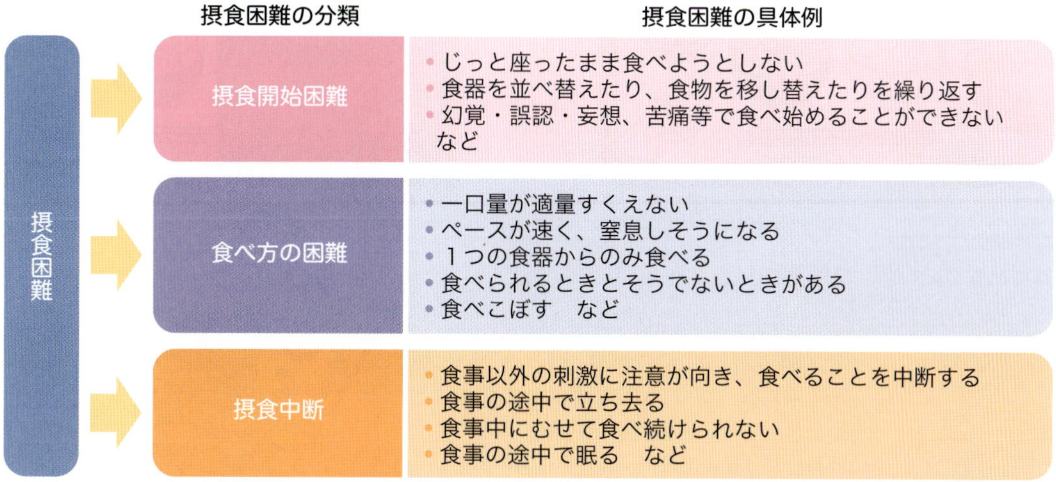

摂食困難の分類 — 摂食困難の具体例

摂食困難

摂食開始困難
- じっと座ったまま食べようとしない
- 食器を並べ替えたり、食物を移し替えたりを繰り返す
- 幻覚・誤認・妄想、苦痛等で食べ始めることができない　など

食べ方の困難
- 一口量が適量すくえない
- ペースが速く、窒息しそうになる
- 1つの食器からのみ食べる
- 食べられるときとそうでないときがある
- 食べこぼす　など

摂食中断
- 食事以外の刺激に注意が向き、食べることを中断する
- 食事の途中で立ち去る
- 食事中にむせて食べ続けられない
- 食事の途中で眠る　など

131

3. 認知症者の食事をめぐる用語

「異食（pica）」「盗食（food stealing）」という用語もある。「異食」とは、紙など食べ物ではない物を食べること、「盗食」とは、他人の食べ物を食べることを意味する。

認知症者の立場で考えるならば、「異食」は"食べ物"と"食べ物でないもの"との識別ができないこと、「盗食」とは"他人"と"自分"との食べ物の識別ができないことで生じた行動ともいえる。実際、左半側空間失認（無視）を伴う血管性認知症者では、図3のように自分に配膳された左側の食べ物を認知していないことがある。ところが、向かいに座った他人に配膳された食事は、こちらからみると逆配置のことが多く、自分にはない食品が置かれ、食べたいと思い、手を伸ばして食べようとすることがある。

「異食」と「盗食」は、むしろ「食べる力」があることを前向きに評価し、認知症者が食べ物ではない物を食べなくてよいように、他人と自分の食べ物を区別することなく食べることができる環境を整えたい。

図3 盗食ではなく、半側空間失認による影響

通常の見え方

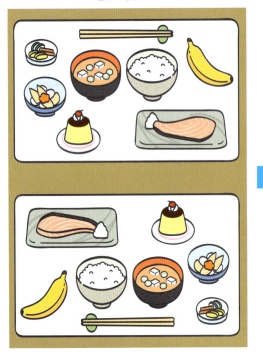

（手前に座っている場合の）
左半側空間失認の人の見え方

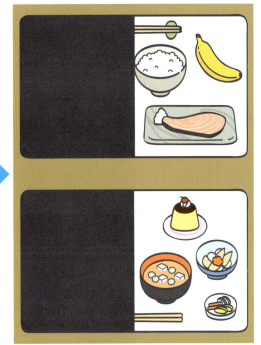

左半側空間失認（無視）がある人にとって、自分のお膳の左側にある米飯、焼き魚、バナナは認知していないために、向かいの人のお膳にあるものを食べようとすることがある。

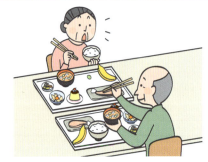

食事のアセスメント

1. 食事場面の観察

食事のアセスメントは食事場面の観察からはじまる。配膳後5分間程の観察で、「摂食開始困難」または「食べ方の困難」があれば、なぜこれらの困難が生じているのか、認知症者の状態像と環境との関係からアセスメントを行い、対応する。

さらに「摂食中断」がある場合には、中断時における認知症者の行動と環境との相互作用に着目して観察すると、ケアの方向性を見いだしやすくなる。

2. 食事のアセスメントの視点

認知症者の食事において必要なアセスメントの視点を図4に示す。

食べる喜びに向けて「いつ」「誰と」「何を」「どのような場」で食べることがよいのかという社会文化的な食の営みとしての「アートの視点（artistic viewpoint）」と、摂食・咀嚼・嚥下機能や病態等を客観的に評価し、誤嚥性肺炎などのリスクをふまえた科学的根拠に基づく「サイエンスの視点（scientific viewpoint）」が必要である。

さらに、食べたり食べなかったりするときに、排泄や睡眠などの生活リズムを整えることで摂食力の改善につながるように、生活の営みの中に位置づく食事といった「ホリスティック（全体論的）な視点（holistic viewpoint）」も必要になる。

例えば、失認により食べ物と認知していないために食べはじめられない「摂食開始困難」では、好みの物やなじみの食器・食具の活用といった「アートの視点」で環境調整を整えることが有効である。また、むせによる「摂食中断」では、「サイエンスの視点」としての嚥下機能の評価と食形態や姿勢の調整、さらには「ホリスティックな視点」としての活動・休息リズムの調整等により、誤嚥を防ぐことができると、摂食を中断することがなくなる。

図4 認知症者の食事のアセスメントに必要な視点

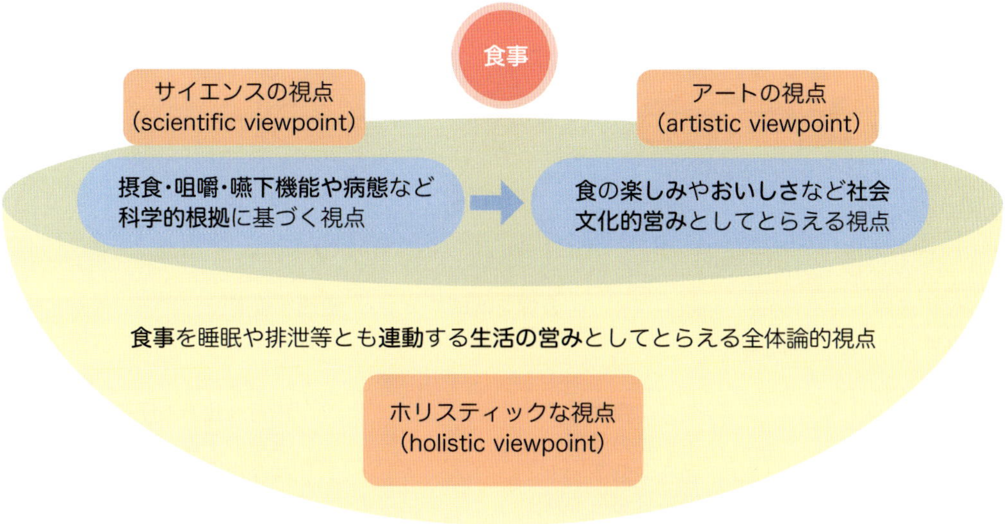

食事

サイエンスの視点
（scientific viewpoint）

アートの視点
（artistic viewpoint）

摂食・咀嚼・嚥下機能や病態など科学的根拠に基づく視点

食の楽しみやおいしさなど社会文化的営みとしてとらえる視点

食事を睡眠や排泄等とも連動する生活の営みとしてとらえる全体論的視点

ホリスティックな視点
（holistic viewpoint）

山田律子：認知症の人にみる摂食・嚥下障害の特徴と食事ケア 認知症の病型別特性を踏まえて．認知症ケア事例ジャーナル 2009；1：428-436.より一部改変して転載

3. 摂食・嚥下機能の加齢変化

認知症の高齢者では、摂食・嚥下機能の加齢変化についても把握しておく必要がある（図5）。認知症者は、食べ物を食べる対象物として認知して、口へ運び入れるまでの「先行期」に支障をきたすのが特徴的であるが、加齢変化によってもさまざまな影響を受けている。

例えば、視覚の変化によって、黒いお膳上の黒い塗り箸を見つけられずに「摂食開始困難」になっている場合もあり、色のコントラストにも配慮したセッティングの工夫が必要である。

「準備期」では、加齢に伴い舌圧は舌尖部が低下するため、舌先に食べ物を置くと取りこぼしやすくなる。食事介助を行う場合には、食べ物を舌の中央部に入れるようにする。「咽頭期」では、喉頭の下垂等によって誤嚥・窒息を生じやすいことから、誤嚥性肺炎や窒息等のリスク管理が不可欠となる。

このように、認知症の高齢者では摂食・嚥下機能の加齢変化も考慮したアセスメントにより、ケアに反映する必要がある。

食事への対応

認知症者の食事への対応の鍵は、本人に食べる喜びをもたらす「環境」を整えることである。環境とは、「認知症者を取り巻く相互作用を及ぼす外界条件」をいう。認知症者にかかわる者の立ち位置や放つ言動等も含む人的環境、物理的環境、社会文化的環境はすべて認知症者に影響するという認識が重要である。

表1に、アルツハイマー型認知症者とレビー小体型認知症者の摂食困難の特徴とその対応の方向性を示す。食事は十人十色でマニュアルを作成することができない。それゆえに、認知症者の視点に立ち、どのような環境を整えることが食べる喜びにつながるのかを多職種で考え、協働して、個々人に適した環境を整えることが重要である。

図5 摂食・嚥下機能の加齢変化

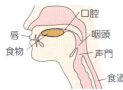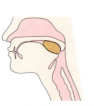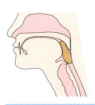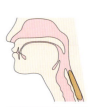

先行期	準備期	口腔期	咽頭期	食道期
食べ物の認知と摂食動作	捕食、咀嚼と食塊形成	食塊を咽頭へ移送	食塊を食道へ移送	食塊を胃へ移送
視覚の変化 聴覚の変化 味覚の変化 嗅覚の変化 ➡おいしさに影響 触覚の変化	歯牙の喪失 舌運動の低下 舌圧の低下 唾液分泌量の減少 ➡食事時間の延長		円背➡食道の圧迫 喉頭の下垂 神経伝導速度の低下 嚥下と呼吸の協調の低下 ➡窒息・誤嚥しやすい	

第Ⅴ部｜認知症者の日常生活のアセスメントとケア

表1 アルツハイマー型認知症者とレビー小体型認知症者における摂食困難の特徴と対応

	アルツハイマー型認知症者	
	摂食困難の特徴	対応
摂食開始困難	①食べ物を食べる対象物として認知することができず（失認）、じっと座ったまま食べはじめない ②空間認知障害や食具の使い方がわからず（失行）、食べはじめられない ③食卓に多数の食品や食器が置かれて、情報量の多さで摂食開始できない ④食品を別な食器へと移し替える行動を繰り返し、混乱して摂食開始できない	①五感を活用して、一口食べることを支援したり、だし汁の香りたつ食材や慣れ親しんだ食器の活用などの支援 ②「食器を手に持って食べる」という日本の文化的習性を活かして、食器と食具を手に持つ食の構えを支援 ③④弁当箱や丼風の盛りつけなどのワンプレート方式や、コース料理のように一品ずつの配膳（最初は一品から開始しても、食事に専心できると他の食品を戻しても食べ続けられる場合もある）
食べ方の困難	①失行により箸がうまく使えずに手で食べる ②適量をすくうことができず、こぼす	①食具の持ち方の支援。食具の使用が困難になったときには、おにぎりなど手に持ち食べられる食形態の工夫 ②どの段階でこぼすのか（食べ物をすくうとき、口に運び入れるまでの過程、口に入れた後なのか）アセスメントし、使いやすい食具の選択や、食卓と体幹との距離の調整、姿勢の調整
摂食中断	注意障害によって、眼前を人が横切ったり、突発的な物音など過剰な環境刺激があると摂食を中断する	食事の場所や座る位置など、認知症者が食事に専心できる環境かどうかを見直す。また、その人にとって食べたいと思える食べ物かどうか、食器と食材の組み合わせや盛り付けなども含めて環境を調整

（表1つづき）

	レビー小体型認知症者	
	摂食困難の特徴	対応
摂食開始困難	①幻視・妄想や、「ふりかけ」などを虫と誤認して食べはじめられない ②視空間認知障害により、食器の凹凸やクロスの模様をこそげ落とそうとして摂食を開始できない	①話の傾聴、食事時間をずらす、薬物の調整、事前にご飯に「ふりかけ」などをかけないようにすること ②凹凸や模様のない食器やクロスに変更
食べ方の困難	認知機能の変動やパーキンソニズム、注意障害、自律神経症状（便秘等）によって、食べたり食べなかったりする食事摂取量の変動がある	レビー小体型認知症初期・中期では記憶障害が軽度で、語れることも多いことから、まずは食べないときの理由を傾聴。要因に応じて薬物の調整や食事時刻をずらす、排便のコントロール、食事に専心できるよう環境を調整する。レビー小体型認知症の症状出現の背景には、他者に理解されないことへの不安・怒りがあり、それが症状を悪化させていることもあるため、親身な傾聴・対応が重要（結果として症状を緩和し、食べることにつながる場合もある）
摂食中断	①舌が萎縮して硬口蓋に接触しないために、食塊を咽頭へと送り込むのに時間を要し、疲労して摂食を中断する ②咽頭期障害（嚥下障害）、パーキンソニズムによる摂食動作の緩慢、咀嚼や食塊の咽頭への送り込みに時間を要し、薬剤による唾液分泌量の低下も相まって嚥下に時間を要し、食事時間が延長し、疲労による誤嚥も生じるという悪循環に陥り、摂食を中断する	①歯科受診へつなげて舌接触補助床（palatal augmentation prosthesis：PAP）の適用の検討、口腔リハビリテーションで口腔環境の調整 ②食事前の口腔リハビリテーション（舌運動や頬のマッサージなど）や姿勢の調整、薬物の見直し、食形態の調整などにより、疲労を防ぎ、食べやすい環境の調整

事例 食事摂取量に変動がある

> Aさん（70歳代、女性） レビー小体型認知症
> 認知機能の変動、幻視、被害妄想、易怒性がみられた。MMSEは16点。食事摂取量に変動があり、食べないことも多くなった。さらに、被害妄想が悪化し、家庭での介護が困難となり、入院に至った。

1）摂食困難の状況

　入院後、「ふりかけ」がかかったご飯を見て「ご飯に虫が入っている」などの誤認、「私のご飯だけが固い」などの妄想があった。さらに、午前中は笑顔で話していたが、正午ごろより無表情になり、ボーっとして話もできなくなる認知機能の変動もあった。これらによって、「摂食開始困難」や「食べ方の困難」となり、入院後も食事摂取量の変動が続いた。

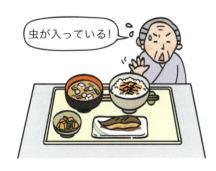

2）ケアの実際と、その後

　「ふりかけ」などはご飯にかけないようにしたところ、誤認による「摂食開始困難」はなくなった。また、「私のご飯だけが固い」という訴えに対しては、管理栄養士と相談し、病棟に炊飯器を持ち込み、本人にも炊飯器を見せて、別にご飯を炊いていることを説明することで、納得して食べるようになった。認知機能の変動に対しては、主治医に薬物の調整を依頼し、また食事時間をずらすことで、食べることにつながった。

　以上のように、食べられないときの要因1つ1つに対応することで、ほぼ毎食全量食べられるようになり、本人からも「おいしい」という言葉が聞かれるようになった。

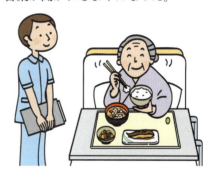

文献
1) 山田律子：認知症の人の食事支援BOOK 食べる力を発揮できる環境づくり．中央法規出版，東京，2013：66-74．
2) Ikeda M, Brown J, Holland AJ, et al. Changes in appetite, food preference, and eating habits in frontotemporal dementia and Alzheimer's disease. *J Neurol Neurosurg Psychiatry* 2002; 73 (4)：371-376.
3) 福田耕嗣，精神症状・行動異常（BPSD）を示す認知症患者の初期対応の指針作成研究班著：過食（overeating, hyperphagia）・盗み食い（food stealing）．服部英幸編，BPSD初期対応ガイドライン，ライフ・サイエンス，東京，2012：75-77．

3 日常生活機能のアセスメントとケア

③ 清 潔

髙山成子

認知症者に特有の清潔問題とは

認知症者に特有の清潔の問題は、社会認知が初期に崩れだすため、身だしなみに無頓着になる、髪を整えない、季節に合わない衣類を着る、衣類が裏返し・下着・上着の順番が違う・前と後ろが反対になるなどが早期からみられる。

また、認知症者には遂行機能障害（実行機能障害）が現れやすい（p.77参照）。清潔行動は、日常生活動作のうち最も複雑な行程をたどるため、面倒であるとの理由で風呂に入りたがらなくなる。加えて、清潔行為には全衣類を脱ぐ行為が含まれ、認知症者の尊厳に触れるため、無理に誘導すると認知症者が怒ることが多くなる。その結果、清潔ケア時に認知症者の攻撃行動や暴言が最も多く発生し、介護者が日常生活行動のケアのうちで最も困難感をもつといわれているのである。

DSM-5の診断基準によれば、認知症に罹患すると、①学習と記憶、②複合的注意、③遂行機能、④言語、⑤知覚—運動、⑥社会認知の6つの主要な神経認知領域の障害がみられる[1]。看護師は、認知症者における清潔行動の問題が、これら6つの認知症特有の障害から派生していることが多いことを理解しておく必要がある。これらの理解が不足していると、「無理に誘導する」「行為を止める」「指摘する」などを行いがちで、その結果行動・心理症状（BPSD）を生じさせいっそう清潔ケアが難しくなるという悪循環となる。

看護師は、認知症の障害がどのように認知症者の清潔行動に影響するのかを理解し、安易なケアが認知症者の攻撃行動や暴言につながっていく流れを理解し、認知症者の清潔ケアの際の言動の意味をとらえる必要がある（図1）。

清潔のアセスメントのポイント

皮膚は活発に代謝し、防御的生理作用（免疫機能、光線透過防御作用、体温調節作用、対細菌機能、知覚機能）を維持している[1]。認知症者は自身で皮膚を観察したり、不快を訴えることが難しくなるため、看護師のアセスメントが重要である。アセスメント過程を図2に示し、そのポイントを以下に記した。

アセスメントのポイントは、コミュニケーション力のアセスメントを最初に行うこと、基本的清潔ケアを実施しながら3つの方法でアセスメントすることである。

1.「聞く」ことの重要性

「皮膚の清潔度」「ニード」「セルフケア能力」のアセスメントは、「見る」「聞く」「アプローチによる反応をとらえる」と複合的視点で行う。

重要なのは、「嫌」などと拒否された場合に「わからない」「聞くと混乱する」と決めつけずに、そのときに理由を「聞く」ことである。「認

第V部 認知症者の日常生活のアセスメントとケア

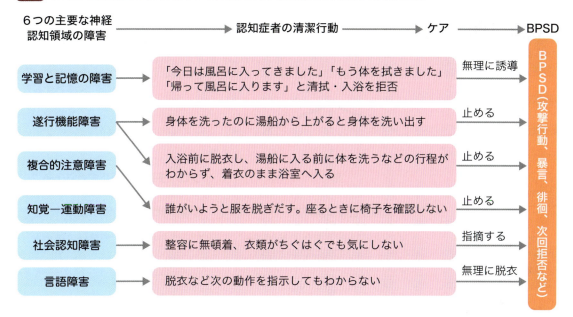

図1 DSM-5診断基準による6つの主要な神経認知領域の障害と清潔行動

知症者は忘れるから」と聞くことが少なくなるが、忘れるのは、1つの情報の後に他の情報が入り、それ以前の情報が消されるためである。「嫌」と言われたそのときに理由を聞くと、ほとんどの人が答える。聞くことで、認知症者の行動の意味に近づくことができるはずである。

2. 実施をしながらニードを確認する

　清潔は、食べる・排泄するなどの生理的ニードと異なり、ニードが高くはない。清潔の欲求は、清潔から爽快感が得られる記憶で高まるのである。そのため、認知症者に対する清潔のニードのアセスメントは、簡便にできるおしぼりで顔を拭く、温湯を用いて手浴をするなどをとおしてニードを確認することが望ましい。

3. 認知症の障害と清潔行動を具体化

　図2に、認知症の症状、重症度、疾患の種類に影響されて現れる言葉・行動の具体的例を示した。それらを具体的に理解していることが、小さな情報を見逃さないために必要である。

清潔へのケアの具体例

　入院した認知症者に対する看護目標は、認知症を治癒させることでも、記憶障害を改善することでもない。入院や治療に伴って増強するBPSD、つまり治療生活上問題となる行動を軽減させ、入院目的である疾患の悪化状態を1日も早く改善させることが目標である。
　BPSDを軽減させるというのは、認知症者が怒らない、大声を出さない、ただ静かな生活を送ることではない。入院生活における刺激不足や過鎮静は認知症者の関心や意欲を減少させ、認知症を悪化させてしまう。認知症者が安心を得るとともに、適度な刺激を得ることが重要であるが、清潔へのケアにおいては、その効果とリスクを理解しておく必要がある。

139

図2 認知症者の清潔のアセスメント

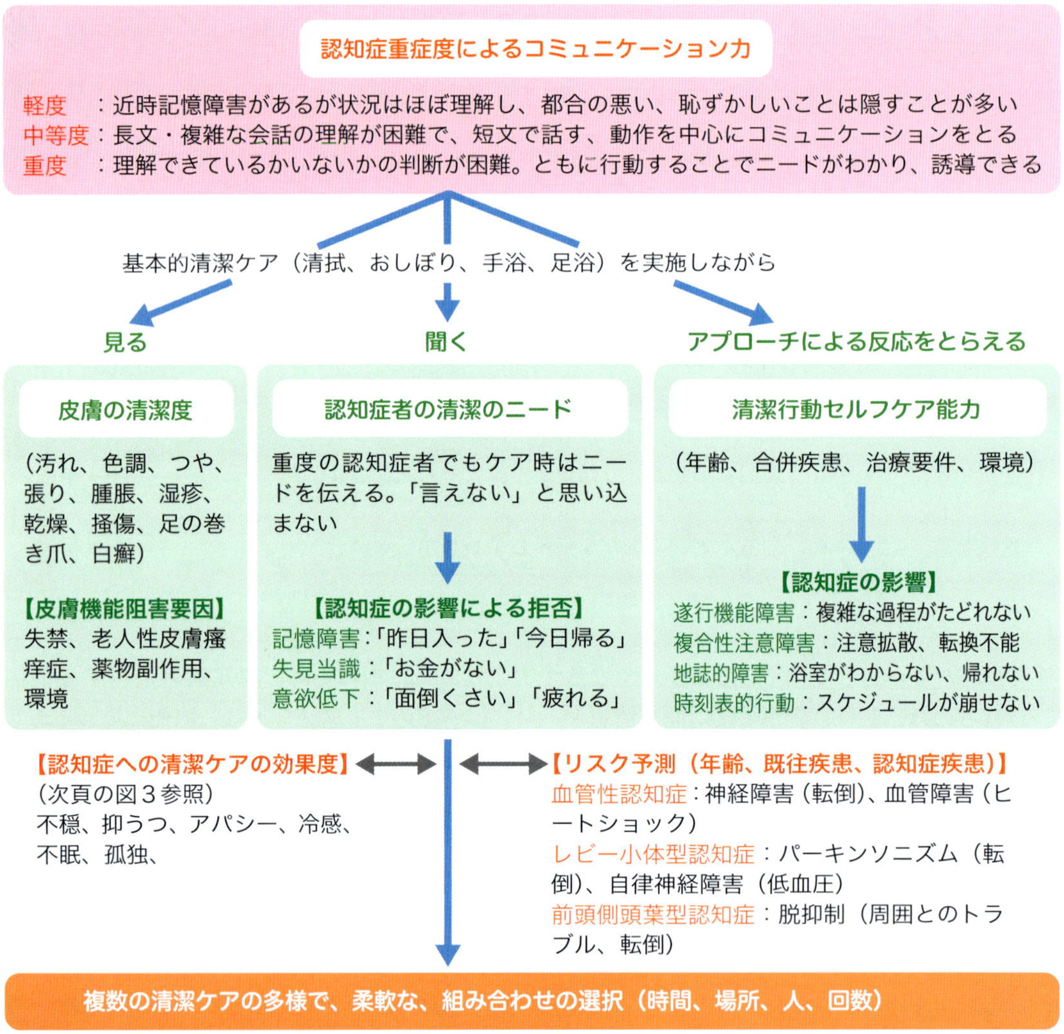

認知症重症度によるコミュニケーション力

軽度　：近時記憶障害があるが状況はほぼ理解し、都合の悪い、恥ずかしいことは隠すことが多い
中等度：長文・複雑な会話の理解が困難で、短文で話す、動作を中心にコミュニケーションをとる
重度　：理解できているかいないかの判断が困難。ともに行動することでニードがわかり、誘導できる

基本的清潔ケア（清拭、おしぼり、手浴、足浴）を実施しながら

見る　　　　　　　　　　**聞く**　　　　　　　　**アプローチによる反応をとらえる**

皮膚の清潔度

（汚れ、色調、つや、張り、腫脹、湿疹、乾燥、掻傷、足の巻き爪、白癬）

【皮膚機能阻害要因】
失禁、老人性皮膚瘙痒症、薬物副作用、環境

認知症者の清潔のニード

重度の認知症者でもケア時はニードを伝える。「言えない」と思い込まない

【認知症の影響による拒否】
記憶障害：「昨日入った」「今日帰る」
失見当識：「お金がない」
意欲低下：「面倒くさい」「疲れる」

清潔行動セルフケア能力

（年齢、合併疾患、治療要件、環境）

【認知症の影響】
遂行機能障害：複雑な過程がたどれない
複合性注意障害：注意拡散、転換不能
地誌的障害：浴室がわからない、帰れない
時刻表的行動：スケジュールが崩せない

【認知症への清潔ケアの効果度】
（次頁の図3参照）
不穏、抑うつ、アパシー、冷感、不眠、孤独、

【リスク予測（年齢、既往疾患、認知症疾患）】
血管性認知症：神経障害（転倒）、血管障害（ヒートショック）
レビー小体型認知症：パーキンソニズム（転倒）、自律神経障害（低血圧）
前頭側頭葉型認知症：脱抑制（周囲とのトラブル、転倒）

複数の清潔ケアの多様で、柔軟な、組み合わせの選択（時間、場所、人、回数）

1. BPSD軽減効果としての手浴・足浴

　BPSDは認知症に関連して現れると同時に、身体的要因、心理的要因、社会的要因、環境によって増強される。**図3**の中心に認知症の中核症状とBPSD、外円に入院による認知機能障害（BPSD）増強要因を示し、円の外側に清潔ケア効果を記した。入院直後から、おしぼりを用いて手や顔を拭く、手浴・足浴のケアをすることが、BPSDの増強要因に対して、プラスの方向にはたらきかけることがわかる。

　清潔ケアは温度覚を中心に視覚、触覚、嗅覚を刺激し、全感覚を刺激する。加えて全身循環を良好にして、認知症者の脳を賦活させる。手浴、足浴を単に清潔保持目的でなく、認知症の治療的ケアととらえ、積極的に実施する必要がある。

2. 認知症者の入浴のケアとリスク

　日本では入浴を好む人が多く、看護師は誰でも入浴は喜ぶものと思いがちである。しかし、欧米および日本において認知症者の攻撃行動は清潔ケア時に最も多い[2), 3)]。認知症者におけ

第Ⅴ部 認知症者の日常生活のアセスメントとケア

る入浴の難しさは、文化などの違いでなく、認知症特有の障害に関連していると考えられる。

図4に疾患別のリスクを示した。高齢者の入浴に関する死亡事故数は交通事故死より数倍多い[4]。転倒や湯冷めによる肺炎を予防するためにも、認知症疾患の違いによる問題発生の特徴を理解しておく必要がある。

最も高いリスクは入浴中の転倒である。血管

図3 入院によるBPSD増強要因と清潔ケア効果

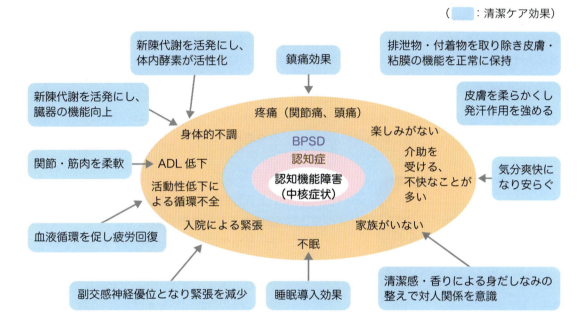

図4 認知症疾患別の入浴のリスク

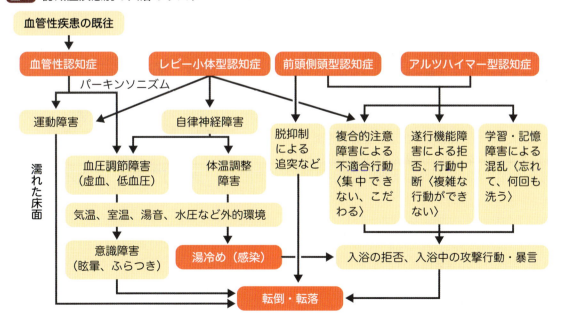

141

性認知症では脳血管の変化、レビー小体型認知症では自律神経（交感神経、副交感神経）の障害が、室温など外部環境に影響され転倒しやすい。アルツハイマー型認知症、前頭側頭型認知症では注意障害や記憶障害による不穏・混乱が、ケア提供者の誘導との間で軋轢をきたし、転倒に至るケースが少なくない。

事例① 失語症があり、言葉を発しない

> 肺炎で入院し、CRP11〜12で継続していたAさん（90歳代、女性）　血管性認知症
> 看護師はAさんの言葉をほとんど聞いたことがなく、言語訓練で「パ」「パ」と促してもまったく声が出ず、看護師は「認知症だからかね」「失語だから」と言っていた。

1）当初の様子

学生が受け持ち、全身清拭を1週間行っても言葉は「水」の1語のみで、常に硬い表情だった。

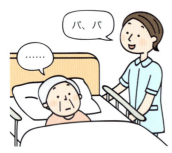

2）ケアの実際

下肢の浮腫と乾燥が強く、学生は足浴をしようと車椅子にAさんを乗せ、足浴バケツに湯をためはじめた。すると、Aさんはこちらの準備を待ちきれず、自ら靴を脱ぎ、バケツに足を入れようとする。今まで自ら動くことはなかったため、学生は驚いた。足を湯につけると「お風呂に入りたい」と言葉を出し、髪の毛を洗うジェスチャーをした。足浴中は笑顔を見せ、「気持ちいいですか？」という問いかけに何度もうなづく。その後、毎日足浴を実施すると、自分の名前や娘の名前をはっきり答え、スタッフを驚かせた。

3）まとめ

血管性認知症は、全身の血管障害に基づく認知症であり、発動性の低下や抑うつ、意欲低下、感情失禁が症状としてみられる。清潔ケアは全身循環を良好にして脳を賦活させ、温度覚を中心に視覚、触覚、嗅覚を刺激し全感覚を刺激し、脳の情動回路を刺激し、心理的改善に効果がある。そのため、特に血管性認知症者に効果的であると考えられる。手浴、足浴を単に清潔保持目的でなく、認知症の治療的ケアとらえ、積極的に実施する。

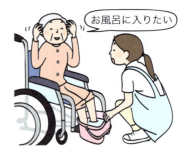

事例 ② 周りに注意を向けず、危険が多い

> Bさん（80歳代、男性）　前頭側頭型認知症
> 周りの誰かが「お風呂…」と言って風呂場のほうへ動き出すと、脱衣所に突進してくる。

1）当初の様子

Bさんは周りをまったく見ず、立位のまま脱衣し始める。ズボンを脱ぐときによろめき、あわてて介助する。「ゆっくりと座って脱ぎましょう」と言っても、「はい、はい」と答えるのみで立位で脱衣を続ける。

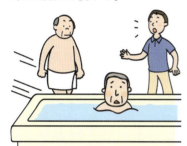

2）ケアの実際

浴室へ入ると浴槽に入っている人を見て、まっすぐ突進しようとする。その人が見えないよう間に立ち、「少し体を洗ってからにしましょう」と声をかけるが、肩を押してどかせようとする。そこで、腕をとり、少しシャワー台のほうへ体を向ける。すると今度はシャワー台に向かっていく。以前、浴用椅子を確認せずにどんと座り、転倒したことがあるため、椅子を見せて「これに座りますね」と声をかけると、手で確認しながら座る。

3）まとめ

前頭側頭型認知症は、周りに関係なく「わが道を行く行動」と、目の前で起こっている行動に影響される「被影響性の亢進」が特徴である。周囲とのトラブルや転倒など危険性が高いため、適宜、影響要因を遮断するケアが必要となる。ただし、入浴拒否がある場合には、無理に入浴させようとするのでなく、誰かと一緒に行くことで、スムーズに入浴することも多く、前頭側頭型認知症の行動の特異性をむしろケアに組み込んでいくことが大事である。

人間は、情報の中で自分にとって不快・恐怖のものには逃避行動を、快適なものには接近行動をとる。快適な刺激は生活の動機づけや意欲につながる。その判断の源は記憶であるが、日本人のほとんどは風呂好きで快適な入浴の体験は記憶に刻み込まれている。

看護師は、このような記憶に組み込まれた快適な入浴刺激を、認知症の高齢者の生活の質を変えるケアとらえて、積極的に実施することが必要である。

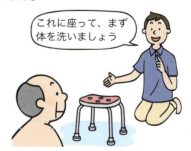

文献
1) American Psychiatric Association著，日本精神神経学会日本語版用語監修，高橋三郎，大野裕監訳：DSM-5 精神疾患の分類と診断の手引．医学書院，東京，2014．
2) Kovach, CR, Meyer Arnold EA. Preventing agitated behaviors during bathtime. *Geriatric Nursing* 1997；18（3）：112-114．
3) 平田弘美：施設における痴呆老人における攻撃的行動の分析．福島県立医科大学看護学部紀要 2003；5：49-56．

3 日常生活機能のアセスメントとケア

④ 排泄

津畑亜紀子

認知症者に特有の排泄とは

　認知症者の排泄障害は、下部尿路機能に問題がなく、移動やトイレの認知等が障害されて生じる「機能性尿・便失禁」が多いといわれている。しかし、認知症者は、排泄に影響する要因である排泄機能、運動機能、高次脳機能、認知機能、感覚機能、視機能、既往歴、年齢、性別などさまざまな要因（図1）の障害を複数併せもつことが多く、必ずしも機能性尿・便失禁だけとは限らない。

　下部尿路機能は、自律神経の支配を受け、大脳からの排尿抑制と橋排尿中枢によって調整されている。この調節機能が障害されると「ためる」「だす」機能に変調をきたす。また、加齢に伴って生じる膀胱の組織学的・形態学的変化によって、平滑筋細胞の減少や変性、前立腺の肥大が認められ、頻尿や排尿困難を生じやすいことも報告されている[1]。したがって、脳血管疾患に続発する認知症や脳の萎縮を伴うアルツハイマー型認知症は、「ためる」「だす」機能が障害されている場合があるといえる。

　大腸の機能は加齢に伴う変化が少ないとされているが、運動機能の変化に伴う活動性の低下や排便習慣の変化、歯芽の欠損や咀嚼力の低下に伴い食事内容が変化すること、並存疾患に対する薬物療法の影響を受けることから、便秘や便失禁が問題となる。排便の量や回数の正常範

図1 排泄に必要な身体機能

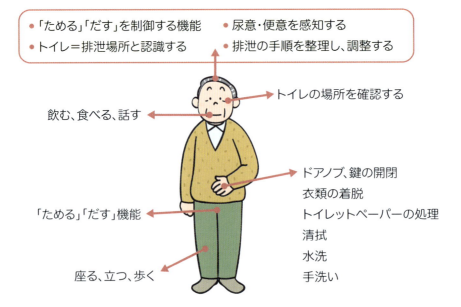

144

囲は、食べた内容や量の影響を受けやすく、個別に判断する必要があるが、「3日出なければ下剤投与」といった一律な対応による排便障害が問題になっている。

排泄は尿意、便意の知覚、排泄場所の想起、移動の開始、トイレの認知、使用方法の想起、衣服の準備、排泄姿勢の保持、排泄、清拭や水洗などの後始末などを、一連の流れで実施する必要がある（図2）。

移動・移乗の障害となる運動機能の低下がある場合と、トイレを認識することができない場合とでは症状は異なる。したがって、障害されている機能や残存機能によって呈する症状や行動が多岐にわたる。

また、本人は排泄に問題を感じていなくても家族やスタッフなど、介護者が問題と感じていることも多く、誰にとっての何の問題なのかを整理する必要がある。

図2 排泄の一連の流れ

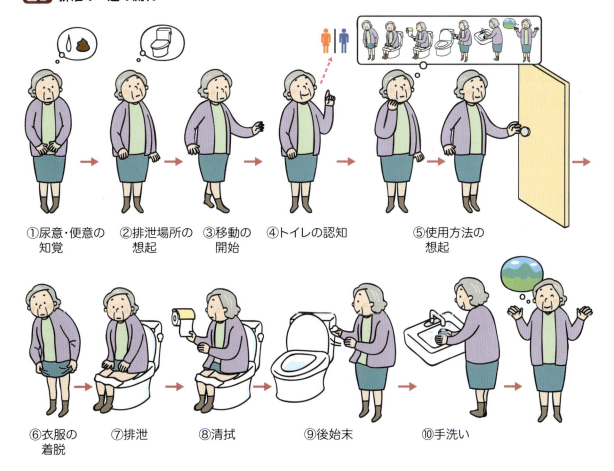

認知症者の排泄のアセスメント

STEP-1 どのような場面、状況で問題が生じているのかの規則性と予兆を見いだす

　問題が生じる時間帯や場所、場面にパターンがあるか、規則性や予兆を確認することが必要である。認知症者がうまく言葉にできなくても、行動には何らかの意味があることが多い。家での生活状況を家族に確認することが必要である。何らかの規則性が見いだせるのであれば、その原因を推測する。予兆が確認できれば問題が生じる前に対策を立てることが可能になる。

　排泄はプライベートな内容を多く含むため、一連の行動をすべて観察することは難しい場合もある。しかし、トイレの個室の外で排尿の音や衣擦れの音に耳をすませば、尿勢や衣服の着脱などの評価ができる場合もある。

STEP-2 誰にとっての問題かを整理する

　汚れた下着をたんすの中にしまってしまう、頻繁にトイレに通い転倒するなど、思うように排泄行動がとれない苛立ちや恥ずかしさが、他の問題を引き起こすことがある。

　認知症者にとっては、下着をしまうこと、頻繁にトイレに通うことで自分なりに対処ができたと感じている場合がある。しかし、家族やスタッフは思わぬところから出てくる汚れた下着の臭いや洗濯物の対応が生じるため、負担を感じる。あるいは、転倒するのではないかと心配になり、睡眠中も緊張が解けないなどの問題が生じることがある。

　このような介護者の思いと認知症者の思いのすれ違いが、相互に心理的な葛藤や緊張を生むことがある。問題を感じているのは誰なのかを整理して、本人不在のまま解決方法を導くことがないよう注意が必要である。

STEP-3 排泄行動と排泄機能の残存能力を評価する

　排泄を行うためには一連の過程があり、場面ごとに判断が求められる。「自立して排泄ができなかった」という結果に焦点を当ててしまうと、「排泄に介助が必要」という大きなくくりでしか評価できないことになる。

　「尿意・便意がありトイレを探す様子があるが、トイレに行き着けないために失禁となる」といった一例を考えてみる。

　この場合、①尿意・便意があり、②起立ができ、③移動ができ、④建物内を探索できるといった残存能力があることがわかる。問題はトイレをうまく見つけ出すことができないことに起因している可能性があるため、目印をつける、声をかけるなど、どのように誘導するかを検討することで対応できる可能性がある。

　また、頻繁にトイレに行く認知症者は、トイレに行ったことを忘れてしまっている場合と排泄機能が低下している場合がある。排泄機能が低下している場合には、本人や介護者の努力では解決できないため、医療機関への相談が必要である。

排泄への対応

トイレへ誘導する際に「トイレに行きましょう」と声をかけると移動を拒む認知症者に、「手を洗いに行きましょう」「ついでだからトイレに入りますか」と声をかければトイレへ入れるということもある。

認知症者に対する排泄の対応は、個別的な背景、排泄の習慣、機能障害の重症度によって検討する必要がある。以下は代表的な対応方法であり、個別の状況に合わせてカスタマイズする。

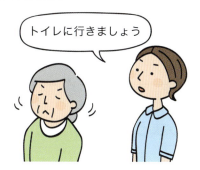
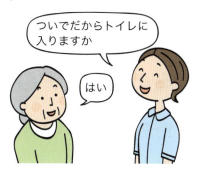

1. 尿意・便意が不明瞭な場合

- ☐ 排泄のサインを確認する
- ☐ 排尿・排便パターンを確認し排泄を誘導する
- ☐ 排泄はある程度まとまった量が出ているか、残尿がないかを確認する

※そもそも、尿意を感じることが困難な排尿障害の場合もある

2. トイレの認識ができない場合

- ☐ 照明の調整、トイレのマークの表示などの環境上の工夫をする
- ☐ 便器を目で確認してもらう
- ☐ メガネやハンカチを準備するなど本人の準備を行う。

3. 衣服の着脱が困難

- ☐ ボタンやジッパーのつまみを大きくする
- ☐ ウエストゴムを調整する
- ☐ 男性の場合、足繰りにゆとりのある下着を選択する

4. 起居動作が困難

- ☐ 手すりや補高便座など動作を助ける福祉用具を利用する
- ☐ 困難な動作のみ介助する

5. 手順がわからない

- ☐ 慣れるまで一緒に行う

6. おむつを外したり、便をさわったりする

※排泄時、あるいは排泄後の不快感に対する本人の反応である場合が多い。

- ☐ トイレに行く予兆の可能性を検討する
- ☐ 早めに排泄物を処理したり、下着を変更したり不快を取り除く工夫をする

認知症者の排泄ケアの具体例

事例 ① トイレではない場所で排泄してしまう

介護老人保健施設に入所中のAさん（80歳代、男性） アルツハイマー型認知症
ショートステイの予定だが、入所後トイレではない場所で排泄し、汚してしまう。

1）入所時の状況

- 排泄する場所はトイレとは反対の廊下の突き当たりで、西側の壁と決まっている。
- トイレ以外の場所で排泄しているという自覚はない。
- 廊下の突き当りがトイレだと認識している様子。
- トイレへ誘導しようとしても拒絶する。
- 排便は壁から離れた位置に排泄している。

3）アセスメント

Aさんにとっては「廊下の突き当たり西側の壁」が排泄場所である。トイレではない場所で排泄するために生じている施設管理における衛生上の問題、他の入所者へ与える影響に配慮して本人が安心して排泄できるようにする必要がある。

4）ケアの実際

- Aさんにとっての排泄場所に大判の平型おむつを壁から床へ張り付け、パッドで吸収した。
- 他の入所者から丸見えとなるためパーテーションを設置した。
- スタッフが衛生面、安全面、プライバシーに配慮した交換方法や対応を共有した。

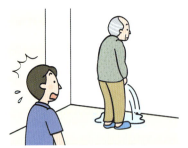

2）家族との面談からわかったこと

- 普段生活する居室からトイレへの移動ルートと近似している。
- 自宅は小便器と大便器の2つがあり、大便器は個室で和式である。

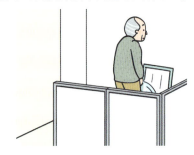

事例 ❷ トイレを汚すことを自覚していない

> 自宅で息子夫婦、孫と同居中のBさん（70歳代、男性）　血管性認知症
> 家庭内での日常生活はおおむね自立しているが、近ごろ、トイレを汚すことが多くなった。

1）自宅での状況

- 洋式便器の足元に尿をこぼすようになった。
- トイレから出てくるとズボンの前も濡れていることがある。
- 孫はトイレに入りたがらず、嫁はトイレの清掃やマットの洗濯が大変で負担を感じている。排尿は座ってしてほしいと嫁は思っている。
- 夫を介して座って排泄するように促したが、「座ったら出ない」と言う。床が濡れていることを指摘すると手洗い水が少しこぼれただけだと言うため、困った家族が相談をしてきた。

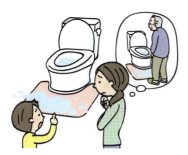

2）アセスメント

　このケースの場合、困っているのは家族であって本人ではないことに注意が必要である。Bさんは男性であり、前立腺肥大などの影響を受けて尿勢が低下し、これまで利用してきたトイレの立ち位置では便槽内に尿が届かない可能性や、尿意切迫のため排尿姿勢をとる前に排尿がはじまっていることが原因となっている可能性がある。家族の困りごとをBさんに伝え、専門機関に相談することも1つの方法である。しかし、本人が問題を感じていないことから、診療を受けることを拒むことや仮に診療を受けても治療だけで解決できないことも予測される。

3）ケアの実際

- 便器内に的のような目印や、立ち位置を示すマークをつける方法を検討する。
- 清掃や洗濯が大変だという嫁の負担を考慮し、トイレのマットや便座カバーが本当に必要かを検討する。
- Bさんは尿意があってトイレまで移動できており、汚れるのはトイレの個室内だけである。床が汚れることは当たり前として、家族用の下駄を準備したり、平型の大判のパッドを敷いたりするなど、いくつかの方法を検討してみる。

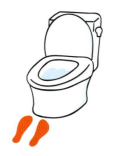

文献
1）吉田正貴，高橋渡，稲留彰人：なぜ高齢者になると尿失禁が増えるのか？．福井準之助編，プライマリケアのための高齢者尿失禁のマネジメント，医薬ジャーナル社，大阪，2004：12-17.
2）岩坪暎二：病院での排泄管理の実践と標準化．高齢者の泌尿器科疾患とその管理，老年医学 2009；47（10）：1255-1259.
3）吉川羊子，後藤百万，松川宜久，他：尿失禁患者の家族介護者における介護負担が与えるQOL（Quality of life）の評価（会議録）．日本泌尿器科学会雑誌 2006；97（2）：339.

3 日常生活機能のアセスメントとケア

⑤ 運動（移動）

丸山　優

■ 認知症者の運動（移動）

運動（移動）は、日常生活を営むうえで場所と場所をつなぐ手段となる基本的な能力となるだけでなく、その自立は主体的な生活をすることに大きくかかわる。移動能力が妨げられることは、生活範囲が著しく狭められることを意味し、個人の社会的機能に大きく影響する。

1. 運動（移動）能力とその障害

人が移動するには、身体を動かすための機能と、目的をもって行動を起こし、今いる場所とは違う場所をめざす認知機能がかかわっている。例えば、ベッド上からトイレに行きたいと感じた場合にトイレまで移動する動作は**図1**のようになる。

加齢に伴って、下肢筋力の低下、関節可動域の低下、バランス能力の低下、危険を察知する知覚情報の低下が生じると、安全に移動する機能に影響し、転倒しやすくなる。一般に加齢による身体機能の低下は長い年月をかけて徐々に進行するので、その対処法を身につけながら生活している。しかし、疾患により急激に運動機

能が低下した場合や、入院や入所といった生活環境が変化した場合は、対処法が身についておらず、できると思ったのにできなかった、という経験につながることがある。

2. 認知症者の運動（移動）能力の障害

認知症者の場合は、加齢に伴う身体機能の低下に加えて、見当識障害、記憶障害の影響を受ける。**図1**と同じ例で考えてみると、尿意を感じてトイレに行こうという意欲をもてるか、起き上がって必要な補助具を忘れずに使えるか、トイレの場所がわかるか、目的の方向に道をたどれるか、歩きながら周りを見て障害物があったら避けられるか、トイレに行こうと思ってからたどり着くまでその気持ちをもち続けて歩き続けられるか、という視点を加えることが必要である（**図2**）。認知症者では、運動（移動）に関連した身体的能力を保持していても、目的を見失うことで欲求がかなわず、行動が遂行されないことが生じやすい。

■ 運動（移動）を支援するケア提供者の姿勢

認知症者の移動において、転倒リスクは避けてはとおれない課題である。しかし、ケア提供者が「危ないから」という理由で行動を制限したり、常に監視されている環境では、認知症者は不要な安静をしいられ、廃用症候群に陥り、身体機能がますます衰えることになる。

また、認知症の行動・心理症状（behavioral and psychological symptoms of dementia：BPSD）によって不穏で行動に落ち着きのない認知症者は、生活行動の遂行に支障があるだけでなく、運動（移動）が過剰になることで、身体を消耗させ、転倒の可能性が増し、活動量が

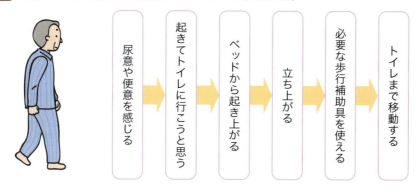

図1 目的をもって移動する動作（トイレへの移動の例）

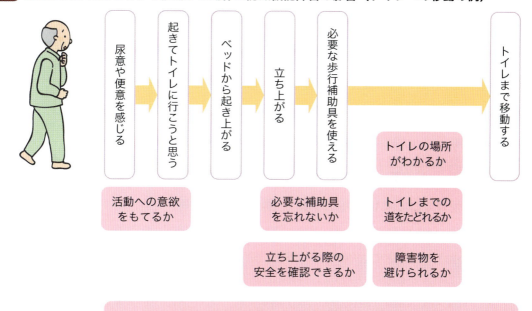

図2 認知症者が目的をもって移動する動作と認知機能障害の影響（トイレへの移動の例）

過剰な状態が続くと身体の不調を招く。

認知症者の運動（移動）を支えるケア提供者には、認知症者の動きを見守り、自分の力を発揮できるよう支える姿勢が大事である。ここでの見守りは常にそばにいて、転倒や事故が起こらないように監視することを意味するものではない。例えば、目印になるものを置いたり表示をわかりやすくすることで認知症者の行動を支援したり、行動パターンを把握して付かず離れずの位置で見守り、危険が生じたときには対応して事故に至らないようにする。さらに、疲れが生じていないか、混乱していないかを判断して必要に応じて声をかけたり、手を差し伸べる。認知症者が自分の動きに集中できるように、適度に緊張感を高めることが大切である。

低活動へのケア−自ら動き出せない認知症者へのケア−

認知症者の中には、日中も寝てばかりいる人、あるいは覚醒していても無為に過ごすことで日中低活動になっている人がいる。原因は、生活意欲の低下による場合と、見当識障害や記憶障害による場合が考えられる。

低活動になっている認知症者をよく観察して、何が原因となり運動（移動）を妨げているのかをアセスメントすることが必要である。認知症者では、自ら動きはじめることは難しくても、物を見せることや、手を引くなど最初の動作を導くことで、動き出すことにつながることも多い。その人の保持する能力を見きわめて、かかわり方を考えていくことが重要である。

低活動の認知症者は、ケア提供者を困らせることはなく、問題として焦点が当たらないことが多い。低活動の背景には、認知症による影響だけでなく、活動耐性が低下し、本人が活動したくても思うようにできない状態になっていることもある。活動耐性の低下とは、体力が消耗していて動こうと思っても動けない状態であり、休息をとり、体力や耐久力を強化することで回復が可能である。しかし、この状態をそのままにすれば、運動量の確保ができず、長期的には廃用症候群になる危険が増大する。

ケアにあたっては、まず全身状態の観察とアセスメントを行い、持病の悪化や感染症、栄養不良や脱水など体調不良をもたらす疾患や症状が潜んでいないかを確認する。もし、病的な状態が見つかれば、その治療を優先して行う。特に認知症者では、自覚症状を的確に伝えられないことがあるため、看護師による身体状態の観察とアセスメントが重要である。

低活動者が動きだし、動き続けるための援助項目と具体策[1]

1. いま何をすればよいか、理解を助ける

- □ 理解が困難な原因を探る
  - ・勧められていることに気づかない（難聴、覚醒不良、注意障害）
  - ・何を言われているのかわからない（難解な言葉、早口、理解力の低下）
  - ・いつ、どこでするのかわからない（見当識障害）
- □ 認知機能に合わせて理解を助ける
  - ・時刻とやることを確認できるような表示
  - ・情報を補って、理解しやすくする（本人の使う言葉、ものを見せる、場所を見せる）
  - ・簡潔で聞き取りやすい言葉で話しかける

2. 動作の準備を助ける

- □ 準備をはじめられない原因を探る
  - ・今までの習慣と時間がずれている
  - ・何が必要かわからない
  - ・必要なものがわかっても身体が動かない
- □ 病棟や施設での時間帯や状況を変化させる

第Ⅴ部 | 認知症者の日常生活のアセスメントとケア

・いつもの時間で行う
□ **ものの準備を助ける**
・いつも使っているものを準備する

3. 動作の開始を助ける

□ **動作をはじめられない原因を探る**
・どのように行うのかわからない（記憶障害）
・適切に道具を操作できない（失行）
・ヒントになる情報を見つけられない
□ **感覚にはたらきかけて動作を誘導する**
・最初の動作を導く
・本人と目が合う位置を確認しながら、呼びかける

4. 動作の継続を助ける

□ **動作を継続できない原因を探る**
・いま何をしていたのかわからなくなる（記憶の障害）
・人の気配、音でよそ見する、よそ見から戻れない（注意障害）
・情報が多すぎて混乱する
□ **感覚にはたらきかけながら動作の継続を助ける**
・いまの動作に集中できるように1人のケア提供者が継続してかかわる
・動作が止まったときには、いま何をしているのか適度に声をかける
□ **疲労に対して援助する**
・疲労が強く動作の継続が困難であれば、介助する

▌過活動へのケア－動きが過剰な認知症者へのケア－

　低活動の人がいる一方で、動作を繰り返して終了できない、あるいは注意散漫で行うべき動作が中断し何をしたらよいかわからなくなって徘徊するなど、過活動になっている人がいる。混乱し、過剰に刺激された状態では、目的のある運動（移動）は行えない。

　過活動になっている認知症者に対して、活動と休息のバランスに注意を払い、身体状態を維持するために食事や水分の摂取量と体重の変化を観察していくこと、転倒による骨折等のリスクをマネジメントするために転倒予防対策をと

ること、徘徊の原因となる要因をアセスメントして安心して過ごせる環境をつくることも重要である。

　過活動の認知症者は、環境の中で目立ちやすく、ケアの必要性は比較的認識されやすい。しかし、事故予防の観点からケアの目的が「静かに座っていられること」になると、それが本人の運動（移動）を阻害する要因となり、低活動状態を誘発することになりかねない。認知症者本人の欲求が満たされ、安心して過ごせることをめざす視点を忘れてはならない。

153

過活動者が動きに集中し、終了するための援助項目と具体策[1]

1. 動作の継続を助ける

☐ 行うべき動作を継続できない原因を探る
- いま何をしていたのかわからなくなる（記憶の障害）
- 人の気配、音でよそ見する、よそ見から戻れない（注意障害）
- 注意がそれやすいものは何か
- 情報が多すぎて混乱する（次々に話しかけられる）

☐ 感覚にはたらきかけながら行うべき動作の継続を助ける
- いまの動作に集中できるように1人のケア提供者が継続してかかわる
- 注意がそれやすいものを、動作時は目に入らないように工夫する
- ケア提供者どうしの話し声で動作が中断されないように気をつける

2. 動作の終了を助ける

☐ 動作を終えられない原因を探る
- いつ、どうやったら終えてよいのかわからない（記憶の障害）
- 動作をやめられない（失行）
- 本人なりに納得できずにやめられない

☐ 動作を終えられるように助ける
- 動作を終えてよいことを言葉で伝える
- 言葉だけでやめられないときは、手を添えて動作の終了を知らせる
- 本人が納得できるような終了の仕方を工夫する
- 動作を終了できたら安心して過ごせる過ごし方を提供する

3. 会話を助ける

☐ こだわっている場合は、気持ちを切り替えられるよう話題を転換する

生活を活性化する環境づくり

認知症者が適切な運動（移動）行動を起こそうと思える、活性化された生活が送れる環境が重要である。日常生活のめやすとなる情報を認知でき行動が動機づけられる環境、行動するときにそれを妨げない環境づくりが重要である。

文献
1）酒井郁子，諏訪さゆり，飯田貴映子：高齢者が生活リズムを整えるためのケア．中島紀恵子，石垣和子監修，高齢者の生活機能再獲得のためのケアプロトコール 連携と協働のために，日本看護協会出版会，東京，2010：48-49.

第V部 | 認知症者の日常生活のアセスメントとケア

4 認知症者の転倒予防

鈴木みずえ

転倒の定義

海外では転倒（fall）は、自分の意志ではなく、地面、床またはより低い面に身体が接することと定義されている[1]。日本では、東京消防庁による転倒の定義があり、**表1**のように転倒、転落、墜落をさらに細かく分類している[2]。

認知症者の転倒のリスク

認知症者の転倒のプロセスを**図1**に示した。認知症者は加齢や認知症に伴う脳神経障害の影響による歩行・バランス能力の低下、ADLの障害によって転倒しやすい状況にある。さらに認知機能障害（中核症状）による記憶障害、失行・失認、注意力の障害や、いわゆるBPSDなどが転倒を引き起こすリスクとなっている。認知症者が言語で適切に訴えられないニーズも危険な行動を助長して、転倒の危険性をさらに助長させている。

1. 認知症の種類と転倒

認知症の種類別の転倒の危険性は、アルツハイマー型認知症、次に血管性認知症、レビー小体型認知症、認知症を伴うパーキンソン病の順番で高くなる[3]。

レビー小体型認知症の転倒は、歩行に関する運動機能の低下や注意力の障害などの影響が考えられる。また、パーキンソニズムが1年以上先行した認知症の場合、認知症を伴うパーキンソン病と診断されるが、歩行障害、自律機能

表1 転倒の定義（東京消防庁）

転倒	同一面上でバランスを失い倒れて受傷したもの（押され、突き飛ばされ、スリップ、つまずき等）
転落	高低差のある場所から地表面または静止位置までのスロープなどに接触しながら転がり落ち受傷したもの
墜落	高所から地表または静止状態まで落下し受傷したもの（転落に起因し墜落したもの、および墜落に起因し転落したものを含む）

155

図1 認知症高齢者の転倒の特徴

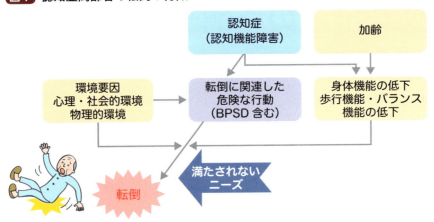

の低下などのパーキンソニズムが歩行機能やバランス機能を低下させ、転倒を引き起こしている。

2. 認知症者の認知機能障害による転倒リスク

認知症の認知機能障害（中核症状）における転倒リスクを**表2**に示した。記憶障害のために介助の必要性を伝えても憶えられない、見当識障害のために場所、時間がわからず自分の居場所を探して歩き回って転倒を引き起こしている。視空間障害では、物の位置がわからず、物につまずく・ぶつかるなどして転倒しやすい。

精神科病棟の認知症者では、歩行障害よりも視空間障害（MMSEの5角形の図形模写が困難、**図2**）が有意な転倒リスクとなってる報告[4]もある。視空間障害のある認知症者に対しては生活環境の障害物を除去したり、椅子などを周囲の色と区別できるわかりやすい色にするなどの工夫が必要である。

3. BPSDによる転倒のリスク

アルツハイマー型認知症者がいわゆる徘徊をする場合は、そうでない認知症者に比べて有意に転倒による骨折を引き起こしている報告[5]がある。特に、目的もなく歩き回る行動では注意力が低下しており、転倒のリスクは高まる。

従来の徘徊以外にも、興奮して大声をあげたり、介護者の介護を拒否しようとするなど、立位や移動などの行動や興奮や怒りなどの感情の高まりを伴う、いわゆるBPSDでは、さらに転倒のリスクを増大させる。

4. 転倒を引き起こす危険な行動

認知症者は認知機能障害やいわゆるBPSDから転倒につながる危険な行動を起こし、転倒を引き起こしている。著者らは**表3**のように転倒を引き起こす危険な行動を11項目の行動に分類した。

年齢、性別、認知機能などをコントロールしても1.6倍転倒しやすい報告がある[6]。認知症者はこのような行動が危険と認識できない、危険を予測できないことから転倒につながるが、これらの行動には原因があり、原因の分析の解明が重要である。

表2 認知症の認知機能障害における転倒リスク

認知機能障害	具体的な症状	転倒との関連
記憶障害	新しいことが覚えられない、思い出せない	介助の必要性を覚えていない 物を置いた場所がわからない 覚えられない
見当識障害	時間、場所などがわからない	時間、場所などがわからず、歩き回って転倒する 見守り体制の十分でない夜間 活動量が増加
視空間障害	物は見えるが何か認識できない	空間認知の障害のために物の位置がわからず、つまづく・ぶつかる
失認・失行	適切な動作ができない	衣服や履物を正しく着用できないためにバランスを崩して転倒しやすい
注意力障害	注意力が障害される	注意深い行動が取れない、注意喚起を理解できずに転倒する

図2 MMSEの五角形の模写

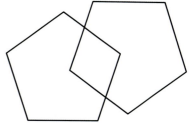

五角形の模写や2個の重なりが描けない認知症者の場合、視空間の障害のために転倒を引き起こす可能性が高い。

表3 転倒を引き起こす危険な行動

- 突発的な行動をとる
- 興奮して動き回る
- 看護・介護援助に対して抵抗する
- 車椅子の座位姿勢バランスが崩れる
- 危険に対して意識せずに行動する
- 指示に従わず1人で行動（移乗・トイレ・歩行など）しようとする
- 状態が悪いときでも普段と同じような行動をする
- 車椅子から急に立ち上がったり、歩きだそうとする
- 実際はできない行動（歩行、立位、移乗など）を自分1人でできると思って行動する
- 尿意、便意を感じると、突発的にトイレに行こうとする
- 尿意、便意が気になって落ち着かない

Suzuki M, Kurata S, Yamamoto E, et al. Impact of fall-related behaviors as risk factors for falls among the elderly patients with dementia in a geriatric facility in Japan. *Am J Alzheimers Dis Other Demen* 2012；27（6）：439-446.より引用

認知症者の転倒予防のポイント

認知症者は脳の障害やコミュニケーション障害のために何も考えていない、感じていないと思われがちである。しかし、人生で培われた独自の価値観、生活習慣などがある自分の意思をもった人である。コミュニケーション障害など自らニーズを満たすことができないことでさまざまな生活の支障を引き起こしている。

このように自らのニーズが満たせなくなった状態は、転倒につながる危険行動を引き起こしやすく、認知機能障害である注意力や判断力の欠如から転倒を起こしやすい[7]。日常生活の援助を中心に、認知機能障害の障害に合わせた援助が転倒予防の基盤となり、認知症者それぞれの価値観や独自のニーズが満たされ生活が落ち着けば、転倒は起こりにくい（図3）。

1. 認知機能障害に対する転倒予防ケア

記憶障害から転倒の危険性が高く、介助を呼ぶ必要性や手段を記憶できない認知症者には、記憶を助けるための工夫をすることが転倒予防につながる。

例えば排泄に関連した移動の際に、転倒を引き起こすことが多い。トイレの場所がわからなくても文字がわかる認知症者には、トイレの入口にわかりやすく文字で「便所」と書いた紙を掲示すると、混乱せずに行くことができ、転倒リスクの回避につながる。

2. BPSDに対する転倒予防ケア

精神的なストレスや不安、気になることがあるとBPSDにつながる。本人のストレスを緩和するような工夫や、落ち着いて生活できるようにレクリエーションや運動などをケアに盛り込んで支援をすると、精神的なストレスの軽減から転倒予防につながる。

3. 危険な行動に対する転倒予防ケア

危険な行動の理由を本人に確認したり、本人から訴えのない場合は個別の背景や行動を引き起こす原因を分析する。特に転倒の現場で、周

図3 認知症高齢者の転倒予防のポイント

認知症高齢者は人生で培われた独自の価値観、生活習慣などのある自分の意思をもった人。しかし、コミュニケーション障害など自らニーズを満たすことができない。その結果、転倒につながる危険行動を引き起こしやすく、認知機能障害である注意力や判断力の欠如から転倒を起こしやすい。

日常生活の援助を基盤として、認知機能障害の障害に合わせた援助が転倒予防の基盤となる。

認知症高齢者のそれぞれの価値観や独自のニーズが満たされて、生活が落ち着けば転倒は起こりにくい。

鈴木みずえ，丸岡直子，加藤真由美，他：臨床判断プロセスを基盤とした認知症高齢者の転倒予防看護質指標の有用性 急性期病院と介護保険施設の比較による検討．老年看護学 日本老年看護学会誌 2014；19（1）：43-52.より一部改変して転載

囲の環境や動作を再現し、転倒を引き起こした原因を徹底的に分析する。転倒事故報告書などでは、スタッフの観察不注意などと書かれている場合があるが、転倒の原因を認知症者の生活環境や行動、スタッフの勤務体制や支援方法から徹底的に分析する。

また、認知症者は言語で適切な訴えができないため、突発的な危険な行動の背景は、体の痛みや苦痛である可能性もある。椅子から立ち上がる場合、スタッフが行動を抑制しがちであるが、一時的な危険は回避できても、立ち上がってしまうために根本的な転倒予防につながらない。動きたいというニーズに対しては、行動を抑制するよりも積極的な歩行訓練などによってそのニーズが満たされることで、椅子から立ち上がるという行動の軽減につながる。

4. 本人の意思や気持ちを大切にした転倒予防ケア

排泄の介助などはプライバシーや尊厳にかかわるケアであり、信頼関係のあるスタッフでないと安心して受け入れられないものである。認知症者は、自分の能力を過信したり、現在の身体機能を十分認識していない、自尊心による「ひとりでもできる」という思いなどさまざまな理由で、介助の必要性を説明しても介助を求めない場合がある。介助を求めないのは忘れたのではなく、本人が介助してもらいたくないという可能性もある。遠慮なく介助が受けられるような人間関係を築くことが転倒予防の基本である。

5. 1日をトータルに考えた転倒予防

認知症者は、夜間に眠れず歩き回って危険な行動を引き起こすなど、生活リズム障害を引き起こす場合も多い。認知症者の転倒リスクの高い状況や危険な行動を起こす場面だけを考えるのではなく、1日をトータルに考えた転倒予防を行う（図4）。高齢者がしたいこと（ニーズ）に対応するケアを1日でどう満たしていくのか、食べる、寝る、排泄する、楽しみなどのケアを充実させて日常生活の質を高めることは重要である。

図4 1日をトータルに考えた転倒予防

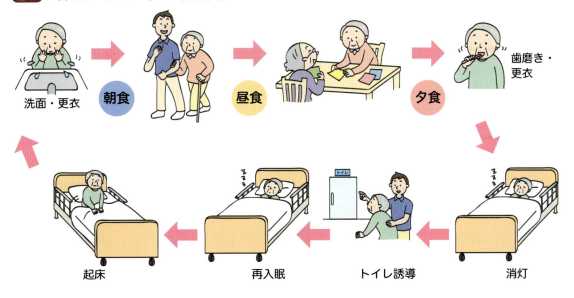

事例 シルバーカーから椅子に移ろうとして転倒してしまった

Ａさん（70歳代、女性）　血管性認知症　歩行障害のためにシルバーカーを使用している。

1）転倒の状況

　Ａさんが夕食後に看護師を呼びとめて話をしようとするが、看護師は他の高齢者の介助で忙しく対応ができなかった。そのために食堂を行ったり来たりして、30分ほど歩き回っていた。歩き回って疲れて自分のシルバーカーに座っていて、椅子に移ろうとした際、足がもつれて椅子ごと転倒し、左頭部を打撲した。

2）ケアの実際

①お金のことが気がかりであり、安心してもらえるように統一したケアを行う

　Ａさんは、親戚が借金をして会社を倒産させた苦労をみているために、金銭感覚は特に敏感であった。領収書を家族だけでなく、本人にも手渡し、本人の金銭管理を一緒に毎日点検するなどを日課とした。

②照明が十分でない場所は照明を設置して明るくし、障害物を少なくする

　照度が十分でないと視空間障害（認知機能障害）から障害物が認識できずにぶつかり、転倒する可能性がある。夜間暗くなりやすい場所やトイレなどは乾電池式の人感センサーライトなど足元に設置する。

③Ａさんが行き来する場所に椅子を置くなど休憩場所を設置する

　歩行障害があるためにシルバーカーを使用しているが、椅子のある場所に「休憩所」と掲示して休める場所であることを示す。

④できるだけ本人の訴えを聴き、不安の原因を解消するようなかかわりをする

　Ａさんの不安を解消するために、看護師ができるだけ話を聴く時間をとった。

3）その後

　看護師がＡさんに１対１で対応する時間が増え、不安を感じて歩き回る行動は少なくなった。休憩所の椅子で座っている様子もみられ、転倒の回数は少なくなった。

文献
1）Ory MG, Schechtman KB, Miller JP, et al. Frailty and injuries in later life: the FICSIT trials. *J Am Geriatr Soc* 1993; 41（3）: 283-296.
2）武藤芳照：中高年者の転倒と身体特性との関連. 武藤芳照, 上野勝則, 黒柳律雄, 他編, 転倒予防教室 転倒予防への医学的対応 第2版. 日本医事新報社, 東京, 2002：2-10.
3）Allan LM, Ballard CG, Rowan EN, et al. Incidence and prediction of falls in dementia: a prospective study in older people. *PLoS One* 2009; 4（5）: e5521.
4）Eriksson S, Gustafson Y, Lundin-Olsson L. Characteristics associated with falls in patients with dementia in a psychogeriatric ward. *Aging Clin Exp Res* 2007; 19（2）: 97-103.
5）Buchner DM, Larson EB. Falls and fractures in patients with Alzheimer-type dementia. *JAMA* 1987; 257（11）: 1492-1495.
6）Suzuki M, Kurata S, Yamamoto E, et al. Impact of fall-related behaviors as risk factors for falls among the elderly patients with dementia in a geriatric facility in Japan. *Am J Alzheimers Dis Other Demen* 2012; 27（6）: 439-446.
7）鈴木みずえ, 丸岡直子, 加藤真由美, 他：臨床判断プロセスを基盤とした認知症高齢者の転倒予防看護質指標の有用性 急性期病院と介護保険施設の比較による検討. 老午看護学 日本老年看護学会誌 2014；19（1）：43-52.

第Ⅴ部 認知症者の日常生活のアセスメントとケア

5 認知症者の感染予防

渋谷智恵

認知症者と感染

その多くが高齢者である認知症者は、加齢による生態防御能の低下で易感染状態となり、感染を起こしやすいと考えられる。また感染予防策の実施においては、認知機能の低下などにより認知症者本人からの協力は得にくく、感染拡大の危険という問題も考えられる。

認知症者が感染するということは、本人に身体的・精神的苦痛などをもたらすだけでなく、周囲への感染拡大予防も難しい状況となり、医療・介護施設においては重大な事態につながる可能性がある。それを避けるために施設が行うべきことは、認知症者が感染を起こさず安心し

て療養できる環境を整えることである。

具体的には、施設管理者は自ら感染予防の重要性を理解して、積極的に環境整備や教育を推進する。職員は「基本的な感染予防策」を理解し日常的にそれが実践でき、万が一感染が発生した場合には、適切な予防策を徹底し「感染拡大予防」に努める。つまり施設全体で感染対策に取り組む体制整備が重要となる。

認知症者であることで実施すべき感染対策が変わるわけではない。個々の症状に応じ工夫が必要になる場合もあるが、いかに基本的な対策を遵守するかが、感染予防には重要となる。

日常的に行う「基本的な感染予防策」

1. 主な標準予防策[1]

標準予防策（standard precautions）とは、感染症の有無にかかわらず、すべての人に対して標準的に行う感染予防策である。その考え方は、「あらゆる人の血液、体液、分泌物、汗以外の排泄物、創傷のある皮膚、粘膜を、感染の可能性があるものとして取り扱う」というものである。

しかし医療現場においては、全患者がすべての感染症について検査をされているわけではない。医療従事者が把握する患者の感染症情報は、全体のほんの一部である。感染予防を徹底するためには、把握している感染症情報にとらわれず、どの人も感染の可能性があると考え対応することであり、その考えを基盤とする対策

が標準予防策である。標準予防策のすべての対策をここで紹介することはできないが、その主たる対策について以下に示す。

1) 手指衛生の実施

手指衛生は、感染予防における重要な対策であり、速乾性擦式消毒薬による手指消毒（図1）と、抗菌（または普通）石けんと流水による手洗い（図2）の2つの方法がある。目に見える汚れがある場合は手洗いを行い、目に見える汚れがない場合は手指消毒または手洗いのどちらを行ってもよい。

医療従事者が感染の媒介者にならないためには、手指衛生をいつ行うか、そのタイミングを理解し実践する必要がある。WHOのガイドラ

図1 速乾性擦式消毒薬による手指消毒

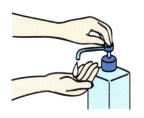
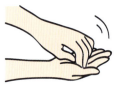
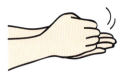
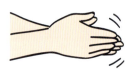

1. 消毒する範囲が15秒以内に乾かない十分量のアルコールを手にとる。
2. 手のひらを丸めて液をため、指先をアルコールにひたす。
3. 反対の指先も同時に浸す。
4. 手のひらを合わせて指の先まで擦り込む。

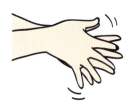
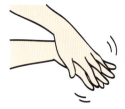
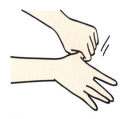
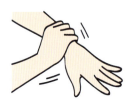

5. さらに指の間にもよく擦り込む。
6. 手の甲に手のひらを合わせて、指の間に擦り込む。
7. 親指を手のひらで包むように擦り込む。
8. 手首をもう片方の手で包み、ねじるように擦り込む。

図2 石けんと流水による手洗い

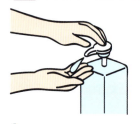
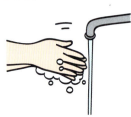
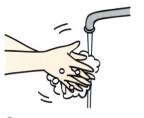
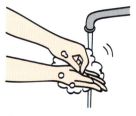

1. 手を濡らしてから、液体石けんを必要量手にとる。
2. 手のひらをこすり合わせて、十分に泡立てる。
3. 手のひらを合わせて、指の間まで洗う。
4. 両手の指の先を洗う。

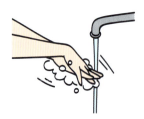
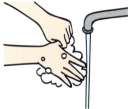
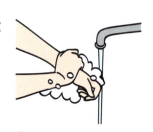
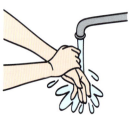

5. 手の甲に手のひらを合わせて、指の間まで洗い流す。
6. 親指を手のひらで包むように指の先まで洗う。
7. 手首をもう片方の手で包み、ねじり洗いをする。
8. 流水で十分にすすぎ、ペーパータオルで完全に水分を拭き取る。

イン[2]では、手指衛生を必要とする場面を「5つの瞬間」として示している（図3）。

2）適切な個人防護具の着用

医療・介護スタッフが患者と接するときには、常に患者の血液や体液などに、どのくらい接触する可能性があるかを考える。そしてそれらとの接触が予測される場面では、その接触を避けるために必要な個人防護具を選択し着用する（表1）。

3）咳エチケットの実施

インフルエンザなどの呼吸器感染症は、感染している人が咳やくしゃみをして、そのしぶきに含まれるウイルスなどを別の人が吸い込むことなどで感染する。感染症の診断の有無にかかわらず、咳やくしゃみをする人がいる場合には、鼻と口からしぶきが飛ばないようマスク着用を勧める。また自分自身が咳やくしゃみをしている場合には、他の人への感染予防としてマスクを着用する。

しぶきを手で受けるなど手指が汚染した場合は、すみやかに流水と石けんによる手洗いを行うことも重要である。

2. ワクチン接種

ワクチンとは、生体に免疫をつくらせ感染症を予防するための製剤である。ワクチン接種することは、その人の感染症に対する抵抗力を高め感染予防としての効果が期待できる（表2）。

1）認知症者に推奨される予防接種

認知症者の多くが高齢者であることをふまえ、以下の2つの予防接種が推奨される。

1つは高齢者の定期予防接種の対象疾患であるインフルエンザのワクチンである。65歳以上高齢者と60〜64歳で基礎疾患のある人にはインフルエンザワクチン接種が勧奨されており、発病予防と重症化予防が期待できる。もちろん高齢者に限らず、接種不適当者に該当しなければ、すべての人が積極的に流行に備えてワクチン接種を受けることが勧められる。ワクチンは接種後2週間程度で効果が現れ、約5か月間その効果は持続する。流行期を考えると毎年12月中旬までには接種しておくことが望ましい。

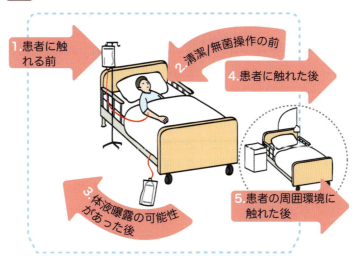

図3　手指衛生を必要とする5つの瞬間

WHO. Clean Care is Safer Care. Save Lives：Clean Your Hands "My 5 Moments for Hand Hygiene". を参考に作成
http://www.who.int/gpsc/5may/background/5moments/en/（2016.3.1.アクセス）

表1 個人防護具の種類と使用する場面

種類	使用する場面
手袋	● 血液・体液などに直接触れるとき ● 汚染している物品や、環境表面に触るとき ● 採血、吸引、点滴交換時　など
マスク	● 血液や体液などが鼻や口に入る可能性があるとき ● 咳をしている人と接するとき ● 自分自身が咳をしているとき
ゴーグル	● 血液・体液などが飛び散り、目の粘膜を汚染する可能性があるとき
ガウンエプロン	● 血液や体液、排泄物などでユニフォームや腕が汚染する可能性があるとき

表2 高齢者の医療・介護におけるワクチン接種

高齢者に推奨される予防接種	
インフルエンザワクチン	毎年12月中旬までに接種
肺炎球菌ワクチン	65歳以上で1回接種
医療・介護施設職員に推奨される予防接種	
インフルエンザワクチン	毎年12月中旬までに接種
麻疹ワクチン	いずれの疾患にもかかったことがない、あるいは予防接種を受けていない、または予防接種を受けたが1回しか受けていない人が対象。ワクチンにより免疫を獲得する場合の接種回数は、1歳以上で「2回」が原則である[3]
水痘ワクチン	
風疹ワクチン	
流行性耳下腺炎ワクチン	
B型肝炎ワクチン	抗体のない人が接種対象 3回接種で1クール

もう1つは肺炎球菌ワクチンであり、65歳以上高齢者と60〜64歳で基礎疾患のある人を対象に、1回の定期接種が行われている。日常的な成人肺炎の約3分の1は肺炎球菌が原因と考えられており、肺炎球菌に対する免疫力を高めることは高齢者の肺炎予防につながる。

2）職員に推奨される予防接種

ワクチンで予防可能な疾患に対して職員が予防接種を受けることは、本人の健康生活を守るだけでなく、職員が感染の媒介者にならないためにも重要である。インフルエンザワクチンは毎年接種が必要であるが、それ以外の流行しやすいウイルス疾患（麻疹、水痘、風疹、流行性耳下腺炎）で免疫がないものや、血液等を介して感染するB型肝炎ウイルスの予防接種についても、計画的に実施できるような体制を整えることが望ましい。

感染発生時に行う「感染拡大予防策」

施設内で感染が発生した場合、感染した患者の早期回復をめざすと同時に、さらなる二次感染を予防することが重要となる。それぞれの感染症にはその原因となる微生物が存在し、微生物の感染経路をふまえた感染経路別予防策によって感染拡大を防ぐ。

1．感染経路別予防策

すべての人に対し標準的に行う標準予防策に加えて、感染している人または感染の疑いがある人に対して行う対策が、感染経路別予防策である。感染経路別予防策には、接触予防策、飛沫予防策、空気予防策がある（**表3**、**4**）。

1）接触予防策

微生物が手や皮膚に直接接触したり、汚染された物品等を介した間接接触によって感染する経路が接触感染である。接触感染する微生物への感染または感染が疑われる患者に対して適応される予防策が、接触予防策である。

2）飛沫予防策

患者の咳やくしゃみによって生じた飛沫粒子（5μm以上）に含まれる微生物が、別の人の目や鼻口の粘膜に到達し感染する経路が飛沫感染である。飛沫はおよそ2〜3mの距離で地上に落下するため、離れた場所にいる人までは届かない。飛沫感染する微生物への感染または感染が疑われる患者に対して行う予防策が、飛沫予防策である。

3）空気予防策

患者の咳やくしゃみによって生じた飛沫核（5μm以下）が長時間空中を浮遊し、それを吸い込んだ別の人が感染する経路を空気感染という。患者との距離が離れていても、長時間浮遊する飛沫核の拡散によって、同じ空間、フロア内でそれを吸い込み感染する可能性がある。空気感染する微生物への感染または感染が疑われる患者に対して行う予防策が、空気予防策である。

2．認知症者が注意すべき主な感染症

施設内での感染を最小限にとどめるには、少しでも早く感染発生に気づき、すみやかに感染経路別予防策を実施する必要がある。しかし認知症者が自身の体調変化に気づくこと、また気づいたとしてもそれを職員に訴えることは難しい。また高齢者になると明らかな徴候が出現しにくく、自覚症状も乏しくなる。本人の訴えに頼るだけでなく、職員が感染症に対する知識をもち、意識的に患者の体調変化に注意することが重要である。

表3 感染経路別予防策

	接触予防策	飛沫予防策	空気予防策
患者配置	● 急性期医療機関では個室が望ましい ● 個室が難しく同じ病原体に感染または保菌している患者が複数の場合は、その患者らを同室とする（コホーティング） ● 個室もコホーティングも難しければ、同室となる患者の病態を考慮しながら一般の多床室。ベッド間隔を1m以上あけ、カーテンなどで仕切る	● 個室が望ましい ● 個室が難しく同じ病原体に感染している患者が複数の場合は、コホーティングする ● 個室もコホーティングも難しければ、同室となる患者の病態を考慮しながら一般の多床室。ベッド間隔を1m以上あけ、カーテンなどで仕切る	● 空調が陰圧に管理された個室が望ましい
個人防護具	● 患者の個室あるいはカーテンで仕切られたベッド周囲環境に入る際には、手袋とガウン（またはエプロン）を着用してから入る ● 着用していた個人防護具は、病室から出る前に廃棄する	● 患者の個室あるいはカーテンで仕切られたベッド周囲環境に入る前に、外科用マスクを着用する	● 患者が陰圧室以外の場所にいる場合は、外科用マスクを着用させる ● 医療従事者は、患者の病室に入る前にN95微粒子用マスクを装着する
患者搬送	● 隔離期間中の患者の移動は最小限とし、どうしても個室や仕切られた環境から出る場合は、周囲環境を病原体によって汚染しないよう注意する ● 患者搬送時、スタッフは新しい個人防護具を着用する	● 隔離期間中の患者の移動は最小限とし、どうしても個室や仕切られた環境から出る場合は、咳エチケットに従い患者に外科用マスクを着用させる	● 隔離期間中の移動は最小限とし、どうしても移動が必要な場合は、患者に外科用マスクを着用させる
その他の接触予防策	【患者に使用する物品】 ● できるだけ患者専用にするかディスポーザブル製品を使用する ● 他の患者に使用する場合は、適切な方法で洗浄、消毒してから使用する	【環境対策】 ● 少なくとも1日1回は清掃する ● 特に頻繁に手指が触れる場所（オーバーテーブル、ベッド柵、ドアノブなど）や患者周囲の機器類はできるだけ頻繁に清拭消毒を行う	

CDC：2007 Guideline for Isolation Precautions: Preventing Transmission of Infectious Agents in Healthcare Settings.
http://www.cdc.gov/hicpac/pdf/isolation/Isolation2007.pdf（2016.3.1.アクセス）を参考に作成

表4 感染経路別の主な感染症	
接触感染	ノロウイルス胃腸炎、腸管出血性大腸菌感染症、疥癬、MRSA（メチシリン耐性黄色ブドウ球菌）など多剤耐性菌感染症　など
飛沫感染	インフルエンザ、百日咳、風疹、流行性耳下腺炎　など
空気感染	結核、麻疹、水痘　など

MRSA（Methicillin-Resistant *Staphylococcus Aureus*）：メチシリン耐性黄色ブドウ球菌

施設内で流行しやすい代表的な感染症について以下に示す。

1）インフルエンザ

インフルエンザウイルスを原因として、毎年12月〜翌3月くらいまでに全国的な流行を起こす感染症である。主な感染経路は飛沫感染だが、患者の飛沫で汚染した環境を介し接触感染することもある。1〜5日間（平均3日間）の潜伏期間を経て、突然38〜40℃の高熱が出現し、咽頭痛、咳、頭痛、関節痛、全身倦怠感などの症状がみられる。

症状のある期間は他の人に感染させる危険があり、感染経路別予防策を徹底する必要がある。

2）ノロウイルス胃腸炎

手指や食品を介してノロウイルスを経口的に摂取することで感染する。24〜48時間の潜伏期間を経て、嘔吐、下痢、腹痛などの症状が出現する。

患者の吐物や便には大量のノロウイルスが排出されるため、接触予防策を徹底してそれらを適切に処理し、ウイルスを拡散しないことが重要である。処理する人がウイルスを吸い込まないためには、マスクの着用も必要となる。手指衛生は、アルコール製剤による手指消毒では効果が不十分で、流水と石けんによる手洗いが推奨される。また汚染した環境の消毒には、次亜塩素酸ナトリウムなどの使用が勧められる。

3）結核

空気中に存在する結核菌を吸い込み空気感染する感染症である。結核菌に感染しても発病するのは1割程度で、ほとんどの人は自身の免疫力により発病することはない。ただしその結核菌は休眠状態のまま体内に存在し続ける。高齢者は若い時期に結核蔓延期を過ごし、結核菌を保菌している人が多く、基礎疾患などが原因で免疫力が低下すると、体内の結核菌によって発病する可能性がある。咳、痰、微熱などの症状が長く続き、体重減少、食欲不振、寝汗などの症状がある場合は、常に結核を疑う視点が必要である。

文献

1）CDC. 2007 Guideline for Isolation Precautions: Preventing Transmission of Infectious Agents in Healthcare Settings.
http://www.cdc.gov/hicpac/pdf/isolation/Isolation2007.pdf（2016.3.1.アクセス）

2）WHO. Guidelines on Hand Hygiene in Health Care. 2009.
http://apps.who.int/iris/bitstream/10665/44102/1/9789241597906_eng.pdf（2016.3.1.アクセス）

3）日本環境感染学会 ワクチンに関するガイドライン改定委員会：医療関係者のためのワクチンガイドライン 第2版. 2014.
http://www.kankyokansen.org/modules/news/index.php?content_id=106（2016.3.1.アクセス）

事例 食事前の手洗いが行えない

Aさん（80歳代、女性）　アルツハイマー型認知症
地域でノロウイルスによる感染症が流行し、介護老人福祉施設では食事前に入所者全員の手洗いを徹底する対策を立てた。入所中のAさんにも説明をしたが、手洗いをしないまま食事をしようとする姿が何度も見られた。

1) アセスメント

食事前の手洗いをBさんに促すと、「手はさっき洗ったから」と言って洗おうとはせず、何度も促すと怒り出す。このときのBさんが置かれている状況は、認知症による記憶障害から確かに「手は洗った」と思い込んでいるにもかかわらず、まるで自分が嘘をついているかのようにしつこく注意されていると感じている可能性がある。

2) ケアのポイント

認知症者の手洗いを支援するためには、本人が前向きに「やろう」という気持ちをもてるよう、いくつもの工夫が必要になる。

①食堂の入り口、食事をするテーブルなど、食事をする環境で目のつきやすい場所に、「食事の前には手洗いをしましょう」というメッセージが伝わるポスターを掲示する。

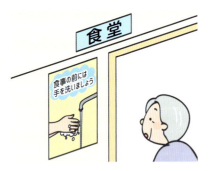

②食事のために食堂のテーブルに向かう行動範囲の途中で、「食事前だから手を洗ってから行きましょう」と声をかけ、そのまま洗面所へ誘導する。また食事前にトイレに行く習慣があれば、トイレが済んだあとに手を洗ってから食堂のテーブルにつくようにする。手洗いのためだけの行動を促したり、テーブルについてしまってから声をかけたりすると、手洗いを拒否される可能性がある。

③声をかけながら援助者も一緒に手を洗う（模倣）。手を洗う動作は、水を流し、石けんを泡立て、手指をこすり合わせるなど複雑である。1つ1つの動作に迷わないよう、一緒に声をかけながら手洗いをすることで安心感を与えることができる。

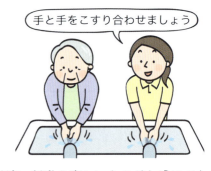

④手洗い行動を楽しいものだと感じてもらう。インターネットを検索すると、たくさんの手洗いの歌を見つけることができる。黙々と儀式のように行う手洗いよりも、歌などの音楽に合わせて行うことで、手洗いを楽しいものだと感じてもらうことができる。

⑤女性の場合はいい香りのする石けんなどを使用することでも、手洗いを楽しんでくれる場合もある。

このほか急に水を出して驚かさない、手洗いの水が冷たければ温水にするなど、本人の表情や態度に注意しながら、手洗いを安心して行える環境づくりをしていくことが大切である。

第 VI 部

多様なケアの場における
認知症ケアマネジメント

1 認知症ケアマネジメントの視点

髙山成子

認知症ケアマネジメントのプロセス

　入院した認知症者の看護の目標は、入院目的である疾患の治療効果を最大にして回復を図るとともに認知症の悪化を予防し、1日も早い退院を実現することである。この目標に向けた認知症者のケアマネジメントは、認知症者にとっての望ましい入院生活を維持・継続することを阻害するさまざまな生活上の課題に対し、課題解決に至る方向（目標）を明らかにし、総合的なアプローチによって課題解決を図るプロセスである（表1）。

認知症者のケアマネジメントの要素

　認知症者にとって過大な身体・心理負担は不穏・混乱を増強させ、過少の刺激は心理的活性や脳の活性を衰えさせる。適切な目標を設定するために複数の要素の経過を全体的にとらえることが重要である（図1）。

1. 認知症による障害と残された力

　進行する認知障害を予測しながら悪化させる環境要因をマネジメントすると同時に、潜在する残された力を認知症者とともに引き出す。

2. 認知症の進行に伴うBPSD

　認知症の行動・心理症状（BPSD）は中等度で最も頻度が高く、認知障害は中等度で急に悪化する。BPSDは障害された力と残された力の拮抗で生じ、残された力を弱める環境でさらに認知症が悪化すると予測できる。残された力を強める環境をマネジメントして、BPSDの発生を予防し、低下させる。

3. 年齢による身体機能

　高齢になるほど身体機能は低下する。過安静は筋力や臓器機能を低下させ、長期薬剤服用は

表1 マネジメントプロセスにおける認知症者特有の視点

- ケアマネジメントの中心は常に患者（利用者）で、認知症者も例外でない
- 「認知症者にとって望ましい入院生活の維持を阻害する生活上の課題」のアセスメントでは認知症者の意志確認が必要不可欠
- 認知症者のコミュニケーション力障害をふまえ、時間を変え、場所を変えた多様なケアをとおして情報収集を行う
- 認知症者の問題行動を変えようとする前にまず環境を変えるケアをプランする
- 認知症者の行動修正の必要があるときは、残された力の積極的な活用をプランする

副作用を増強し、視力・聴力の低下は集中力を、日々の刺激の少なさは脳の活性を低下させる。その人の年齢に影響する治療・生活を判断し、マネジメントすることが重要である。

4. 入院目的の疾患の経過

入院治療が必要な疾患の回復経過の良し悪しは認知症に最も影響する。看護師はその人の今までの疾患経過に基づき、入院中の治療経過・退院後の経過を予測しながら目標設定し、マネジメントする。

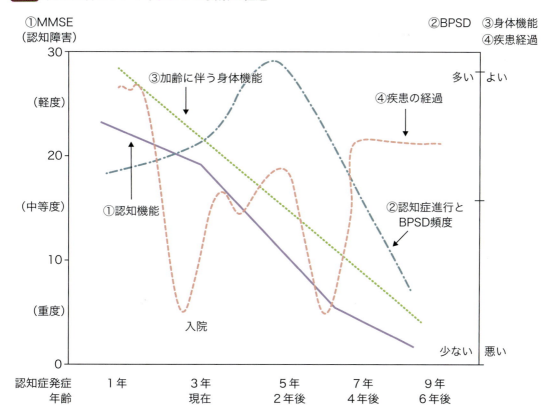

図1 認知症者のケアマネジメント要素の経過

髙山成子：BPSDと認知症の人の日常生活．髙山成子編著，認知症の人の生活行動を支える看護 エビデンスに基づいた看護プロトコル，医歯薬出版，東京，2014：19.より一部改変して転載

認知症者ケアマネジメントの具体的視点

長期の安静は廃用症候群の原因ともなり、特に高齢者においては、早期離床が推奨されている。しかし、急性症状の最初の治療として絶対安静が必要とされたり、心臓カテーテル後の合併症予防、点滴静脈注射、骨折後の牽引療法などにおいて安静が必要とされることが多く、安静が守れない場合、治療中断や病気悪化、転倒など生命の危機につながりやすい。しかし、安静の目的を忘れてしまうことがある認知症者にとっては、望ましい生活の維持・継続を阻害するものである。認知症ケアマネジメントの視点として、このような治療的生活規制（安静）と「認知症者にとっての望ましい生活維持」をどうマネジメントするかが課題である。

表2に安静治療を必要とする「牽引」「血液透析」のアセスメントを示した。同じ「安静」であっても、これまでの疾患の経過、安静の部位、安静の時間の違いが、認知症者に与える影響の違いになることを理解し、アセスメントする必要がある。

1. 経験と記憶に合わせて対応する

骨折は突然の最近の出来事であり、短期記憶障害をもつ、認知症者は記憶にとどめにくい。そのため入院日から「骨折をして入院している」という説明を繰り返す必要がある。

一方、透析は長年の隔日ごとの経験で強い記憶、長期記憶で認知症者は安静の必要を理解していることが多い。「認知症者はわからない」ととらえるのではなく、どのような経験をして入院に至っているかの情報から記憶障害の程度を予測して考える必要がある。

2. 観察時期・活動範囲を特定する

「認知症者にとっての望ましい生活維持」の視点に立ち、「安静期間、合併症、固定部位の情報から、安静期間のどこの時間で何が起こるか」を特定し、そのうえで活動可能範囲内で動かし安静の心理的苦痛を軽減させる。牽引は特に夜間に非固定部位である上肢の運動などで不安の軽減を図り、透析は特に透析の後半に下肢や非穿刺上肢を動かし、苦痛軽減、穿刺部への注意を向けさせる。

3. 環境や人間関係性から刺激調整を図る

被影響性・脱抑制など注意障害がみられる認知症者には刺激調整が必要である。透析ではなじみのスタッフがいるため、注意を集中させる話題が豊富で刺激調整が図れる。牽引では日中の刺激を高め夜間の睡眠を図るために、手浴・足浴など快感刺激を高める。

文献
1）髙山成子：BPSDと認知症の人の日常生活. 認知症の人の生活行動を支える看護 エビデンスに基づいた看護プロトコル, 髙山成子編著, 医歯薬出版, 東京, 2014：19.

第VI部｜多様なケアの場における認知症ケアマネジメント

表2 牽引と血液透析における「安静保持・継続」と「望ましい生活維持・継続」のアセスメント

情報	視点	骨折・鋼線牽引 （整復・疼痛緩和）	血液透析 （体外循環による血液浄化）
疾患・治療の経験	記憶障害の程度から安静の理解を促すケア	**突然の骨折・入院** 骨折は短期記憶であり、入院当日から何度説明しても忘れる	**長期の疾患治療経過後に透析開始** 実施頻度の多い透析・安静の必要性について最初は記憶している 体調不良時や睡眠した後の覚醒時に混乱しやすい
安静期間、起こりうる問題	問題発生時期の焦点化から集中観察時期特定	**3日間終日安静** 夜間は訪室が少なく暗いため、状況認知ができず混乱、安静困難により鋼線抜去が起こりやすい。訴えが少ないため、褥瘡、神経麻痺の発見が遅れる	**4時間安静** 後半の除水量増加による血圧低下、内部変動の苦痛や異常感を伝えられず、自己抜針が起こりやすい 後半の血圧低下・内部変動による眩暈、嘔気の訴えが乏しく、発見が遅れショックに陥りやすい
固定部位	固定部位から最大限の活動範囲の特定	**下肢固定** 下肢固定部は見えにくく鋼線抜去のリスクは低いが、長時間安静は苦痛 体幹・両上肢の自由度大	**上肢固定** 固定部が見えるため穿刺針抜去のリスクは高いが、非穿刺部上肢と両下肢の自由度は大きい
安静場所、人的関係	刺激の高さと被影響性・脱抑制の関連、人的関係性から刺激調整	**病室** 日中刺激少→昼夜逆転→夜間興奮→抑制→刺激減の悪循環 **はじめての看護師で常に交代する** 生活背景、趣味等情報が乏しい	**透析室（ワンフロア）** ブザーなど刺激過多→不穏→抑制→興奮助長の悪循環 **なじみの看護師がほぼ常時いる** 熟知している好きな話題などで安定を図る

青字部分はアセスメントの内容を示す。

2 一般病院におけるケアマネジメント： ① 外来、検査、入院、退院

高梨早苗

　2015年1月、厚生労働省は全国で認知症者の数が2025年には700万人を超えるとの推計値を発表した。高齢者の5人に1人が認知症に罹患する計算となる。

　認知症者の多くは高齢者であり、がんや循環器疾患、呼吸器疾患、運動器疾患といったさまざまな疾患を併存していることが多く、それゆえ、一般病院に通院したり、入院することも少なくない。基礎疾患をコントロールしていくには生活習慣を整えることや内服管理が必要であるが、認知症という疾患の特性からそれらをうまくできず、基礎疾患が悪化するケースも多い。

　ここでは、一般病院の外来や検査、入院、退院における認知症ケアマネジメントについて紹介する。

認知症ケアマネジメントの基本

　認知症高齢者が入院すると、環境変化や身体状態の悪化により、BPSDを発症したり悪化することがよくある。これは入院に限ったことではなく、認知症の病期によっては暮らしの場と違う環境である外来という場で、落ち着かずソワソワしたりイライラして診察や検査、治療が受けられないことも少なくない。適切な医療が受けられないために疾患管理ができず、それが認知症症状にも影響を及ぼす。

　認知症症状への影響を最小限に抑え、住み慣れた場所で穏やかに過ごすためには、疾患管理と生活状況の調整を行い、認知症の病態やその人がもっている苦悩を理解し、**表1**のような基本的なかかわり方を徹底することが重要である。

　具体的には、身体・精神状態、認知機能、生活状況のアセスメントをていねいに行い、多職種と情報共有し介入していく。

表1 認知症者への基本的なかかわり方

① 社会性を維持することを心がける
② 視界に入ってから声をかける
③ ゆっくりとわかりやすい言葉を使う
④ 視線を合わせて真剣に話を聞く
⑤ ポジティブな声かけをする
⑥ 間違いや失敗は見守る
⑦ 自尊心を大切にする
⑧ 子ども扱いしない
⑨ なじみやすい環境を提供する　など

田中久美：目に見えるBPSDではなく、その根本の原因を治療することが重要. エンド・オブ・ライフを見据えた"高齢者看護のキホン" 100. 日本看護協会出版会, 東京, 2015：91.より引用

外来、検査の場面でのケアマネジメント

　外来という限られた時間の中では、認知機能低下により自分の身体症状や生活上の困りごとをうまく伝えられない、伝わらないこともある。そのため、認知症高齢者に起こっている症状やそれによる生活障害をていねいにアセスメントし、ケアにつなげていくことが必要である。さらに、看護実践を記録し、継続的にかかわれるよう情報の共有化を図る。

　また医療の進歩により、最近は検査を外来で行うことが多く、その検査説明を限られた時間で行っている。

事例 ❶ 外来受診時に立ったり座ったり落ち着かない

> Aさん（80歳代、女性）　アルツハイマー型認知症
> 糖尿病のため月1回の割合で外来通院をしている。5年前に認知症と診断され、身の周りのことに介助が必要となってきていたが、排泄は自立していた。

1）受診時の様子

　外来受診時、Aさんは落ち着かず、立ったり座ったりを繰り返していた。いつもと様子が違うことに看護師は気がつき、Aさんと家族に生活状況を確認したが、「いつもと変わりない」と言う。

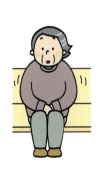
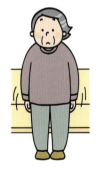

2）アセスメント

　バイタルサイン測定後、腹部を触診しようとしたところ、Aさんが看護師の手を払いのける動作をしたため、「腹部に何かあるかもしれない」と思い、Aさんに説明を行い触診すると、左下腹部に固いものが触れた。検査にて便塊であることが判明した。

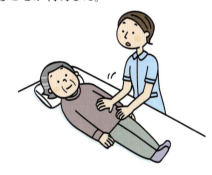

　Aさんの落ち着きのなさは、外来受診によるものだろうと思われることが多い。確かにBPSDの原因として環境変化が挙げられるが、それ以外の原因はないか、特に介助が必要となってきている認知症高齢者の場合は、フィジカルアセスメントを行うことや生活状況を確認するなど、包括的なアセスメントが大切である。

事例 ❷ 検査説明を行ったが、当日の朝、食事をとってしまった

Bさん（70歳代、女性）　アルツハイマー型認知症
胃部不快のため一般病院を受診し内視鏡検査を受けることになり、検査説明を受けた。

1）検査当日の様子

検査当日、検査室で朝食を摂取していたことがわかり検査は延期となった。

検査説明を行った看護師はBさんが認知症と診断されていることを知っていたが、その場のやりとりから検査の注意事項を理解したと判断していた。

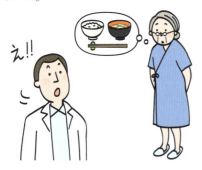

2）アセスメント

Bさんの様子から記銘力は保たれているが情報を保持し想起する力が低下しているのではないかと推察する。軽度の認知症の場合、起こりがちな場面である。このような場合、口頭と文書を用いた説明の中で、本人の生活パターンや習慣に則した工夫をしたり、家族の協力を得たりすることが有効である。

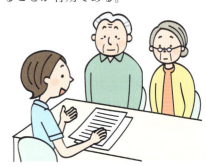

また、医療従事者にとって日常的な検査である採血やX線撮影などを行う際、外来診察室で検査説明を行ったとしても、認知症の病期によっては記憶できなかったり、説明を理解できなかったりする人もいる。看護師は放射線技師や検査技師、薬剤師といった他職種と連携し、「説明の工夫の仕方」や「何をされるのかわからないという不安や恐怖への配慮」などを行うのが重要である。

入院中および退院に向けてのケアマネジメント

認知症高齢者が入院するとBPSDへの対処と安全管理に目が行きがちである。入院を必要とする認知症高齢者は、身体合併症の症状と環境変化により二重の苦痛を体験する。看護師はそれらの苦痛の存在を意識し、身体合併症の治療を効果的に進め、身体的・認知的予備力の低下を抑え、退院できるように介入することが重要である。

1. 環境変化への対応

まず、入院による環境変化をどのようにとらえているのか、高齢者自身の声を聴くことからケアをはじめる。病院のように慣れていない環境では認知症高齢者が自宅では発揮できていた力が発揮できなくなることもあり、入院環境に慣れてもらえるように、人的環境と物理的環境の調整を行う。

看護師となじみの関係になるよう「顔を見せて自己紹介」「かかわる看護師の固定化」などを

行う。さらに病室の移動は最小限にする、どこが自分の病室かわかりやすく表示する、見当識を強化するために時計やカレンダーの設置、といったことも環境に慣れていくのに有効である。

2. 生活者の視点をもつ

認知症高齢者は、「入院して病気は落ち着いたけれど、生活しづらくなった」など、入院による機能低下を起こしやすい。これらを予防するには、フレイル（Frailty）という概念を知ることが大切である。

フレイルとは高齢期に生理的予備能が低下することでストレスに対する脆弱性が亢進し、生活機能障害、要介護状態、死亡などの転帰に陥りやすい状態[2]である（図1）。認知症高齢者へは認知症進行やBPSDへの対応が優先されるため、このフレイルへの介入が十分でないことがよくある。認知症とフレイルはいずれも高齢者に多い病態であり、両者は密接に関係している[3]。認知症高齢者にかかわる際はフレイルの視点をもち、身体的・認知的予備力を高める介入、具体的には栄養と運動、生活習慣を整えることを多職種で行うことが必要である。

また病院という集団生活の場でのルールやスケジュール、認知症の〇〇さんという医療従事者のフィルターが、その人の個性を見えにくくしている。もともとの生活習慣や大切にしていること、こだわりなどに着目して入院中のケアに反映させることが「その人らしさ」を大切にすること、「生活者」としてみることにつながる（図2）。

3. 多角的なケア

入院中の認知症高齢者には多角的なケアが重要である。「身体の不快症状やADL、良質な睡眠の確保はどうか」「不快症状による苦痛、不安や抑うつはないか」「どんなことが楽しみなのか」「家族との関係や家族内の役割はどうか」「どのような自己価値をもっているのか、その自己価値は下がっていないか」といった身体・精神・社会・スピリチュアルという側面のQOLをアセスメントすることからケアをはじめる。

図1 フレイルとは

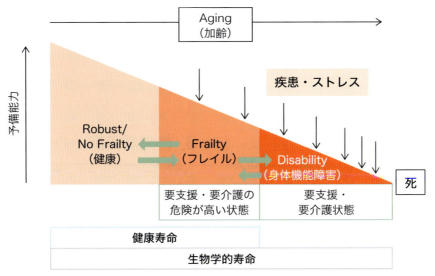

葛谷雅文：老年医学におけるSarcopenia & Frailtyの重要性. 日本老年医学会雑誌 2009；46（4）：279-285.より一部改変して転載
図を見ると、フレイルが身体機能障害へと一方的に向かうものでなく、可逆性をもち予防や治療が可能であることがわかる。

図2 治療ニーズと生活ニーズのバランス

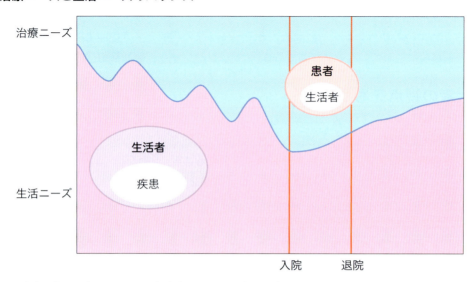

- 自宅や施設で生活している認知症者は、普段治療ニーズよりも生活ニーズが高い。病気の重症化により入院が必要となるときは、治療ニーズが高まる。
- 生活ニーズが高い療養の場では、病気を抱えながら暮らしている生活者であるが、入院すると生活者という視点が小さくなる。
- 認知症者の場合、療養の場、治療の場であっても生活者としてみていくことが重要である。

アセスメントに欠かせない視点として、認知症の病期によっては、自らの体の状態や思いを言葉や非言語で表出するのが難しくなる。微弱なサインを見逃さないよう、日ごろのていねいな観察が重要となる。ケアでは、心地いい環境づくりや生活リズムの調整をベースに、個々に応じた身体症状の苦痛緩和、心配事や不安への寄り添いなどを展開していく。

4. 家族支援

医療従事者は、認知症高齢者の家族に対して、介護者としての役割を求めることが多い。しかし、家族も本人とともに認知症という病みの軌跡をたどるケア対象者であることを忘れてはならない。看護師は家族自身の生活や身体・精神状態、他者との関係性などに配慮し、自分の大切な人が変化していく苦悩にも寄り添うことが求められる。さらに現在の高齢社会の中では、家族も高齢者であることが多いため、高齢者の特性を理解したかかわりも必要である。

5. 退院に向けた取り組み

認知症高齢者は入院による身体的・認知的予備力の影響を受けやすい。入院中も治療ニーズだけではなく生活ニーズへの対応も必要であり、生活の場に戻る環境づくり、ケアの調整を行う。退院後の生活を整えていく際、本人の生活ニーズと治療ニーズの両方が満たされるような体制づくりのために、本人と家族、地域サービス提供者、病院の医療ケアチームとで退院前カンファレンスを開催することが大切である。

6. 外来看護師との連携

認知症高齢者が入院・退院する際、外来看護師との連携は欠かせない。外来での様子を看護記録から把握したり、ときには直接外来看護師と情報共有することも必要である。そして、退院時には、入院中の経過や退院後の生活上の注意点などをサマリーとして記録し、看護の継続を図る。

チームアプローチにおける看護師の役割

認知症ケアにおいて、多職種によるチームアプローチは不可欠である。一般病院ではさまざまな多職種チームが存在するが、各専門職種や各チームの間で十分な連携がとれているか、専門分化しすぎていないかを確認する。

それぞれが縦糸のようなかかわり方をしているならば、看護師は縦糸どうしをつなぐ横糸の存在になることが求められる。認知症高齢者と家族の思いや願いがケアに反映されているかという視点をもつ擁護者として、専門職種とチームにおいて目標を共有し協働するうえでの調整者として、役割を果たしていく。

また、在宅療養支援チームとの連携も欠かせない。現在の連携で共有している情報は、身体合併症の状態や認知症症状、ADL状況、介護状況などが主であるため、本人と家族の過去と現在の暮らしの中にある思いや願いがつながれていないことが多い。入院が必要となった本人と家族は、生命や人生にかかわる重大な意思決定をしなければならないこともある。その意思決定を支援するには、本人と家族の生活や意思に関心を寄せることが重要である。それらをつなぐために密な連携が必要であり、日ごろからの「顔の見える関係づくり」が大切である。

文献
1) 田中久美：目に見えるBPSDではなく、その根本の原因を治療することが重要. エンド・オブ・ライフを見据えた "高齢者看護のキホン" 100 看護管理者と創る起高齢社会に求められる看護とは，看護 2015；67（4臨時増刊）：91.
2) 日本老年医学会ホームページ. フレイルに関する日本老年医学会からのステートメント. http://www.jpn-geriat-soc.or.jp/info/topics/pdf/20140513_01_01.pdf（2016.3.15.アクセス）
3) Kulmala J, Nykänen I, Mänty M, et al. Association between Frailty and Dementia：a population-based study. *Gerontology* 2014；60：16-21.

2 一般病院におけるケアマネジメント：② 手術

近藤由里子

手術室で行われる治療には侵襲を伴う。また、認知症の行動・心理症状（BPSD）は認知機能障害（中核症状）以上に環境から大きな影響を受ける。そのため、手術室という特殊な環境の中での認知症者の不安は計り知れない。安全・安楽な質の高い手術看護を提供するために、認知症者の不安を理解し、手術室看護師は、手術前・手術中・手術後をとおして精神的安定が得られるよう援助する必要がある。

手術前のケアマネジメント

手術室看護師が患者とかかわる時間は、病棟とは異なり短時間である。そのため、術前訪問は重要な意味をもつためていねいに行う。

術前訪問については、病棟と連携し、情報を共有し看護に活かす必要がある。収集する内容は**表1**のとおりである。術前訪問で得た情報は計画立案に活かす。

術前訪問を行う看護師は、認知症者が不安に陥らないよう、手術室看護師であることを患者に自己紹介し、手術時の担当者であることを伝える。このとき、手術室看護師は、患者自身が「受け入れられている」と思えるようなかかわりをもつことが必要である。

事前の情報から、術前訪問を行うことで混乱が生じると予測される患者については、患者をよく知る病棟看護師に同席してもらうなどの協力依頼を行う。

手術室入室から退室までのケアマネジメント

患者が精神的に安定することで、患者からの協力は得やすく、安全・安楽に手術を行うことができる。

患者が手術室へ向かうことを理解しやすくするために、可能な限り車椅子での入室を行う。周りがよく見え、聞こえるよう補聴器やメガネなどは入室間際まで外さないなど配慮する。患者入室時に担当する看護師は、マスクを外し患者と顔を合わせる。患者の正面から視線が合う位置に看護師が移動し、自己紹介を行うことで、自分が何者であるかを患者に伝える。患者が混乱しないように、主に担当看護師が声かけを行う。また、周囲にいる看護師は、必要時、言葉が重ならないよう、一人ずつ声をかけるよう注意する。

局所麻酔、脊椎麻酔では、意識下で手術が行われる。入室から手術室を退室するまで、不安を増強させることのないよう配慮が必要である。全身麻酔であっても、麻酔導入までは同様である。

また、入室時より、患者が疎外感を感じないよう配慮する。事前に収集した情報から、患者が関心のあること、例えば趣味の話など、不安が強い患者には、キーパーソンとなる家族につ

第VI部 多様なケアの場における認知症ケアマネジメント

表1 認知症者の術前訪問内容

- 病識・手術・疾病に対する患者の理解度
- 患者の手術承諾の有無
- 病棟での様子
- 患者の日常生活上、関心のある出来事
- キーパーソンとなる家族の名前
- 手術室持参物品（患者の不安の軽減のために、なじみの物品、メガネ、補聴器）の有無と内容確認

表2 手術室における認知症者への対応

- 患者入室時、マスクは装着せず、笑顔で迎える（表情は穏やかに、微笑ましく）
- 声かけは数人が同時に行わず、必ず一人（担当者）が話しかける
- 必ず、1行為1説明を行う
- 説明はていねいな言葉で、簡潔に行う
- 声のトーンは大きすぎず、小さすぎず、やさしく話しかける
- 患者の反応はなくても、挨拶は行う。患者の顔を見て話し、自己紹介する
- 入室後は必ず患者を含めて会話する
- 見る、話す、触れる、を基本動作とする

いてなど、患者を含めた会話を行う。命令的な口調や、子どもに対するような言葉等を避け、患者の尊厳を守り、患者が安心でき、やさしく、ゆっくりと聞き取りやすい声で話す（**表2**）。言語的コミュニケーションだけでなく、非言語的コミュニケーションである「見る」「触れる」も大切にする。スピーチロック（「だめですよ」などの禁止や、「静かにしてください」といった指示の言葉をかけること）やフィジカルロック（身体抑制や空間拘束のこと）は、患者の行動を制止し、不安な気持ちを強めるため行わない。常に患者の傍らに付き添い、声をかける、手をさするなど不安の軽減を図る対応を行う。

症状の進行に伴い、認知症者のコミュニケーション能力は低下する。自己の意思伝達が困難となるため、本人が望む援助を受け難くなって

しまう。痛みや身体的苦痛に対して、患者自身上手に伝達することができない場合があることを理解し、バイタルサイン、一般状態などの観察を十分に行う。

認知症者の反応から、看護を肯定的に受けとめているか、否定的であるか、看護師はそのつど身ぶり評価を行い、臨機応変に対応する（**表3**）。手術終了後病棟への申し送り時は、手術中の患者の様子についても必ず情報提供を行う。患者からの反応や表情から、実施した看護を評価し、十分にアセスメントを行う。

手術後のケアマネジメント

翌日以降に術後訪問を実施する。看護師は術後疼痛を考慮し、患者を不安にさせることのないよう、コミュニケーションをとる。手術に対する恐怖体験の緩和や、手術を受けたことを忘れないよう、記憶を埋めるためにも、手術という経験をがんばり抜いた事実を伝え、患者とともに喜び合う姿勢をもつ。

術後訪問で得た情報は病棟看護師に伝え、術後看護に生かすために共有する。また、手術室

看護師の対応が、認知症者に与えた影響の内容を確認する機会とする。

＊

手術室においても、患者の個別性を大切にし、認知症者の利益となる医療を提供することは、重要である。認知症者の尊厳を守る気持ちを大切に、対応を行う。認知症者があたりまえに手術を受けられる権利を守ることも忘れてはいけない。

表3 身ぶり表現の分類表

	表現項目	身ぶりの例示
肯定的な感情を表す身ぶり	喜び	笑顔、声を出して笑う、自慢する、頬があがる
	満足・安心	穏やかな表情、くつろいだ様子、体をあずける
	興味・楽しむ	注目する、触る、身を乗り出す
	感心	みる、追う、眺める、あいづち、近寄る、話す
	了承	うなずき、アイコンタクト、"はい、うん"
	協力	指示に沿う、手助けする、役割をこなす
	意思・伝達	"〜したい、してみようか？"視線を向ける
否定的な感情を表す身ぶり	怒り	にらむ、叫ぶ、怒鳴る、叩く、暴言、拳を振る
	不安・心配	うつむく、繰り返し聞く、無気力、沈んだ声
	沈滞	反応が乏しい、ぼんやり、されるまま、無表情
	不安・苦痛	眉間にしわ、口を固く結ぶ、"痛い"
	防衛	自己タッチ、腕を組む、体をそらす、対人距離
	拒否	首を左右に振る、無視、抵抗、"いらない"
	警戒・避ける	探るような目、緊張、視線をそらす、無視

唐澤千登勢：在宅痴呆高齢者の身ぶり表現の意味分析に関する一考察．日本老年看護学会，第8回学術集会抄録集，2003：76．より引用

文献
1）中島紀惠子責任編集：認知症高齢者の看護．医歯薬出版，東京，2007：55．
2）鈴木みずえ編：急性期病院で治療を受ける認知症高齢者のケア 入院時から退院後の地域連携まで．日本看護協会出版会，東京，2013：6．
3）鷲見幸彦監修：一般病院で役立つ！はじめての認知症看護 あなたの患者さんが認知症だったらどうする？．エクスナレッジ，東京，2014：69．

事例 手術に対する不安が強い

> Aさん（80歳代、女性）　アルツハイマー型認知症　大腿骨転子部骨折
> 自宅で骨折し、脊椎麻酔により骨接合手術目的で入院となった。

1）手術室入室時の状況

　手術室入室時より、口調は穏やかであるが、「どうするの？」と繰り返し言う。また、骨折部の痛みや不安のためか、眉間にしわを寄せた表情がみられた。特に、手術台への移動時では、「痛い、痛い」と、空中に手を伸ばし、周囲の物をつかむ動作がみられた。

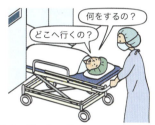

2）ケアのポイント

①患者と視線を合わせる

　常に看護師はAさんの視野に入り、視線を合わせ、会話を行った。また、痛みなど、Aさんからの訴えに対し、視線を合わせ、Aさんの気持ちを考慮し、うなずきながら話を聴いた。

②説明はていねいな言葉で、簡潔に行う

　看護師はゆっくり、落ち着いた声で話しかけた。また、大きすぎない声で、Aさんを驚かせないように注意した。また1つの看護行為には必ず1説明を行い、Aさんが混乱しないようにした。

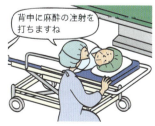

③体に触れる

　Aさんの不安が強く、体動があるため、手を握る、なでるなど、体に触れ、不安の軽減に努めた。このとき、看護師の手が冷たいなど、Aさんに不快感を与えないよう注意した。

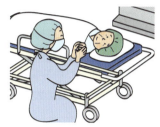

④身ぶり表現の確認

　Aさんの身振りから、不安であるのか、苦痛が持続しているのか、そのつどバイタルサインのチェックとともに、確認を行った。また、患者が看護を受け入れられているか、看護が適切であったかをAさんの身ぶりから、看護実践しながら、そのつど評価した。

⑤手術終了後、ねぎらう

　手術が終了したことをAさんに伝えた。また、ねぎらいの言葉をかけ、無事に手術が終了したことをともに喜び合った。

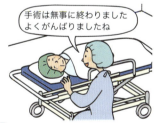

3）経過

　Aさんは手術中、混乱することはなかった。脊椎麻酔後は、痛みの軽減のためか、うとうとすることもあった。Aさんは最後まで、怒りや否定の身ぶりはなく、穏やかな表情でいることが多かった。そして、骨接合手術を無事に終了することができた。

3 精神科病院におけるケアマネジメント：外来、検査、入院、退院

石川容子

精神科病院は、精神病床を有する精神科医療を担う病院である。精神科医療では、患者本人の意思に反して強制入院や行動制限が必要なことがある。そのため、患者の人権、社会復帰等にかかわる「精神保健及び精神障害福祉に関する法律」（以下「精神保健福祉法」）が定められている。

厚生労働省認知症施策検討プロジェクトチームでは、認知症のため精神病床に入院している患者数は、5.2万人（平成20年調査）であり、入院が長期化していることを報告している。その背景に、認知症施策が問題点に適切に対応できていないことを挙げている（**表1**）。

また、精神病床における認知症入院患者に関する調査（平成22年調査）では、精神病床における認知症患者の入院理由は、「精神症状・異常行動が著明となり、在宅療養や介護施設等での対応が困難となったため」が最も多く72%、次いで「精神科以外の医療施設で身体合併症の治療を行っていたが、精神症状・異常行動が著明となり治療継続ができなくなったため」が12%であると報告している（**図1**）。

このような状況のなかで精神科病院における認知症者のケアの課題は、認知症者と家族が安心して地域での生活を継続できるように診断後の支援を充実すること、入院病棟ではBPSDの治療・ケアを充実すること、そして退院可能な状態になった際には本人、家族にとっての最善をともに考え、生活の場で暮らしていけるように支援することであろう。

外来における認知症者、家族への支援

外来での診察の流れは病院によってさまざまであるが、ほとんどは問診、身体検査、頭部の画像検査、心理検査である。認知症と診断された本人・家族は、「やはりそうだったか」「そんなはずはない、信じたくない」「これからどうしたらよいのか」「何がいけなかったのか」など、さまざまな感情を抱く。診断直後に疾患や治療法について説明を受けても、帰宅後には何を言われたのか覚えていないといったこともある。不安な思いを抱えて、やみくもに介護を続け、家族が疲弊しきってお手上げという状態にならないように支援する必要がある。

1. 本人を置き去りにしない、傷つけない配慮

外来診療では、本人に困っていることなどを問診すると、的確に返答することが困難であったり、取り繕ったり、困っていることはないと答える場合がある。その後に同席している家族が、困っていることや本人ができなくなっていることなどを話したりする。また、心理検査では、答えられない自分と直面しなくてはならず傷つくこともある。そのような経験が重なることで外来診療の継続が困難になることがある。本人の表情を気にかけ、本人の声にしっかり耳を傾けることが重要である。

表1 精神病床における認知症者の問題点（厚生労働省報告）

- 早期の適切なケアに結びつけるしくみが不十分である
- 不適切な薬物使用により、精神科病院に入院するケースがある
- 一般病院や施設でのBPSDの対応が困難となり、精神科病院に入院するケースがある
- 認知症者の精神科病院への入院基準がない
- 退院支援や地域連携が不十分であり、退院してもらおうと思っても受け入れ体制が十分でない

図1 精神病床における認知症入院患者の入院理由

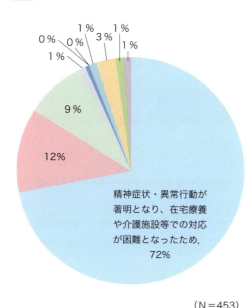

(N＝453)

厚生労働省：精神病床における認知症入院患者に関する調査概要（平成22年）．より引用
http://www.mhlw.go.jp/stf/shingi/2r9852000000z8ie-att/2r9852000000znwy.pdf（2016.3.15.アクセス）

2. 認知症や介護に関する定期的な講座の開催

　病院によっては「家族教室」「認知症教室」などの名称で、認知症のことや介護についての講座を定期的に開催している。主な内容は、認知症とはどのような疾患か、介護の方法、介護サービス利用の方法、将来のことなどである。このような講座の目的は、介護する家族が認知症を正しく理解し将来に備えながら無理なく介護を継続できるように支援することである。

3. 介護について相談できる場の提供

　医師による外来診療は、限られた時間であり日常生活の相談に対応することは困難である。また、本人が同席していると相談したいことがあっても言い出せないという家族もいる。外来では、介護のさまざまな苦悩を相談できる場が必要である。
　介護する家族の中には、やさしくできない自分を責めたり、施設入所の申し込みに躊躇し悩んだり、大変さを誰にもわかってもらえずスト

レスを抱えていることがある。看護師や精神保健福祉士、臨床心理士が対応する相談窓口、老人看護専門看護師や認知症看護認定看護師などが相談に対応する看護外来による支援体制が重要である。

きる家族ばかりではない。介護のため時間がとれない、何を相談してよいかわからない、疲弊しきってしまい相談しようという判断さえできない家族も少なくない。外来の看護師は、待合室や外来診療時の本人、家族の様子からさまざまなことを察知し「何かご心配ですか」「医師の話はわかりましたか」などのちょっとした声かけが家族のニーズを知るきっかけになる。

4. 外来診療前後の家族への配慮

上記の講座や相談窓口などを積極的に利用で

入院治療中のケアマネジメント

精神科病院の入院には、精神保健福祉法に基づき「任意入院」「医療保護入院」「応急入院」「措置入院」「緊急措置入院」の種類がある（**表2**）。認知症者の入院の多くは「医療保護入院」である。

1. 入院時の的確な情報収集による看護計画立案

精神科病院は、暴力、介護抵抗、大声、妄想、夜間不眠、徘徊などといった行動・心理症状

（BPSD）の治療を目的に入院となるケースが多い。入院時には、それらの情報を的確に収集することが重要である。

例えば、暴力がある場合、それはどのようなときに、どのくらいの頻度で、誰に対してどのような暴力があるのかなどの詳しい状況を聞くことが必要である。その情報からBPSDの要因をさまざまな視点でアセスメントし、入院時の看護計画を立案する。BPSDはそれ自体を問題とせず、本人にとってどのような点が問題な

表2 精神科病院の入院形態

種類	内容
任意入院	本人の同意による入院
医療保護入院	本人の同意がなくても、指定医が入院の必要性を認め、保護者が入院に同意したときの入院
応急入院	本人または保護者・扶養義務者の同意がなくても、精神保健指定医が緊急の入院が必要と認めたとき72時間を限度として行われる入院
措置入院	自傷他害の恐れがある場合で、都道府県知事の診察命令による2人の精神保健指定医が診察の結果、入院が必要と認められたとき都道府県知事の決定によって行われる入院
緊急措置入院	措置入院の手続きがとれず、急を要する場合、72時間に限って1人の精神保健指定医の診察の結果により、都道府県知事の決定によって行われる入院

のかを考える視点が必要である。そのうえで薬物療法の必要性について医師と検討する。

2. 日常生活におけるケアの充実

認知症による認知機能障害（中核症状）は、日常生活に困難をきたす。個々の認知機能に合わせた日常生活のケアを充実させることはBPSDの出現の予防にもつながる。

例えば、入浴時にはスタッフが流れ作業で行うのではなく、最初から最後までマンツーマンで行うことによって細かな配慮ができ、落ち着いて入浴することができる。また、排泄のケアではプライバシーに配慮し、本人のタイミングに合わせることで穏やかに行うことができる。さらに質のよいコミュニケーションは、患者の暴言や暴力を予防することができる。

3. 薬物治療は本人にとっての最善を検討

抗精神病薬あるいは向精神薬による治療が開始された際には、スタッフ間で情報を共有し、副作用に十分注意を払う。薬物治療によってBPSDの出現はどうなったか、BPSDは消失しても1日中うとうとしている、夜間トイレのために覚醒するが脱力のため転倒の危険が高くなった、自分で食べられていた食事に介助を要するようになった、嚥下状態が悪化し食事の形態を変える必要が出てきた、表情がなくなったなど様子の変化を記録していくことが重要である。また、表情が穏やかになった、落ち着いて生活ができるようになったなど、治療の効果も評価する。

看護師は、本人にとって最善の治療ができるように客観的な正しい情報を医師へ報告することが求められる。そのために、24時間生活チェックシートや睡眠覚醒リズムチェックシートなどを活用するのもよい。このようなシートは多忙な現場では、できるだけ簡素化することが活用につながりやすい（図2）。

4. 身体疾患への対応

精神科病院への入院は、認知症による症状の

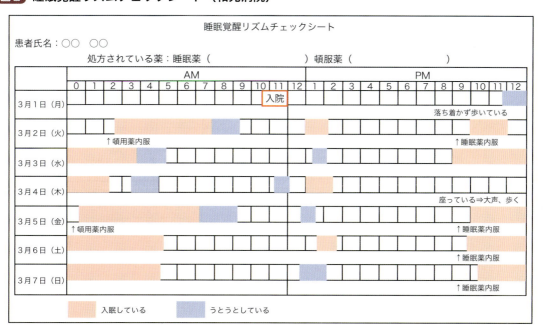

図2 睡眠覚醒リズムチェックシート（和光病院）

治療が中心であるが、身体疾患への対応も視野に入れ治療、ケアすることが重要である。認知症者は、体調不良、苦痛などをうまく訴えることができず、身体疾患や身体合併症悪化の発見が遅れることがある。また、身体の不調がせん妄などBPSDの要因になることもある。バイタルサイン、食欲、活気、表情などに注意し、状況に応じて他科の受診を検討する。

5. 入院中の家族への支援

入院時には、「今日からやっと眠れます」と安堵する家族、「介護を放棄してしまったようで心苦しい」と嘆く家族、「仕方がない」と自分に言い聞かせる家族などさまざまだが、ほとんどの家族は自宅での介護が限界になり疲弊している。病棟では、家族が入院を決断してよかったと思えるようなケアを提供することが何よりの家族支援である。

自宅で一生懸命介護をしてきた家族にとっては、あきらめなくてはならないこと、折り合いをつけなくてはならないことが多くある。そのことを理解しながら家族の言葉を傾聴し、家族の生活を気にかけ、信頼関係を築いていくことが必要である。

事例 1 他者とトラブルになりやすい

Aさん（60歳代、男性）　前頭側頭型認知症
介護サービスを利用しながら自宅で生活していたが、介護が困難となり入院となった。

1）入院当初の様子

時計を指差して、「ご飯、ご飯」と何度も言う様子がみられた。また、「行く、行く」「そう、そう」など同じ言葉を繰り返しながら、病棟を歩き回った。いろいろな部屋に入って他患者のベッドで臥床したり、食事の際には他患者の食事を悪びれる様子もなく食べてしまいトラブルとなった。

2）ケアの実際

疾患の特徴とAさんの行動を活かしたケアを検討した。Aさんの部屋に時計を置き、日課表を掲示した。食事の時間は他の患者とずらした。日課表に沿って毎日同じ時間に同じ場所に誘導するなど生活のパターンを崩さないように支援した。2週間後には、誘導しなくてもAさんが時計を見て日課表どおりの生活をおくることができるようになった。

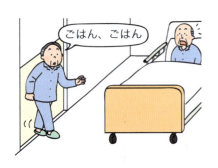

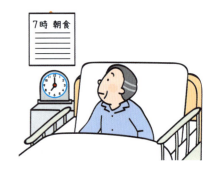

事例❷ 入浴のたびに暴言・暴力がある

> Bさん（80歳代、男性）　アルツハイマー型認知症
> 介護施設で生活していたが、入浴時に職員への暴言・暴力が激しく、介護困難のため入院となった。入院後は、入浴の前に抗精神病薬の投与を行ったが症状は軽減しなかった。

1）入浴時の様子

脱衣所で職員が「上着を脱ぎましょう」とやさしく声をかけ介助しようとすると、「やめろー」と大声で叫び、職員を叩いたり蹴ったりする。2人がかりで何とか脱ぐことができ、浴室に誘導し、「お湯をかけますね」と説明しシャワーを足元からかけると、再び興奮し、大声と暴力行為がみられた。

身体や頭を洗う、衣服を着る際にも同様に暴力行為がみられ、唯一浴槽で温まっているときだけは穏やかであった。

際には、手を上げるジェスチャーをしながら「手を上げましょう」と伝えた。シャワーで湯をかけるときには、いったんシャワーを目で確認してもらい、手に湯をかけてから身体を洗うようにした。

2人の職員で介助する際には、1人が終始笑顔で「大丈夫ですよ」と言葉をかけ、もう1人はできるだけBさんの視界に入らないようにして手際よく介助した。その結果、大声を出すことはあったが暴力行為にまでは至らずに入浴することができるようになった。抗精神病薬の投与は中止となった。

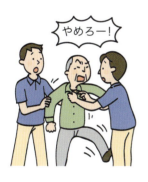
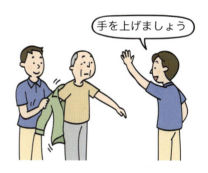

2）ケアの実際と結果

言葉の理解が難しく、何をされるかわからない恐怖心が要因ではないかと考え、衣服を脱ぐ

認知症者、家族が望む生活の場への退院支援

退院支援は、症状が落ち着いてからはじめるのではなく、入院時あるいは診断されたときから、本人・家族が認知症を抱えながらどのように生きていきたいのかを聴き、支援することが求められる。本人・家族の意思を尊重し、望む生活の場に移行できるように支援することが必要である。自宅への退院を希望する場合は、ケアマネジャーと連携をしながら退院を可能にするための地域サービス、社会資源の調整を行う。施設への退院を希望する場合は、本人にとってどのような施設がよいのかをともに考え支援する。

図3 認知症患者への退院支援

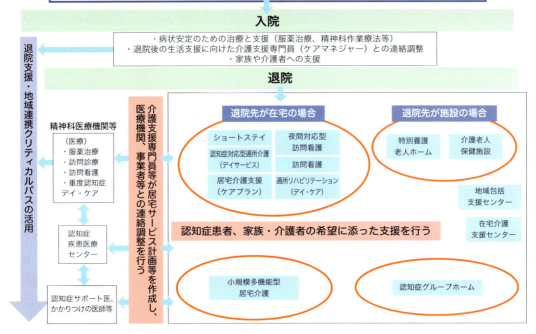

厚生労働省：認知症患者への退院支援.より引用
http://www.mhlw.go.jp/topics/2012/01/dl/tp0118-1-40.pdf（2016.3.15.アクセス）

　退院後に再び治療が必要になったとき、すみやかに入院での治療・ケアを受け、再び本人・家族の望む生活の場で安心して生活できるように、外来と病棟、施設との連携をとり支援し続けていくことが重要である（図3）。

第VI部 | 多様なケアの場における認知症ケアマネジメント

4 介護保険施設における ケアマネジメント

海老根典子

介護保険施設（**表1**）を利用する高齢者の多くが認知症の症状を有しているなか、1人1人に適切なケアを提供するためには認知症者のケアマネジメントが重要である。多職種連携のもと情報収集およびアセスメントをし、適切なケアプランの立案にかかわり、尊厳を尊重したケアがスムーズに展開できるように調整することが、看護師には求められる。

適切なケアのための情報収集とアセスメント

1. 生活者としての全体像を知る

生活に継続性をもたせ、ニーズや課題を明確にするために情報収集やアセスメントをすることが重要である。アセスメントツールの活用は、適切なケアプランの立案とケアチーム内の情報共有のための資料となる。

アセスメントツールの1つである「認知症の人のためのケアマネジメントセンター方式」は「その人らしいあり方、その人の安心・快、暮らしの中での心身の力の発揮、その人にとっての安全・健やかさ、なじみの暮らしの継続」の5つの視点をもった「基本情報、暮らしの情報、心身の情報、焦点情報、24時間アセスメント」のシートからなる。その他、ケアプラン作成のためのアセスメントツールが各種あり、多面的で具体的な情報を収集し高齢者理解を深めることができる。

2. 認知症の症状を観察、把握する

介護保険施設を利用する高齢者は、認知症の診断はあっても原因疾患の鑑別のない場合がある。また、生活環境の変化により認知症症状が事前情報とは違う場合が多く、24時間生活全般の観察が必要となる。観察結果の分析と医療への情報提供は、原因疾患の診断、症状の理解や適切なケアへつなぐことになる。

また、認知機能障害（中核症状）である記憶障害、見当識障害、遂行機能障害（実行機能障

表1 介護保険施設の種類

1. 介護老人福祉施設（特別養護老人ホーム）	要介護高齢者のための生活施設
2. 介護老人保健施設	要介護高齢者が在宅復帰をめざすリハビリテーション施設
3. 介護療養型医療施設	重医療・要介護高齢者の長期療養施設

害）、失行、失認の状況および、行動・心理症状（behavioral and psychological symptoms of dementia：BPSD）と身体症状、本人の困りごとを理解することが重要である。また、BPSDの発生の原因・誘因を知り、適切な対応とケアを工夫する必要がある。

3. 認知症の治療経過と併存する疾患を知る

それまでの薬物療法の効果と副作用を把握すると同時に、他の疾患の病態と薬物療法の認知症症状への影響を知ることは、その後の治療への重要な情報となる。もともとの性格や精神障害、抗精神病薬・抗不安薬・睡眠薬などの向精神薬の把握は重要である。

また、薬物有害事象（adverse drug events：ADEs）が早期に発見できるよう多職種が連携した観察をする。

4. フィジカルアセスメントをする

介護保険施設の看護におけるフィジカルアセスメントは、生活を支え自分では異変を訴えることのできない高齢者の異常の早期発見、医療との連携をスムーズにする。

生命維持に不可欠な呼吸器系、循環器系のほか、視覚・聴覚・触覚等の感覚系を含めた身体機能全般の評価が必要である。特に感覚系の障害が認知機能の低下と誤認されることがないようにする。認知機能障害があっても、一連の生活動作が障害されているところや身体機能を補助する工夫で、自立の可能性やできることの引き出しにつながる。

介護保険施設におけるケアマネジメントの実際

1. 尊厳を尊重した生活の基本的ケアを調整する

1）食事のケア（表2）

一人ひとりの認知機能や摂食・嚥下機能に合ったケア方法と食事形態で、必要栄養素とカロリーの提供を調整し、認知症者の楽しみを確保する。

2）入浴ケア（表3）

心身の状況や意向により入浴方法を選択して、プライバシーを保護した羞恥心への刺激のないケアの実践となるよう調整し、快適な時間をつくる。

3）排泄ケア（表4）

エビデンスのあるコンチネンスケアで、尊厳を尊重したケアとなるよう調整する。排泄障害を起因としたBPSDの発生を予防・改善させ、症状の助長を防がなければならない。そのため

には、1人1人のデータに基づいた排尿・排便障害のタイプや排泄行為の障害を知り、排泄ケアの時間・場所・方法・使用するアイテム（アウター、インナー等）を適切に選択する。同時に食事量、水分量、運動量、日中の過ごし方などのアセスメントをするほか、夜間の睡眠を妨げる排泄ケアを避け睡眠を確保する。

2. 施設生活環境をつくる

認知症者のプライベートスペースは、本人の生活を継続できる空間にする。食堂などの共同スペースは集団の中での不安の軽減、できることを引き出しその能力を維持するための環境づくりをする。環境づくりをすることで、認知症者が安心して穏やかに過ごせる居場所をつくると同時に生活のリハビリテーションが行える。施設環境が認知症者に及ぼす影響は広く理解され、生活やケアに生かす実践が成果を上げている。

その方法の1つ、施設環境づくり支援プロ

第VI部 多様なケアの場における認知症ケアマネジメント

表2 認知機能障害と食事

認知機能障害	よくある食事における課題
記憶障害	● 食事の時間を忘れて食べない ● 食べたことを忘れて何度も食事を要求したり、他の人の食事に手が出る ● 食事以外のことが気になり食事時間であることを忘れ、途中で食事を止めてしまう
見当識障害	● 時間や場所の見当がつかないため、食事の時間や場所が分からず、部屋から出てこない、席につけない
失行	● 身体機能障害はないが箸やスプーンが使えないなど、食事に関する一連の動作ができない
失認	● 食事自体がわからない、食べ物は何か、食べるという行為の意味がわからない ● 箸やスプーンなどの道具の使い方や意味がわからないなどで、食事を摂れない。箸やスプーンが使えない ● 食べ物以外のものを食べる
遂行機能障害 （実行機能障害）	● 食事を摂る動作に関する手続きや流れがわからないため食事を摂らない、途中でやめる

表3 認知機能障害と入浴

認知機能障害	よくある入浴における課題
記憶障害	● 入浴時間や入浴習慣を忘れ、入浴のタイミングを逃したり、入浴をしなくなる
見当識障害	● 時間や場所の見当がつかなくなり、入浴が億劫になったり入浴しなくなる
失行	● 身体機能障害はないが、洗身、洗髪、衣類の着脱など一連の動作ができない
失認	● 入浴すること自体や洗身、洗髪することの意味、方法がわからない
遂行機能障害	● 動作に関する手続きや流れがわからなくなり、洗身、洗髪、衣類の着脱など一連の動作の手順がうまくできない

表4 認知機能障害と排泄

認知機能障害	よくある排泄における課題
記憶障害	●トイレの場所を忘れ、トイレに行く前に失禁したりトイレ以外で排泄する ●トイレに行ったことを忘れ、すぐにトイレに行く
見当識障害	●時間、場所などの見当がつかなく、失禁したりトイレ以外で排泄する ●時間の見当がつかなく日中・夜中に頻回にトイレに行く
失行	●身体機能障害はないが、ズボンや下着の上げ下ろしや便器の蓋の開け閉めができないなどで、衣類の汚染、失禁、便器以外での排泄をする
失認	●トイレの意味、トイレの使い方、便が何かなどがわからなくなり、失禁、トイレを汚す、トイレ以外での排泄、便を触る・弄る、トイレの水に手を入れる
遂行機能障害	●排泄時の一連の手順がうまくできない（トイレの扉を開ける、蓋を開ける、ズボンを脱ぐ、便座に座る、排泄後ペーパーで拭く、ズボンを上げる、流すなど）

グラム「認知症高齢者への環境支援のための指針（PEAP：professional environmental assessment protocole 日本版3)」で行う環境づくりの実践は、目標である8次元から環境づくり前後を評価すると、認知症者を取り巻く環境が認知症高齢者の行動を支援する方向に改善することがわかる（**表5**、**表6**）。

3. 認知症者を理解し、ケアを技術として実践する

ケアチームで認知症ケアの目的を明確にし、ケア技術の向上を推進させる。

「パーソン・センタード・ケア」は、認知症者を「一人の人」としてとらえ、利用者中心のケア、その人らしさを尊重するケアを行うという考え方である。認知症者を理解する手がかりとして、「脳の障害」「性格」「生活歴」「健康状態」「その人を取り囲む社会心理」という5つの要素を挙げ、この5つが絡み合って症状や行動につながるとしている。

認知症者のケア技術としての「ユマニチュード・メソッド」は、見る技術、話す技術、触れる技術、立たせる技術の4つの柱、150の手法からなる。介護者のサービスマナーとしての当たり前を取り戻し、認知症高齢者の尊厳を取り戻す効果がある。

4. 安全を確保し、行動を制限しない"快"なケアを提供する

身体拘束等の行動制限（高齢であること、認知症症状による生活上のリスクを避けるためのスピーチロックを含む）は避ける。ストレスがかかり、認知症症状の助長・悪化を招く可能性がある。

環境改善や統一したチームケアの実施と職員の対応能力の向上に取り組むことが重要である。適切なケアで認知症者にとっての"快"な時間を提供することで認知症症状の緩和を図る。また、ケアチームメンバーや家族と生活上のリスクを共有し、事故防止対策を行う。

第VI部 | 多様なケアの場における認知症ケアマネジメント

表5 「認知症高齢者への環境支援のための指針（PEAP日本版3）」の8次元

① 見当識への支援
② 機能的な能力への支援
③ 環境における刺激の質と調整
④ 安全と安心への支援
⑤ 生活の継続性への支援
⑥ 自己選択への支援
⑦ プライバシーの確保
⑧ 入居者とのふれあいの促進

ケアと環境研究会：認知症高齢者への環境支援のための指針 PEAP 日本版3．2005．より引用
http://www.kankyozukuri.com/pdf/peap-ja-34.pdf（2016.3.15.アクセス）

表6 「認知症高齢者への環境支援のための指針」施設環境づくり支援プログラム

STEP-1	ケアと環境への気づきを高める
STEP-2	環境課題をとらえて目標を立てる
STEP-3	環境づくりを立案する
STEP-4	環境づくりを実施する
STEP-5	新しい環境を暮らしとケアに活かす
STEP-6	環境づくりを振り返る

児玉桂子，沼田恭子，下垣光，他編：認知症高齢者に配慮した施設環境づくり支援プログラム．PEAPにもとづく認知症ケアのための施設環境づくり実践マニュアル，中央法規出版，東京，2010：5．より引用

5. 終末期・看取りを視野に入れた支援をする

家族は施設ケアのパートナーである。病態変化を共有するために定期的な医療従事者との面談を設定し、認知症高齢者の現状と予測される経過への理解を深める。また、本人の意思や推定意思を尊重した「人生の最終段階における医療とケアの方針決定」への支援をする。

認知症ケアの質をマネジメントする

1. ケアの質向上

チームメンバーが疾患としての認知症の理解、生活者としての認知症者の理解を深める研修・事例検討を企画、開催する。

2. 権利擁護

権利を擁護する職員としてコンプライアンスや職業倫理にかなった職場風土をつくり、日常のケアの中に不適切ケア、虐待の芽を発見し改善する。

3. 接遇の向上

全職種による接遇、介護サービスマナーの振り返りを行い、接遇の向上に取り組む。

文献
1）認知症介護研究・研修東京センターケアマネジメント推進室：認知症の人のためのケアマネジメントセンター方式 利用ガイド．2005．
　http://www.career-net.jp/training/files/2012/04/3_kenshuu_shiryou-2.pdf（2016.3.15.アクセス）
2）児玉桂子，沼田恭子，下垣光，他編：PEAPにもとづく認知症ケアのための施設環境づくり実践マニュアル．中央法規出版，東京，2010．
3）認知症介護研究・研修大府センター：パーソン・センタード・ケアの理解Ⅱ．
　http://www.dcm-obu.jp/images/book/pamphlet04.pdf（2016.3.15.アクセス）
4）本田美和子，イヴ・ジネスト，ロゼット・マレスコッティ：ユマニチュード入門．医学書院，東京，2014．
5）厚生労働省：人生の最終段階における医療の決定プロセスに関するガイドライン，2016．
　http://www.mhlw.go.jp/stf/seisakunitsuite/bunya/kenkou_iryou/iryou/saisyu_iryou/index.html（2016.4.30.アクセス）

5 訪問看護における ケアマネジメント

髙橋洋子

訪問看護の特性と認知症

訪問看護とは疾患や障害をもった人が住み慣れた地域、自宅でその人らしく療養生活を送れるよう看護師が生活の場へ訪問し、看護ケアを提供し、自立への援助を促し、療養生活を支援することである。病院と違って、生活の場で行われる訪問看護では、主体はあくまでも利用者および家族であり、病状の安定と自宅での生活の継続を目標とし、介護保険や医療保険法に従って限られた時間で看護を提供するといった特性をもつ。その特性をふまえたうえで認知症者へのケアマネジメントが必要になってくる。

認知症を抱えて生きる人は認知機能障害（中核症状）である記憶障害や判断力の低下によって、①生活のしづらさ（自立の危機）、②健康の維持が困難（生命の危機）、③危険が察知しづらい（安全の危機）、④関係性が壊れる（絆の危機）、⑤尊厳が保てない（アイデンティティの危機）という5つの危機があるといわれている[1]。その危機を可能な限り回避し、安心して生活を送ることができるよう訪問看護が適切に行われる必要がある。また、生活が主体的なものとなるよう残存能力を引き出すとともに、意思決定への支援も行う。

情報収集とアセスメント

認知症の進行状態および生活習慣・生活歴によって現れる症状はさまざまで、それぞれ個別性の高いものであるため、できる限り多くの情報を得る必要がある。また訪問看護では限られた時間で多くの情報を収集しなければならないため、**表1**のような情報収集とアセスメントのためのツールを使用するのも方法の1つである。

初回訪問時だけでは十分な情報を得ることは難しく、訪問を重ねることでその人の全体像を把握することができる。具体的には、認知症の程度、認知症以外の疾患の有無とその治療状況（服薬内容）、ADL・IADLの状況、生活歴や生活習慣、生活環境、家族との関係、介護力など、幅広く情報を集める。

認知症高齢者の場合は認知症以外の身体疾患をもっている場合が多いが、認知症の症状によって身体状況の観察が正確にできないこともある。また生活上の問いに対して、自尊感情から「自分でできる」と取り繕う場合もあり、けっして本人から正確な回答が得られるわけではない。そのため、多角的な観察や確認、家族や訪問介護の職員など関係している職種からも、ていねいかつ幅広く情報を得る必要がある。

独居の場合、ADLおよびIADLの情報は自宅での生活が継続可能かどうか判断するために重要であり、詳細にとる必要がある。例えば、体重減少があり十分な食事がとれていない状態が考えられる場合には、原因を明確にする。食事すること自体を忘れているのか、食事を準備

第VI部 | 多様なケアの場における認知症ケアマネジメント

表1 共通の視点とそれに伴うアセスメント項目

共通の視点	アセスメント項目
健康	既往歴、1日の生活行動の状態・変化、表情・顔色・訴え、検査データ、食事摂取量、水分摂取量、排泄状況、服薬と副作用
安全	認知症の重症度、危険認知能力、視空間認知障害、体調（睡眠の状態、疲労度、身体状況の変化など）、服薬と副作用、衣類・履き物、運動機能（麻痺・拘縮など、ADL、IADL）や体幹バランスの状態、過去の転倒・転落事故、環境の安全性
自分の力の発揮	**1日の生活行動に即した今ある力（現存能力）をみる**：知識、IADL、ADL、セルフケア状態、長年の役割と現在の状況、環境の機能性
安心	認知症の重症度、いつものその人の状態（変化）・表情・言動・活動状況、痛みなどの苦痛の有無・程度、他者からのかかわりと人間関係調整能力、環境からくる刺激
その人らしさ	その人特有の表情やしぐさ、体の動きや姿勢、立ち居振舞、生活習慣・様式、好み、生活歴、家族歴、その人の生活リズム・パターン、こだわり、哲学、価値観、自己決定の仕方、教育のされ方など
支援体制	**家族の介護力**：家族構成、家族歴、家族間の関係性、家族の健康、家族が大切にしていることや本人に対する思い、介護に関する悩み・方向性、経済力、認知症者の受容段階 **本人本位の支援**：その人のこれまでの生活の継続性、今後の希望・要望、その人の今ある力の発揮、安全や健康管理、介護サービスの現状 **インフォーマルな支援**：介護サービス以外の支援、ボランティアの導入、行政や民生委員とのかかわり、理美容・歯科などの訪問、老人会・幼稚園・小学校などとのかかわり、ご近所付き合い、家族・親族とのかかわり

六角僚子：認知症ケアの考え方と技術. 医学書院, 東京, 2015：126. より引用

できない（買い物や調理方法がわからない）のか、食事を適切な方法で食べられなくなっているのか、どの部分に障害をきたしているのかといった情報を得らなければ必要な看護は提供できない。

また、忘れてならないのは家族との関係性や介護力についての情報である。同居・別居によって家族の役割は異なり、また家族の健康および生活状況によって介護力も変わってくる。介護を担う家族の負担の軽減や介護による精神的ストレスの軽減を考えるにあたり、家族それぞれから情報を得る必要がある。このように集めた情報をもとに対象の全体像をとらえ、課題やニーズを導き出し、その人らしく健康問題を回避しながら安心して生活できるようケアを考える。

訪問看護におけるケアマネジメントの実際

訪問看護では、認知症の症状や生活障害程度、生活習慣やパーソナリティに合わせた個別性の高いケアを行う。

1. 認知症による生活障害から起こる健康障害の早期発見と予防

認知、記憶障害によって自分に起こっている状態をうまく表現することができず、異常の発見が遅れることもある。また、発熱や下痢などによる脱水や失禁をしたくないとの思いから水分制限をすることによる脱水、食事の偏りや買い物ができないことによる栄養低下など、健康に問題が起こりやすい。バイタルサインをはじめ食事・水分摂取量、排泄状況、顔色や皮膚の状況、服薬の有無を観察し健康を害していないか確認する。

また訪問までの生活の中で「いつもと違う」ことがなかったか、家族や関係職種から情報を得ることも健康状態をアセスメントするのに役立つ。

2. 服薬管理

健康障害を予防するためには服薬の継続が大切である。しかし、認知機能の低下によって飲み忘れや重複して服薬してしまうこともある。そのため、認知機能障害（中核症状）の程度に合わせた服薬管理が必要になる。医師に生活に合わせた服薬回数や薬剤の調整を相談したり、服薬カレンダーの活用の提案を行うなど、正しく服薬できるよう支援する（図1）。

3. 認知症によって起こるセルフケア能力の低下を予防する

認知症の症状（認知障害及び記憶障害）によって食事、排泄、清潔等のセルフケア能力が低下する。症状の程度によって支援が必要な部分が異なるため、「できること」と「できなくなっていること」を見きわめ、誰がいつ、どのように支援するかを考える。訪問看護師だけでは支援できないことも多く、家族や訪問介護職員に依頼する場合もある。

図1 服薬管理の工夫の例

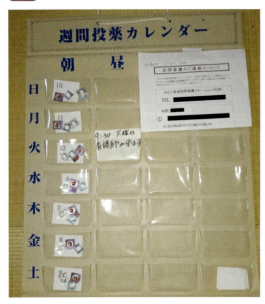

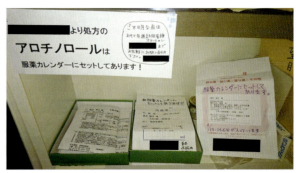

当ステーションでは、処方薬はなるべく服用回数が少なくなるよう、主治医に相談し調整をお願いしている。この認知症者の場合、A病院の物忘れ外来以外に近隣の内科クリニックからも処方されている。混乱を避けるために、「薬は服薬カレンダーに一緒にセットしてあること」を文字で確認できるように張り紙をしている。

誰もができなくなることに不安をもっているため、支援する際には認知症者の自尊心に配慮し、さりげなく、黒子のような対応が必要である。また、あらかじめ失敗しないような環境調整も大切である。

4. 安心した環境の調整

認知症者にとって、たとえ住み慣れた家であっても認知機能障害によって認識できず適応できないことがあり、環境の変化は余計に困難を招く。

例えば膝の痛みが強くなり、床からの立ち上がりが難しくなったことを理由に布団からベッドに変更したところ、自分の寝るところがないと混乱したケースもある。使い慣れた枕と見慣れたカバーを一緒に使用するなど、なじみのある生活に近づけるような工夫をし、安心した環境に整えることが必要である。

また、訪問看護師も環境の1つであり、ときとして不安を与える存在になることがある。相手が誰なのか、何の目的で訪問したのかを認識できないため、不安が大きくなる。本人にとって安らぎや心地よさを感じてもらえるような声かけや振る舞いを考慮する。環境の調整は行動・心理症状（BPSD）の予防にもつながる。

5. 家族や介護者への支援

認知症者が自宅での生活を継続していくためには家族の支援が必要である。しかし時代とともに家族の形も変化してきており、家族の介護力や関係性、経済力をアセスメントし、それぞれに合わせた支援を考えなければならない。

また、表2に示すように家族が受け入れるまでには時間を要する。段階どおりではなく段階を行ったり来たりしながら受けとめ、かかわる

ことができるようになるため、その段階に合わせた支援を考慮する。かかわり方によっては行動・心理症状が出現することもあるため、まずは認知症の正しい理解を促し、その人に合った対応方法を一緒に考えることが重要である。

認知症の進行に伴い介護量は多くなり、ストレスや疲労が増すことが考えられる。一人で抱え込むことのないよう、家族の思いや考えを聴く機会を定期的にもち、早いうちから、利用できる介護サービスなどの社会資源の紹介やお試し利用の提案を行う。

6. チームケアと多職種連携

訪問看護では24時間365日、そばで支援することはできないため、必要なケアをいつ、誰が、どのように行うのかをマネジメントすることも大切である。

認知症者にとって環境の変化が一番混乱を招くため、対応方法の統一は重要である。そのためには情報の共有がポイントとなってくる。認知症者にかかわる人は家族をはじめ、医師、看護師等の医療職、ケアマネジャー、訪問介護、デイサービスなど介護保険サービス業者、包括支援センターや保健師などの行政関係者、配食サービスや地域の見守りサポーターなど多岐にわたる。1つのチームとはいえ、それぞれが所属する機関も、場所も違っているのが現状である。そこで各専門職がどのように力量を発揮し、そこで得た情報をどのように共有するかが重要である。

まずはケアマネジャーが開催するサービス担当者会議を活用し、情報の共有と役割分担を明確にする。その後は連絡ノート等を活用し、日々の様子を互いに共有していくことが望ましい。

表2 認知症者を抱える家族の受け入れ段階

段階	特徴	具体的行動	ケア
1	とまどい、否定的なケアをする段階	●おかしい。どうしたのかしら？ ●わがままなのかな ●怒ったり、強く叱る ●こういう人とずっと一緒だと思うと嫌になる	●受診を促す ●傾聴
2	身内が認知症であることを認め、否定から脱しようとする段階	●情けない ●これが認知症なのか ●軽くあしらう ●言ってることに取り合わない	●見守り ●傾聴 ●励まし ●認知症に関する知識提供 ●ケアモデル提示 ●サービスに関する知識提供 ●介護教室・家族会などの紹介
3	認知症者に期待をつなぐ段階	●説得したり、怒ったりしてわからせる ●このぐらいだったらわかるだろうと、簡単なことはやらせる ●いつもの仕事をお願いしてみるが、できないと注意をする	
4	あきらめ、放棄する段階	●何を言っても無駄だ、ダメだ ●怒ったり、叱ったりすることが少なくなる ●一応間違いは訂正する ●ただ見ているだけ ●あまり干渉しない	
5	新たなケアの試みの段階	●家族が怒ったり、叱ったりすると結局症状が悪化するようだ、とわかる ●怒ってもわからないから、家族が惨めな思いをする ●少しやさしく接すると落ち着くことがわかる	●サービスに関する具体的なアドバイス ●ケアのアドバイス ●介護教室・家族会などへの勧め

六角僚子：認知症ケアの考え方と技術．医学書院，東京，2015：36．より引用

ネットワークの重要性

　認知症者が地域で暮らし続けるには、医療や介護サービスだけでなく、地域のさまざまな人の支援が必要であり、ネットワークづくりが重要となってくる。2015年に厚生労働省は地域包括ケアシステムを発表し（**図2**）、「おおむね30分以内に必要なサービスが提供される日常生活圏域を単位として想定」し、医療機関、包括支援センター、介護サービス（施設サービス

第VI部 | 多様なケアの場における認知症ケアマネジメント

図2 地域包括ケアシステム

○団塊の世代が75歳以上となる2025年をめどに、重度な要介護状態となっても住み慣れた地域で自分らしい暮らしを人生の最後まで続けることができるよう、住まい・医療・介護・予防・生活支援が一体的に提供される地域包括ケアシステムの構築を実現していく
○今後、認知症高齢者の増加が見込まれることから、認知症高齢者の地域での生活を支えるためにも、地域包括ケアシステムの構築が重要となる
○人口が横ばいで75歳以上人口が急増する大都市部、75歳以上人口の増加は緩やかだが人口は減少する町村部等、高齢化の進展状況には大きな地域差が生じている
地域包括ケアシステムは、保険者である市町村や都道府県が、地域の自主性や主体性に基づき、地域の特性に応じてつくり上げていくことが必要である

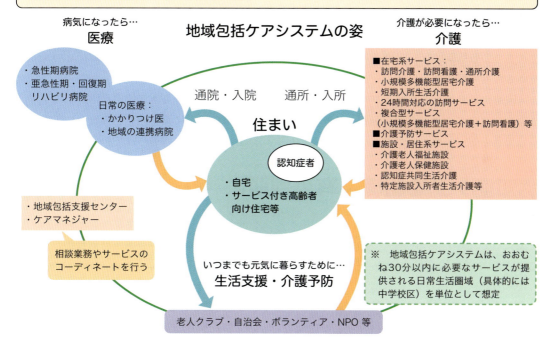

厚生労働省：地域包括ケアシステム．を参考に作成
http://www.mhlw.go.jp/stf/seisakunitsuite/bunya/hukushi_kaigo/kaigo_koureisha/chiiki-houkatsu/（2016.3.15.アクセス）

を含む）、老人会や自治会、ボランティアなどインフォーマルサービスを位置づけている。訪問看護師は認知症者の住む地域のコミュニティにも目を向け、認知症者や家族が住みやすい地域となるようはたらきかけていくことも必要である。

文献
1）杉浦記念財団：都市型の看護介護医療等の連携研究会 講演集Vol.3．健康とよい友だち社，愛知，2015：46-49．
2）六角澄子：認知症ケアの考え方と技術．医学書院，東京，2015：32-37, 126-131．
3）厚生労働省：地域包括ケアシステムの実現へ向けて．
http://www.mhlw.go.jp/stf/seisakunitsuite/bunya/hukushi_kaigo/kaigo_koureisha/chiiki-houkatsu/（2016.3.15.アクセス）
4）大越扶貴，田中敦子編：認知症高齢者の訪問看護実践アセスメントガイド．中央法規出版，東京，2006：4-26, 118-128．
5）六角僚子：認知症ケアの考え方と技術．医学書院，東京，2015．

6 認知症ケアにおける看護管理者の役割

① 認知症ケアの体制づくり

町屋晴美

認知症高齢者の数は年々増加しており、一般病院にも身体疾患の治療目的で入院する認知症者の割合が増加している。

これまで一般病院では、入院の目的と治療方針をある程度理解できる患者が圧倒的に多かった。入院時のオリエンテーションや手術前説明用紙等も、コミュニケーションがとれて理解力のある患者を想定したものが主になっている。

しかし、認知症者は病院や施設への入院、入所という環境の変化に適応できず混乱が生じやすい。不穏や怒り、落ち着きのなさなどのBPSDが出現しやすくなり、本来必要な身体疾患の治療に支障をきたすことがある。入院の目的や治療方針を理解し協力が得られる患者だけではない現実に目を向け、これまでの対応や認識を見直す必要に迫られている。

認知症ケアを組織共有の課題に

認知症者が入院した場合の看護職の役割は、入院前に有していた認知機能やADLを低下させることなく、身体疾患の治療を円滑にすすめ、できるだけすみやかに住み慣れたもとの生活に戻れるよう支援することである。看護管理者は、この役割をできるだけ最良の状態で達成するために、認知症ケアの体制の構築に向けた取り組みをする必要がある。

まず、自施設がある地域の高齢化率、入院患者の年齢構成、入院患者のうちの認知症者の割合を把握する。次にマネジメントの主な対象である人的資源、物的資源、材的資源に照らしてみる。認知症ケアに必要な人員や人材の確保、どのような物品や物理的環境があるとよいか、必要な研修は何か、これらにかかる経費等について調査する。調査結果をふまえ、組織的な取り組みが必要であることを、関連する部門に向けてプレゼンテーションや交渉を行う。認知症ケアを病院、施設全体の共有課題として取り組むことが大切である。

認知症者が過ごしやすい適切な療養環境の調整

認知症者にとって、病院という環境は、同じような部屋が並び、聞き慣れないモニターの音や医療従事者の話し声、忙しそうな足音など、住み慣れた場所とは大きく異なる（**図1**）。このような環境要因が、昼夜にわたり認知症者に及ぼす影響を考慮することからはじめる。

トイレや居場所をわかりやすく表示する、慣れ親しんだ物をそばに置く工夫など、安心して療養できる環境づくりから見直す。また、病院では、認知症者とそうではない患者が同一の病棟、病室で療養している。認知症者が大声をあげ興奮している状況にあるときのプライバシーへの配慮等、考えられる双方のストレスにも目を向け、できるだけ過ごしやすい環境を提供できるよう調整していく。

図1 病院はいつもと違う環境

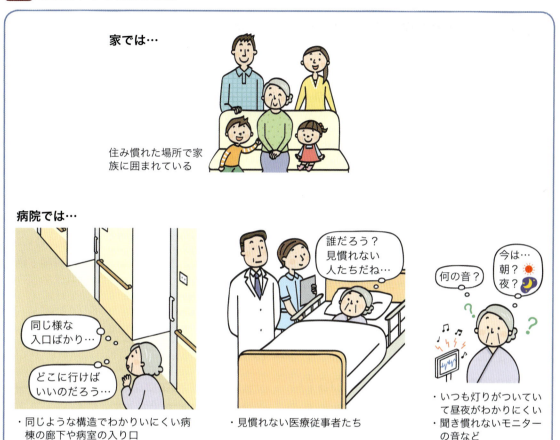

看護職の実情を理解した支援

　急性期病院には、「認知症に関する専門知識をもつ看護師が少なく、自ら訴えることができない認知症高齢者は、適切な治療が受けられていない」[1]といわれている。まずは、認知症者への対応力向上のための学習の機会を設けることが急務である。

　臨床の場では、目の前で起こる認知症者の行動や言動に振り回され、どのように対応したらよいか困っている現状がある。治療を優先し事故防止のために身体拘束を行うこともある。本当は認知症者のそばでゆっくり落ち着いてかかわりたいが、他の重症患者や急変への対応にその場を離れざるを得ないジレンマも生じる。対応の難しさから看護に対する自信をなくすことさえある。看護管理者は、このような看護師1人1人が抱える認知症者への看護の困難さを理解し、精神的サポートを行うとともに、実働面の支援体制を考える必要がある。

　また、忙しい、大変といわれている時間帯の業務量調査を行い、内容を分析することも重要である。夜間の点滴は必要か、支援要員を確保すれば解決することなのか、看護補助者や見守りボランティア、病棟の枠を超え相互に支援ができるリリーフナースの活用等を検討する。

多職種とともに職員一丸で臨む体制づくり

認知症者のケアは、看護師だけではなく、できるだけ多くの職種の協力と連携を得ることも必要である。医師、薬剤師、理学療法士、管理栄養士などの多職種でカンファレンスを開催し、24時間の対応をどのようにするとよいか、多職種チームで認知症ケアに取り組む方策を検討することも方法の1つである。

多職種合同で認知症について学習し、対応力を高めるために、互いの専門性を活かした知恵を出し合う。日ごろのケアに活かせるよう認知症対応マニュアル等を作成し活用することはすぐにでも取り組むことができる。

困った問題を一人で抱え込まず話ができる場を設け、うまくケアができたときは成功体験として チームで互いに情報を共有し、次に活かす。自分たちが行ったケアは適切だったのか評価することや、必要な治療を受けスムーズに退院できたケースを振り返るカンファレンスも大切である。ケアの効果を肯定的な視点でみて看護師にフィードバックすることは看護管理者の大切な役割であり、看護師の意欲の向上にもつながる。

現在、全国の各市町村では多職種連携のもと、地域包括ケア体制構築に向けて地域ケア会議を開催することとなっている。関係者には、こうした会議に積極的に参加し、多職種と協働することが求められている。

専門性の高い人材とチームの活用

1. 認知症サポートチーム（DST）

一般病院の多くは、認知症について院内でコンサルトする専門の医師は少なく、認知症や高齢者看護に関する専門の研修を修了している看護師も十分な数には至っていない。

認知症サポートチーム（dementia support team：DST、図2）は、病院医療スタッフの認知症に対する理解の不足、適切なアドバイザーの不在による対応困難等の問題点に対応し、認知症者への対応力や対応技術の向上支援のために活動することを目的としている[2]。

病棟からは困っている点について要請用紙（図3）に挙げDSTに依頼する。ラウンド時は依頼病棟の看護師もカンファレンスに参加する。筆者の施設では、カンファレンスの内容として「症状マネジメントに関すること」「入院目的・治療方針の共有」「退院支援にかかわる助言」「薬物治療の評価」「よかったことの共有（ケアの言語化）」等が行われる（図4）。DSTの介入により、「不穏時の指示薬を安易に使わ ない」「ラウンドがあると思うと患者の状態をより注意深く観察するようになる」という声が聞かれている。

看護管理者はDSTの目的を理解し必要な看護の人材をチーム員に入れることから協力する必要がある。また、DST活動が一般病棟の看護に活かされているか、要請依頼の対象となった認知症者の状況は改善されたか、チーム員になった看護師は役割を十分に果たせているか等について情報を集め、チーム活動の支援をすることが大切である。

2. 専門家や専門チームの派遣交流

病院内に認知症を専門とする医師、認知症看護認定看護師、老人看護専門看護師がいる施設では「どのようにかかわるとよいのか」「必要な治療は何か」などについて助言を得て学び、実践につなげることができる。院内にそのような看護師がいない場合は近隣施設間で認知症の

第VI部 │ 多様なケアの場における認知症ケアマネジメント

図2 認知症サポートチーム（DST）のおもな構成メンバーと活動例

医師	認知症に関する専門医
看護師	認知症看護の研修を修了している看護師
社会福祉士	精神保健福祉士
薬剤師	管理栄養士
作業療法士	臨床心理士

活動例

①入院患者のなかの認知症やせん妄の状態の評価
②看護へのアドバイス
③認知症専門病棟への転棟の適応判断　　　定期的にラウンドする
④退院支援　など

図3 DST要請用紙（例）

DST要請用紙

病棟名	
入院日	
患者氏名　ID	
主科	
主病名	主治医
認知症の有無	有（　）　　無（　）

DST要請理由
困っていること

□ ルートトラブル	□ 抑うつ・意欲低下
□ 転倒転落リスク	□ 食事量低下・拒食
□ 離棟	□ 帰宅欲求
□ 暴言・暴力	□ 不眠
□ 落ち着きがない	□ 妄想
□ せん妄	□ おむつ外し
□ 大声	□ 退院困難
□ ケア拒否	□ せん妄予防

その他	
服用中の薬剤	
ADL	
リハビリの実施状況	
退院支援	
コメント	

（記載例）

DST要請用紙

病棟名	○○	
入院日	○月○日	
患者氏名　ID		
主科		
主病名	主治医	
認知症の有無	有（✓）　　無（　）	アルツハイマー型認知症

DST要請理由
困っていること

□ ルートトラブル	□ 抑うつ・意欲低下
✓ 転倒転落リスク	□ 食事量低下・拒食
□ 離棟	□ 帰宅欲求
□ 暴言・暴力	□ 不眠
✓ 落ち着きがない	□ 妄想
□ せん妄	✓ おむつ外し
□ 大声	□ 退院困難
□ ケア拒否	□ せん妄予防

その他	1日中妻の名を呼んでいます。入院してから2回転倒しました。ナースステーションですごす時間が多く、どのように対応すればよいでしょうか
服用中の薬剤	○○
ADL	トイレまで自力で歩行できる
リハビリの実施状況	現在は行っていない
退院支援	
コメント	

専門家を派遣する体制をつくり、「困っていること」「対応方法」などについてアドバイスを得るような方法や、他施設の認知症・せん妄サポートチームを招き相互交流することもケアの質を上げる方策として有用である。

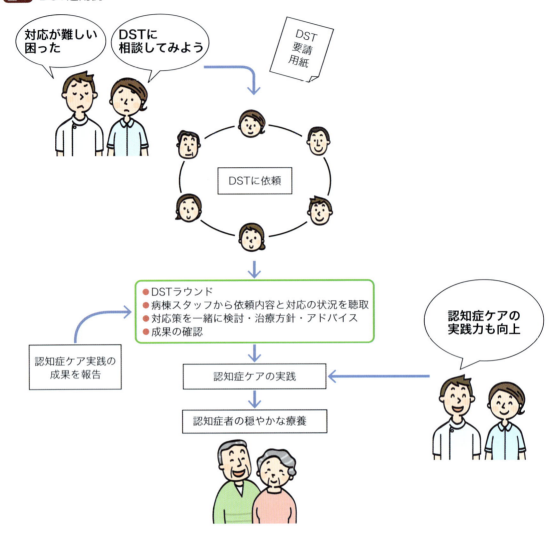

図4 DST運用例

心身機能維持と生活リズムの調整のための集団ケア

　認知症者は高齢者が多く、入院生活の中で疾病や治療による安静臥床により、心身の機能が低下しやすい。手術や検査により認知症の行動・心理症状に関連した症状の悪化や、せん妄を生ずることがある。昼夜の逆転を防ぎ夜は良眠でき、心身の機能が低下しないよう日常生活のリズムを整えることが大切である。

　病院では、日中に、認知症者を車椅子などでの散歩やスタッフステーションで座って過ごせるよう工夫している。しかし、看護師は他の患者へのケア等でその場から離れることもある。認知症者は置き去りになり長い時間をただ座って過ごすというような事態になりかねない。

　院内デイケアは、早期離床の機会を増やし、アクティビティケアを取り入れることで認知機能の低下予防やQOLの維持向上に役立つといわれている。院内デイケアや集団ケアの運営に望ましい主な要件を表1に示す。十分なアク

第Ⅵ部 | 多様なケアの場における認知症ケアマネジメント

表1 院内デイケア・集団ケアの運営に望ましい主な要件

- 感染症がない
- ２時間程度の座位保持が可能
- 院内デイケア参加の理解が得られている
- 医師の許可を得ている
- 家族の同意を得ている
- 集団で集まれる場所がある
- 担当者：看護師、看護補助者、作業療法士、理学療法士、介護福祉士など
  多職種
- ケアの内容：嚥下体操、ラジオ体操、塗り絵、将棋、DVD鑑賞、ゲーム、
  歌唱、読書　など

ティビティケアではなくても、認知症者の尊厳を大切にし、その人のもつ力を発展させるような姿勢が大事である。院内デイケアの時間帯は看護師も他の受け持ち患者のケアを安心して行える。一病棟のみで開催するだけではなく、病棟間で共有できるような場を確保し共同運営する工夫も大切である。

また、夕食時間帯や入眠前の院内ナイトケア等もこれからの課題である。

集団ケアの実施に際しては、安全な環境でケアが提供できているか、参加者の満足は得られているかなど、評価をていねいに行い運営スタッフに還元することが大切である。

＊

認知症ケアの体制づくりには、それを推進していく看護職をはじめ、すべての職員が認知症対応力の向上を図ることが重要である。そのための教育を積極的に進めることが不可欠である。

文献

1）鈴木みずえ編：パーソン・センタードな視点から進める 急性期病院で治療を受ける認知症高齢者のケア. 日本看護協会出版会，東京，2013：44.

2）鷲見幸彦：認知症サポートチームと認知症初期集中支援チーム. 医学のあゆみ 2015；253（9）：851-852.

3）加藤滋代：認知症高齢者のQOL向上をめざした"院内デイケア"の取り組み. 看護 2014；66（11）：75-79.

4）湯浅美千代：急性期病院における認知症をもつ患者への対応と管理者の役割. 看護展望 2014；39（6）：20-25.

5）日本看護協会 看護師職能委員会Ⅰ病院領域：病院における認知症を有する患者への支援に関する活動報告. 平成27年度 全国看護師交流集会Ⅰ 病院領域 検討資料，2015：11-28.

6）中島紀恵子責任編集：新版 認知症の人々の看護. 医歯薬出版，東京，2013.

6 認知症ケアにおける看護管理者の役割

② 認知症ケアのスタッフ教育

田中由利子

理解と関心からはじまる認知症ケア

　認知症のある人を受け入れ、目標とした治療・看護のアウトカムが得られるようケアするためには、かかわるすべてのスタッフの認知症に対する正しい理解がキーワードになってくる。

　高齢者人口の増加によって認知症者が増加してきた現在、認知症をもった身体疾患のある患者の受け入れは、高齢者専門病院や認知症専門病棟に限らず、需要が高まっている。それは急性期病院、亜急性期病院、回復期リハビリテーション病院なども例外ではない。しかし、認知症があることを知ったとたん、入院拒否や、受け入れを渋るケースはまだまだ多い。認知症者への対応がわからない、指示が通じないから大変、安静にしてもらえない、点滴を抜くので治療を継続できないなど、困難感を高めている理由はたくさんあるだろう。

　認知症者を受け入れ、安心して療養してもらう環境を提供するためには、第一に、スタッフが認知症者への偏見と抵抗感をなくすことが必要になってくる。そのためには、まず認知症について正しく理解し、認知症者に関心をもち、認知症者の視点で、認知症者が体験している世界をとらえることが第一歩である。

認知症看護教育の変遷と現状

　看護基礎教育の変遷をみてみると、成人看護学が分化し、老人看護学が位置づけられたのは1989年（平成元年）のカリキュラム改正時であった。認知症に関して注目され看護教育として取り上げられるようになったのは、1990年代後半になってからといわれている。

　名称を「認知症」と改称した2004年（平成16年）、老年看護学の中で認知症について学ぶようになったが、今ほど患者の数も多くなく、看護としても十分確立されたものではなかった。このため、現在各病院・施設で活躍している

ベテランの看護師たちでさえ、認知症について十分な基礎教育を受けてきたとはいえない。

　また、日本看護協会の認知症看護認定看護師教育課程ができたのは、2005年である。2016年現在、651名の認知症看護認定看護師が活動している。また、老人看護専門看護師は、2001年から特定され、2016年現在93名が登録している。認知症看護の質向上のためにスペシャリストが育成されているが、各施設で役割を発揮できるほどには育成は追いついていない。

第VI部 │ 多様なケアの場における認知症ケアマネジメント

認知症ケアにかかわる指導者層の育成

急性期病院では、認知症について学ぶより、まずは施設の機能に合わせ、疾患の看護について学ぶことが優先されている。一般看護技術については十分経験を積んでおり、指導者もそろっている。手順書も整備され、自己で学ぶことも可能である。

しかし、認知症に関しては、急性期病院での入院受け入れ件数が少なかったこともあり、十分な知識や経験をもった看護師がいないのが現状である。また、認知症の患者に対応するための手順書もないことが、対応の困難感を増強させている。今後、超高齢社会を迎えるにあたり、本腰を入れた認知症ケアへの取り組みは、一般病院も避けては通れない問題になってきて

おり、認知症ケアにおける指導者層や管理者層の早急な育成が求められている。

厚生労働省が認知症施策推進のため2015年に発表した新オレンジプランでは、行動・心理症状（BPSD）や身体合併症等への適切な対応として、「看護職員の認知症対応力向上」が追加され、認知症の容態に応じた適時・適切な医療・介護等の提供が強化された。日本看護協会や都道府県看護協会では、認知症に関するスタッフ向けのさまざまな研修やセミナーが開催されている。さらに、看護管理者向けの研修も多くなってきており、これらを活用して、認知症ケアの指導者層育成につなげていきたい。

成功体験を学びにつなげる

認知症看護では、個々の患者についてよく知ることが大切である。BPSDが出現したときの困難感だけがクローズアップされるが、BPSDの出現は、個々の患者のこれまでの生活、エピソードが関連していることもある。対応のヒントも患者の生活歴の中に隠されていることが多い。急性期病院においても、認知症の知識に裏づけされた注意深い観察力とアセスメント力、認知症者の視点に立った想像力と倫理的思考が重要になってくる。

また、認知症ケアでは、患者への対応で得られた成功体験を積み上げ、共有することが重要

になってくる。認知症者の生活背景は患者ごとに異なり、安心できるかかわりも少しずつ違う。ケアの成功体験を積み重ね共有することは、患者にとって安心できる居心地のよい場所をつくるきっかけとなる。また、成功体験は、認知症者とかかわる看護師の自信にもつながってくる。かかわりがわかれば、より患者への関心と理解が深まり、質の高いケアの提供へとつながっていく。看護管理者は、日々の看護ケアの中からスタッフが学びにつなげられるような、教育的かかわりを行う必要がある。

カンファレンスの場の活用

病院や施設は多職種のスタッフで構成されており、患者にかかわったスタッフにはそれぞれ専門的視点からのさまざまな気づきがある。日々のカンファレンスで十分検討し、患者に適したケアの方法を導き出し共有することは、認

知症の患者が、落ち着いて療養できるためには欠かせない。

一人のスタッフの努力だけでは、チーム全体のケアの質を向上させることはできない。また、一人のスタッフのかかわりが、BPSDの発

209

現につながることもある。カンファレンスの場は、スタッフが行ったケアやかかわりを振り返る教育の場にもなるため、看護管理者はスタッフが個々の体験から気づきが得られるような声かけや、カンファレンスの効果的な運営を支援する必要がある。時には、認定看護師や専門看護師に参加を求め、行った看護実践を言語化し実践知に変換できるようはたらきかけてもらうことも必要である。

また、看護管理者や教育担当者は、さまざまな事例を積み上げ、施設内で共有できる場をつくり、マニュアルの作成に取り組むことも認知症ケアの質向上のためには重要であろう。

多職種チームとの認知症学習

筆者の施設では、一般病棟における認知症困難事例に対して、毎週認知症サポートチーム (dementia support team：DST) がラウンドし、対応方法を検討のうえ、病棟スタッフにアドバイスを行っている。どのようにかかわればよいか困窮しているスタッフには、よい教育の機会となっている。

また、毎月1度、医師、看護師、薬剤師、管理栄養士、リハビリセラピスト、ケースワーカーなど多職種持ち回りで認知症事例についてケアカンファレンスを開催し、アセスメントや対応についての意見交換を行っている。看護管理者は、カンファレンスの場にスタッフが積極的に参加できるよう勤務調整や支援を行うとともに、スタッフが認知症ケアについて知識を深め視野を広げられるよう、カンファレンス後は学びを確認し、教育的にかかわっていくことも必要である。

認知症者にかかわるのは医療職だけではない。今や小学校においても認知症教育がはじまっている時代である。多くの企業や学校などでも行われているように、筆者の施設でも、認知症サポーター養成研修を開催し、全職員が受講できるよう、2015年から年4回の研修を実施している。

高齢者専門病院における認知症現任教育

筆者の施設は高齢者専門病院であり、一般急性期医療に加え、物忘れセンターとして認知症専門病棟と認知症専門外来を備えている。高齢者看護をめざして入職した看護師は、現任教育として整備されたラダーシステム（表1）の中で、ラダーIでは「高齢者看護の基本」「高齢者臨床薬理」「看護倫理」「高齢患者とのコミュニケーション」、ラダーIIで「認知症看護の基礎」「エンドオブライフ・ケア」などについて学び、高齢者看護への理解と対応方法について知識を広げている。認知症看護認定看護師による講義のほか、プロセスレコードを用いての倫理的思考の振り返りや、ケーススタディ研修の中でも認知症看護について学んでいる。看護管理者は、効果的な教育プログラムの企画・運営と、集合教育の学びをOJTにつなげ実践できるための支援が求められる。

認知症専門病棟では、パーソン・センタード・ケア（表2、図1）の理念のもと、個々の患者を尊重し、その人の視点に立って寄り添うことを大切にした看護ができるよう心がけている（表3）。現在病棟内では、新人から認知症ケアについて段階的に学べるよう教育内容を体系化し、認知症看護ラダーシステムを作成し取り組んでいる。

また、看護管理者は認知症看護認定看護師や

第Ⅵ部 多様なケアの場における認知症ケアマネジメント

表1 国立長寿医療研究センター集合教育研修（高齢者看護・認知症看護抜粋）

レベル	研修名	研修目的	研修内容
ラダーレベルⅠ	高齢者看護の基本Ⅰ	高齢者に必要な看護の基本について理解を深める	**1. 高齢者の看護とは** 1）老いの意味 2）老年期の理解 **2. 高齢者の特徴** 1）からだ・こころの変化 2）高齢者とのかかわり 3）生きがい・生活史 **3. 尊厳ある看護** 1）高齢者の意思決定を支える看護 **4. 高齢者のアセスメント** 1）加齢変化とアセスメント 2）身体症状とアセスメント **5. 食事** 1）加齢による経口メカニズムの変化と特徴 2）摂食・嚥下機能に合わせた経口摂取の方法 3）嚥下テスト、嚥下・摂食訓練 4）誤嚥予防と誤嚥時の対応 **6. 口腔ケア** 1）高齢者ケアにおける口腔ケアの重要性 2）口腔ケアシステムについて **7. 患者対応振り返り研修** 1）患者対応の振り返りの意義 2）プロセスレコードによる看護場面の再構成の進め方
	高齢者の臨床薬理	高齢者の薬物療法の特徴を学び事故防止を意識した薬剤の取り扱いについて学ぶ	**1. 高齢者の薬物療法** 1）高齢者の服薬管理 2）高齢者の輸液療法 **2. ハイリスク薬剤** **3. インスリン製剤** **4. 輸血** **5. 医療事故防止**

211

（表1つづき）

レベル	研修名	研修目的	研修内容
ラダーレベルⅠ	患者対応の振り返り	患者との看護場面を振り返り、人間関係における自分の傾向を把握するとともに「患者・家族とのコミュニケーションのあり方を考える	**1. 患者対応の振り返りの意義** **2. プロセスレコードによる看護場面の再構成の進め方** **3. 看護場面の再構成** 1）高齢者とのコミュニケーション 　①対象の尊重　②傾聴すること　③受容的・共感的態度 2）自己の振り返りと自己啓発
ラダーレベルⅡ	高齢者看護の基本Ⅱ	高齢者に必要な看護の基本について理解を深める	**1. エンドオブライフ・ケア** 1）エンドオブライフ・ケアについて 2）高齢者のエンドオブライフ・ケア 3）家族への支援 **2. 認知症の看護** 1）認知症の症状、診断、治療 2）患者への基本的姿勢と考え方（パーソン・センタード・ケアを含む） 3）家族への支援 **3. 退院支援の考え方**
	看護倫理Ⅱ	高齢者看護実践をとおして、臨床における倫理的ジレンマについて考える	**臨床における倫理的ジレンマ** 1）ジレンマから倫理的な問題への気づき 　①エイジズム　②プライバシー保護　③高齢者虐待 　④身体拘束　⑤高齢者の権利擁護　⑥高齢者の意思決定
ラダーレベルⅢ	高齢者のケアアセスメント	高齢者ケアに関するアセスメントについて後輩に指導・助言できる能力を向上させる	**1. 高齢者ケアにおけるアセスメントの視点** 1）認知症高齢患者のケアアセスメント 　①認知症の状態　②身体的状態　③心理・社会的状態　④生活行動の状態　⑤現在の生活に強く影響を与えている生活背景 **2. 高齢患者の退院支援アセスメント** 　①意思決定のプロセス　②介護する家族のアセスメントに必要な情報

表2 パーソン・センタード・ケアの4つの要素

V（Valuing People）	認知症者と彼らをケアする人の価値を認める
I（Individualized Care）	一人ひとりの独自性を尊重したケア
P（Personal Perspective）	認知症者の視点
S（Social Environment）	認知症者と周囲の人が相互に支え合う社会的環境

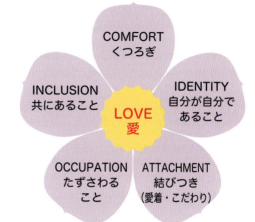

図1 認知症者の心理的ニーズ

認知症介護研究・研修大府センター：「大府センター式コミュニケーションパック」完成版 −パーソン・センタード・ケアの理解−．より引用

老人看護専門看護師が、高齢者看護や認知症看護について深めた知識を、外部に向けた研修や講演会等で紹介し普及啓発活動ができるよう、支援することが求められている。

認知症看護実践研修の重要性

　認知症ケアについての学習では、書籍も増え、e-ラーニングやDVDなど視覚教材でも学べるようになってきた。外部研修も増え、専門家による講義や講演会なども、参加しやすくなっている。看護協会から紹介された専門看護師や認定看護師による出前講義も活用されている。しかし、知識を実践に結びつけるためには、認知症看護の実際の場面を体験することが欠かせない。

　短期間の院内留学制度や、自施設に指導者がいない場合は、ぜひ認知症専門病院や病棟での看護体験をお勧めしたい。たとえ1週間でも、実際の看護の場面を体験し、自分自身の中で認知症者への理解やかかわりを体得することが大切である。そうすれば、次に認知症者に出会ったとき、患者をあたたかく受け入れ、理解する態度でかかわることができるだろう。

文献
1）鈴木みずえ編：パーソン・センタードな視点から進める 急性期病院で治療を受ける認知症高齢者のケア．日本看護協会出版会，東京，2013：8．
2）平成27年版看護白書．日本看護協会出版会，東京，2015．
3）中島紀惠子責任編集：新版 認知症の人々の看護．医歯薬出版，東京，2013．
4）日本看護協会 看護師職能委員会Ⅰ病院領域：病院における認知症を有する患者への支援に関する活動報告．平成27年度全国看護師交流集会Ⅰ 病院領域 検討資料．2015．
5）六角僚子：看護教育における認知症の位置づけ．おはよう21 2010；21（4）：77．
6）鈴木みずえ，山岸暁美，玉田田夜子，他：急性期医療における認知症高齢者のための看護実践の方向性．日本認知症ケア学会誌 2015；13（4）：749-761．

表3 認知症専門病棟の病棟理念

認知症専門病棟理念
その人らしく豊かに生きることができるようパーソン・センタード・ケアに基づいて患者の立場に立って、患者の気持ちをくみ取れる細やかな看護の提供をする

病棟方針

- 認知症者に愛情をもってかかわる
- 認知症者と携わる（家族を含む）人たちが情報を共有し、同じ目的をもって患者に的確に医療・ケアが行われるように努める
- 認知症者が人としての尊厳が保たれていると実感できるよう援助する
- 認知症者が安心することができる環境を提供する
- 認知症者のできる能力を引き出し、自信につながるようサポートする
- 家族の負担を軽減し、認知症者やその家族のストレスを軽減する
- 認知症者1人1人に合わせて非薬物療法を行い、認知機能にはたらきかけるアクティビティを行う
- 認知症者に包括的なケアを提供できるよう心がける
- 積極的に研究に取り組み、外部への情報発信に努める
- 認知症の研修施設として研修生の受け入れをし、認知症ケアの発展に努める
- 他病棟や多職種、地域と連携を図りながら、認知症者に合った暮らしが見つけ出せる援助をする
- 認知症ケア・看護を普及するために啓蒙活動を心がける
- 認知症疾患医療センターとしてモデルとなる

第 VII 部

認知症者と
家族への支援

1 認知症者の家族の特徴

中島紀惠子

┃今日的な家族の特徴

家族1人1人の日常は、職場や家族、家、近隣、病院、買い物や世間のつきあいなど、さまざまな場所での異なる社会関係を通じてつくり出される世界である。つまり、"わたしの家族"は、自分の身にしっかり根づいているセルフケアや家族的な感覚・感情、価値、行為・行動にコミットメントして、責任をもつこと、時には病む他者への気遣いやいたわりの示し方などの関係一式をアレンジする方法をいつも学んでいる。

家族は家に住むが、家は家族が家族として含むべきだとされているものを含んでいるとは限らない。世帯は、住む場所と日々寝食をともにする家族をいうが、世帯が家庭であるとは限らない。今日、家族を支える構造（形態）はきわめて小さくなり、生活機能は個別化し、多様になった。結果「いざというときには、家族が何とかしてくれるはず」というようなセイフティネットとしての役割を家族に期待できないだけではなく、何か事件が起きると家族・親族ネットワークが"解体する"というようなリスクを抱えている。

┃介護家族の苦悩の中で生まれるエンパワメント

1. 介護家族とは

介護家族とは、セルフケアや諸々の社会関係の一式を身に付けながら自立的に暮らしてきた"身内の一員"が、老いや病いのために日々の生活の綻びを修復しきれなくなり、その状態を補い助ける「しごと（以下「介護」と呼ぶ）」を担う家族をいう。

今日では、同居・別居を問わず介護の担い手のほとんどが"独り介護"である。

家族にとって「介護」は、十分に納得し、覚悟をもって引き受けたのではなく、釈然としないままに"わたしの家族"に回ってきた「事件」の対応からはじまることのほうが多い。

また、介護という「しごと」の場は、家族固有の親密性、愛情、または憎悪、価値、義務、世間体、はっきりしない常識や役割をめぐる関係のぶつかり合うところである。故に、家族であればこその愚痴や希望、許しなどの非生産的な"ごたごた"した時の流れる「場」でもあり、この時の流れの中で、家族員それぞれの抱える事情や苦悩を徐々に分かち合えるようになることもある。しかし、その時を経れば家族関係は平穏さを取り戻し、介護は楽になる、というほどに「事」は単純ではない。

2. 家族エンパワメントとは

「いま、ここで」の右往左往する時間こそが、スルーしてよい問題に寛容になること、時を待つこと、ルールを決めることなどの気づきを分かち合う大事な時間である。こうした時の流れがあって介護家族（特に介護主担者）は、介護される当事者が被る苦痛・苦悩に気づきもする

し、自分にも労わりの目を向けられるようにな
る。この2つの目が他の大勢の介護家族の1
人1人が織りなしてきた知恵に学び、出逢い
の時々から「われわれ介護家族」が抱えている
問題群を客観視できるようになる。

こうして、自分やみんなのケアに役立つ諸資
源の必要を地域の人々に訴えていく勇気をもつ
ことや、メッセージを発することの意味を学ん
でいく。このようなパワーの動態を家族エンパ
ワメントと呼ぶ。

認知症者の介護家族を支えるということ

介護家族にとって認知症者とは、感覚・知
覚、記憶、注意、見当識などの認知能力を駆使
して雑多な情報を処理し、自立的に生きてきた
身内にあたる個人である。

認知症者の介護家族（特に介護主担者）の共
通項は、つい先頃まで、家族それぞれの思いや
考えを類推し、自己の感情をコントロールし
て、理にかなった"この人"と眼前の"この
人"が重ならず、言動の1つ1つがかみ合わ
ず、格闘と葛藤に疲労困憊の日々を送っていっ
たことであろう。

本来的にいって家族は、固有の"家族的雰囲
気"に包まれたコミュニケーションのなかで、
それぞれ家族員のニーズを分かちあい、思いや
り、時・人・場をわきまえたマナーをもって自
己または家族の尊厳を守る世界を築いてきた。
しかし、いま、家族（特に介護主担者）は、こ
の前提が成立しない世界に直面し、"なぜ、ど
うして、どこが"と、認知症当事者を追い詰
め、自分を問いつめ、先行きが見えない不条理
にもがいているのである。

この出来事の障壁が強ければ強いほど、認知
症当事者の価値や尊厳を下げる行為を引き起こ

し、病状悪化を導きやすくする。介護家族（特
に介護主担者）の側も、そのリアクションに落
ち込み、体調不良、不眠、体重減少、発病など
に見舞われたりもする。家計上の問題も無視で
きない。この何重もの障壁が、家族ネットワー
クの綻びに連鎖し、"大事な時"の意思決定を
遅らせる。それがまた、「事」を収拾するエネ
ルギーを失わせ（レスパワー）、悪循環を増長
させる。

認知症者の家族の支援で重要なことは、自
宅、病院・施設を問わず、家族にとって介護
は、その終わりの日がくるまでは「重量波」に
さらされ続ける「しごと」であるという認識を
基本においた、かかわりのあり方を懸命に探す
ことである。これが、支援者としてのモラルを
問うことにつながる。

モラルは、"わからない"ことの多い認知症
者とその家族に、専門的他者として向き合い支
援することへの"怖れ"を覚知する力や、支援
のタイミングを探すために必要とされる"見え
ないものを見ようとする力"を養う。このよう
な支援のあり方は、認知症者の支援のあり方に
おいても共通する視点であろう。

文献

1）中島紀惠子：家族介護の理解と看護職とのパートナシップ. 中島紀惠子責任編集, 新版 認知症の人々
の看護, 医歯薬出版, 東京, 2013：22-32.

2）厚生労働省：図表2-3-29世帯構造別にみた世帯数の構成割合の年次推移. 平成26年版厚生労働白書 健康
長寿社会の実現に向けて～健康・予防元年～. 2014：122.

3）中島紀惠子：認知症患者の家族に対する看護のあり方. 野嶋佐由美, 渡辺裕子編, 家族看護選書 第1巻,
日本看護協会出版会, 東京, 2012：147-160.

4）呆け老人をかかえる家族の会（現 認知症の人と家族の会）編：痴呆の人の思い、家族の思い. 中央法
規出版, 東京, 2004.

2 認知症者を支える 家族アセスメントの方法

藤﨑あかり

認知症と診断される人を抱える家族の苦悩

「最近よく物をなくすようになった」
「財布や鍵をいつも探しています」
「ここ最近、お母さんのご飯の味付けが変わった」など、認知症の症状を最初に見つけ、受診に結びつけるのは家族であることが多い。

また、家族は受診を決めたものの「本人が行きたがらない」「もの忘れとわかったら本人が傷つくのではないか」といった悩みがある。何とか受診に来ても、「検査を受けたくない」と中断してしまうことも多い。さらに、結果が出たとき、本人への影響を考え、「本人には結果を話してほしくない」という家族も少なくない。

認知症の進行に伴い変化する家族の苦悩

認知症疑いの時期は、認知症者が認知症と自覚していない、もしくは自覚があり不安や焦りが強くなる。これらの精神状態から本人には、「同じことを何度も聞く」「不安が強く家族の姿を探す」などの症状が出現し、家族は今までと違った認知症者を受け入れきれず、戸惑いが生じる。認知症と診断されてからは、家族に「この先どうなるのだろう」といった不安がつきまとう。ゴールの見えない介護に途方に暮れ、考えただけで疲れてしまう。「なぜわたしばかりが…」といった孤独感に悩まされることもある。

さらに、認知症である本人も家族の様子や気持ちに一喜一憂し、「家族から見放される」といった不安や焦りがさらに増加して、認知症の症状が悪化しやすくなる。

認知症の中期～終末期にかけては、認知症者の状態変化として主に身体機能の低下が著しく、身体疾患が出現しやすくなり、家族も介護量の増加で精神的にも身体的にも疲労感が増加の一途である。この時期は入院することも多く、生命維持へも影響を及ぼすため、家族は大切な人の死を受け入れる準備もしていかなければならなくなる。

私たち看護師など専門家の支援は、認知症者と家族の人生のある一時点ではあるが、今後の人生に影響を及ぼす可能性のある活動であることを自覚したい[1]。そして、家族が必要なときに、必要な支援を受け入れ、資源などを活用できることは、家族と認知症のある本人の絆をより深く、強くすることにつながり、そのための、家族アセスメントはとても重要になる。

第VII部 | 認知症者と家族への支援

アセスメントが支援のはじまり

アセスメントには情報の統合が必要であるが、認知症者の状態や進行状況など、認知症者だけでなく家族も刻々と変化していくため、時間軸でもとらえる必要がある。さらに、家族がもっている力の強みや弱みを見きわめ、家族がどの心理ステップ（**図1**）にいるのか、精神状

図1 介護者の心理ステップ

STEP-1 まさかそんなはずない、どうしよう

【見きわめポイント】

驚愕・とまどい	● おかしい行動に少しずつ気づきはじめ、驚き、戸惑う
否定	● 周囲にはなかなか理解してもらえない。介護者自身も、病気だということを理解できない

● 他人には知られたくないと思っている

STEP-2 ゆとりがなく追いつめられる

① 混乱	● 認知症の症状に振り回され、精神的・肉体的に疲労困憊する。やってもやっても介護が空回りする
② 怒り・拒絶 抑うつ	● 「自分だけがなぜ…」「こんなにもがんばっているのに…」と苦労しても理解してもらえないことを腹立たしく思う ● 認知症者を拒絶しようとする。そんな自分が嫌になる（必要に迫られ、認知症や介護サービスに関する情報を手当たり次第探しはじめる）

● 要介護者のペースに振り回される
● 介護者自身は被害者意識が強くなる
● 虐待
● 受診していない人も多い

STEP-3 なるようにしかならない

① あきらめ	● 怒ったり、イライラしても仕方ないと気づく。介護サービスを使うなどして生活を立て直しはじめる
② 開き直り	● なるようにしかならないと開き直る ● 自らを「よくやっている」と認められるようになる
③ 適応	● 認知症者をありのままに受け入れた対応ができるようになる ● 介護に前向きになる

● 介護者のペース、自分の力量に合わせ、うまくできるようになる
● なんとか折り合いをつけられる
● 手抜きの介護ができるようになる

STEP-4 認知症者の世界を認めることができる

理解	● 認知症の症状を問題ととらえなくなり、認知症者に対する愛おしさが増してくる

● 相手の気持ちを深く理解しようとする

STEP-5 人生観への影響

受容	● 介護の経験を自分の人生において意味あるものとして位置づけていく ● 自分なりの看取りができる

● 自分自身への深い理解 自分の経験を社会に生かそうとする

認知症の人と家族の会愛知県支部編：介護家族をささえる―認知症家族会の取り組みに学ぶ. 中央法規出版，東京，2012：99. より転載

219

表1 渡辺式家族アセスメント／支援モデルの全体像

第1段階：生じている問題の全体像の把握

ステップ1：個々の抱える問題（困りごと）を検討する
ステップ2：なぜそのような問題が生じているのか背景となる対処の全容を検討する
　ポイント1：困りごとに対してどのように対処しているのか
　ポイント2：対処を生み出している背景は何か
ステップ3：各家族成員と援助者の関係性を明らかにする

第2段階：援助の方針と方策を検討する

ステップ1：援助の方針を明らかにする
ステップ2：援助仮説を抽出し具体的な援助方法を検討する

鈴木和子，渡辺裕子：家族看護学 理論と実践 第4版．日本看護協会出版会，東京，2012：124．より転載

態も把握しながら、家族のニーズに沿った支援の提供をめざすための家族アセスメント（**表1**）をしていく。

看護過程でのアセスメントは援助のための前段階として位置づけられるが、家族アセスメントの場合、認知症者本人と家族1人1人に課題があり、そこから派生する家族への影響と問題のアセスメントが援助のはじまりとなる。

そのために、家族アセスメントをする前の基本姿勢を理解したい。「バイスティックの7原則」に基づく、家族をとらえるときの留意点を**表2**に示す。

家族教室で大切にしていること

筆者の施設では認知症者を支える家族に対し、家族教室を行っている。

家族教室で提供しているプログラムは、認知症の治療やケアに関する知識、自己の介護状況や介護感情の振り返り方法など、今すぐ介護に応用でき、かつ自身の介護を客観視できることを目標にしている。学びの形式は、座学やグループワーク中心だが、何よりも家族・介護者どうしの交流を大切にしている。毎回、講義やグループワークの後で30分、テーマを設けながら家族どうしの会話ができる場を設けている。話す人に偏りが出ないよう配慮し、必ず家族教室にかかわるスタッフを各テーブルに配置する。そこでの会話で、「私と同じ気持ちの人がいる」「私のやっていることはよかった」と思えるようになる人も多い。

私たちの家族教室は、家族にただアドバイスするのではなく、できるだけ家族どうしが自ら答えを見つけていく過程を大切にしている。結果、コーピングスキルの獲得につながっている[3]。

看護職や医療職は家族の気持ちのすべてを理解できるわけではないが、「これまで大変でしたよね」「よくがんばっていますね」「（ケアやかかわりに対し）それができるのはすごいことですよ」「これからも応援します」など家族が直面することに親身になって傾聴し、理解する姿勢でかかわっていくと、家族のはりつめた気持ちも楽になると感じている。

第Ⅶ部 認知症者と家族への支援

表2 バイステックの7原則に基づく家族をとらえるときの留意点

7原則*	留意点
1. 個別化の原則 （クライエントを個人としてとらえる）	家族の抱える困難や問題は、家族それぞれ異なる。「世界に同じ家族は存在しない」という考えをもってかかわる
2. 意図的な感情表出の原則 （クライエントの感情表出を大切にする）	家族の感情表現の自由を認める。認知症に対し、否定的な感情や自分の考えが正しいといった独善的な感情を表出できるようにする
3. 統制された情緒的関与の原則 （援助者は自分の感情を自覚して吟味する）	家族の感情に取り込まれない。第三者の視点で聞く姿勢をとる
4. 受容の原則 （受けとめる）	家族の考えは家族の人生経験や必死の思考から来るものであり、家族の「個性」でもあるため、けっして頭から否定しない
5. 非審判的態度の原則 （クライエントを一方的に非難しない）	家族の行動や思考に対し、善悪を判じない
6. 自己決定の原則 （クライエントの自己決定を促して尊重する）	命令的な指示をせず、エンパワメントできるように支える
7. 秘密保持の原則 （秘密を保持して信頼感を醸成する）	家族のプライバシーを守る

＊F.P. バイステック著, 尾崎新, 福田俊子, 原田和幸訳：ケースワークの原則［新訳改訂版］—援助関係を形成する技法. 誠信書房, 東京, 2006. より転載

文献
1）中島紀惠子責任編集：新版 認知症の人々の看護. 医歯薬出版, 東京, 2013：28.
2）堀内園子：認知症看護入門−誠実さと笑いと確かな技術で包む世界. ライフサポート社, 東京, 2008.
3）Aya Seike, Takashi Sakurai, Chieko Sumigaki, et al. Verification of Educational Support Intervention for Family Caregivers of Persons with Dementia. *JAGS* 2016；64：661-663.

3 家族に対する支援の実際

鈴木智子

　認知症者の家族は表に現れた症状に目を奪われ、本人の不安や喪失感に目を向けられないことが多く、認知症者との関係性が崩れる要因となっている。そのため、現在起こっている症状を正しく分析して、家族に情報提供していくことが必要である。

事例 1　被害妄想の対象になっている次女

> Aさん（80歳代、女性）　アルツハイマー型認知症
> 　3年前に夫が亡くなり、Aさんは一人暮らしをしていた。3人の子どもがいるが、長女と長男は遠方に住んでおり、近くに住んでいる次女がときどき様子を見に行っていた。
> 　半年前より賞味期限が切れた食材が冷蔵庫に入っていることが目立つようになり、食事をとらないことが増えてきた。また、財布をしまった場所がわからなくなると「次女が盗った」と言い、物の置き場所がわからなくなると「次女が盗った」「次女が持っていった」などと言うことが増えた。徐々に次女に対する被害妄想と攻撃性が強くなり、次女がかかわれなくなってきたため入院となった。

　入院時、次女から「私の夫は、"母が認知症だとは思えない"と言うし、私が一番かかわっているのに、なぜ私だけが悪者になるのかわからない。お嫁さんがいれば私が悪者にならなくてすんだのに」という言葉が聞かれ、Aさんを取り巻く家族の関係性を再構築する支援の必要性があると判断した。

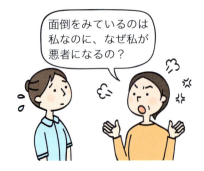

1）家族のかかわり方を振り返る

　長男や長女がAさんとどのようにかかわっているかを次女に語ってもらい整理した（図1）。次女から、「今まで私だけ悪者になったと思っていたけれど、兄や姉は私のことを理解してくれているということがわかりました」という言葉が聞かれた。

2）物盗られ妄想の心理的背景について情報提供する

　物盗られ妄想を呈している認知症者の心理的背景には、精神的孤立と不安感があるといわれており、物事が自分の思いどおりに運ばない不如意感、焦燥感がある[1]と考えられる。
　また、周囲の人との関係性がうまくいっていない場合や、関係性が逆転してしまったことを不快に感じている場合は、周囲への反発心や被

第VII部　認知症者と家族への支援

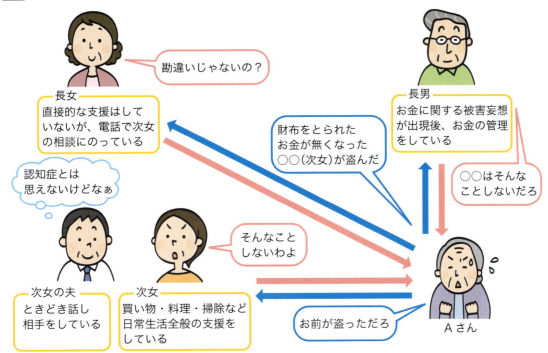

図1　次女の語りから得られたAさんを取り巻く家族の状況

害者意識が加わり[1]、探し物が見つからないと「私の物を盗って困らせている」と考えてしまうことがある。これらのことを伝えると、次女は「なんとなく腑に落ちました。母はとてもプライドが高い人なので、私に世話されることが受け入れられないのかもしれない」と話した。

3）陰性感情への理解を促す

Aさんの表に現れた被害妄想や攻撃性に目を奪われるのではなく、その裏に存在する不安、孤独感、喪失感などの陰性感情を感じ取り、それらの感情を薄めるようかかわることが必要であることを伝えた。そしてAさんの人間性の本質は変わっていないことを伝えると、「母とかかわるのをやめようと思っていたけれど、私が一番近くに住んでいるので、できるだけ会いに来ます」という言葉が聞かれた。

事例 ❷ スタッフの対応に不満をもつ妻

> Bさん（70歳代、男性） レビー小体型認知症
> 　4年前にびまん性レビー小体型認知症と診断され、徐々に日常生活に支援が必要な状況となった。失禁はないがトイレが認識できないときは部屋の隅に排泄することがある。食事は自力で食べるが、ときどき動作が止まってしまうことがあった。
> 　妻と2人暮らしで、妻が1人で介護してきたが、徐々に妻に対する暴力行為がはじまり、自宅での介護が困難になり入院となった。

　入院後、スタッフはBさんの認知機能の変動に合わせ、必要時に日常生活の支援を行っていた。妻は面会時にBさんの隣にいて、すべての行動に対し指示をしていた。自宅でもBさんに暴力を振るわれていたが、面会時にも怒鳴られていることがあった。

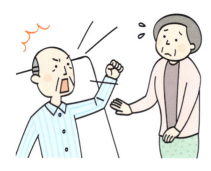

　妻は、面会のたびに、「夫の介助をもっとしてほしい」とスタッフに訴えるため、「必要なときはお手伝いしています」と説明していたが、「もう耐えられない」と不満をぶつけてきた。

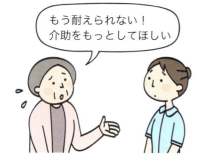

1）妻の思いを聴く

　妻の面会時に声をかけ、Bさんに対する思いや自分なりに工夫してかかわっていることを聴き、うまくかかわれているところは承認するようにした。妻は、今までBさんが趣味ももたず家族のために働いてきて、これから2人で老後を楽しもうとした矢先に認知症になってしまったので、夫のために介護をしてあげたいという思いがあることがわかった。そして、その妻の思いをスタッフで共有するようにした。

2）疾患の特徴を妻が
　　理解できるように説明する

　レビー小体型認知症は認知機能に変動があり、日常生活をしていくうえで介助の必要がないときもある。介助をしてあげたいという気持ちはとても大切であるが、介助が必要ないときに手を出すことで、Bさんの自尊心を損ねてしまい、Bさんの怒りにつながる可能性があることを説明した。妻から、「私が口うるさく言うことで、イライラさせていたのですね」との言葉が聞かれた。

3）具体的なかかわり方を提案する

　妻は、説明に対しては理解を示したが、面会のたびにBさんに怒鳴られていた。過干渉になっているときは、声をかけ、今は見守りをするだけでよいことを"提案"という形で伝えるようにした。このようなかかわりを続けていくうちに、妻から「介助してもらえない」という不満は聞かれなくなった。

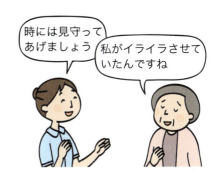

文献
1）松田実：認知症支援における医療の役割 あくまでも症候学にこだわる立場から．老年精神医学雑誌 2011；22：126-134.

4 認知症者の退院支援

藤原麻由礼

認知症者の退院支援とは、単純に「退院させること」ではない。住み慣れた生活の場へ安心して帰り、生活を再開するための過程を支援することであり、入院期間にとらわれない生活の全体に看護の質が問われる。退院支援には、意思決定と具体的なマネジメントの過程がある。

■入院による影響と退院支援の開始

病気やケガで入院すると、認知症者は疾患による苦痛と環境の変化による混乱によって不安の中にいる。苦痛を伴ううえ、何事にも見当がつかない世界はせん妄の発症、行動・心理症状（BPSD）の出現の要因ともなる。そのような状況に対して日常生活の中の随所で穏やかにはたらきかけ、入院前の生活過程まで関心を寄せて、生活のための具体的な方策を認知症者あるいは家族とともに検討し、提案する。

看護師の行う認知症者への退院支援とは、生活の困難をできる限り緩和し、生活の継続性を失わずに住み慣れた環境へ戻ることを援助することにある（**図1**）。現状の、短い在院日数の中では、大きな課題である。

■だれが退院支援を行うか

退院支援を行うのは、日常的に最も認知症者に近い存在である看護師となる。最近では、退

図1 認知症者の退院支援の視点

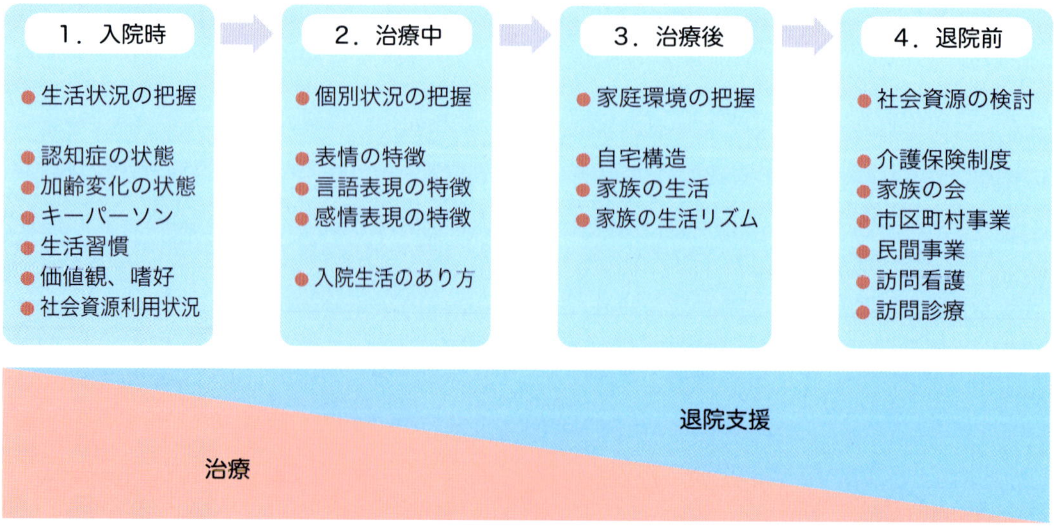

1. 入院時	2. 治療中	3. 治療後	4. 退院前
●生活状況の把握	●個別状況の把握	●家庭環境の把握	●社会資源の検討
●認知症の状態 ●加齢変化の状態 ●キーパーソン ●生活習慣 ●価値観、嗜好 ●社会資源利用状況	●表情の特徴 ●言語表現の特徴 ●感情表現の特徴 ●入院生活のあり方	●自宅構造 ●家族の生活 ●家族の生活リズム	●介護保険制度 ●家族の会 ●市区町村事業 ●民間事業 ●訪問看護 ●訪問診療

治療

退院支援

院支援や退院調整を専従あるいは専任で行う看護師と、病棟看護師および多職種が協働すると診療報酬が認められるしくみがある。

さらに、2015年新設の地域包括ケア病棟（病床）では、退院支援を選任に行う者を定めることになっている。認知症者が安心・納得して退院し、早期に生活を維持するためには、看護師の参加による生活面の援助の継続が重要であると考える。2016年の診療報酬改定では、退院調整加算は退院支援加算へと名称変更され、さらに内容が厳格化された（**表1**）。

また、同時に新設となった「認知症ケア加算」では、多職種によるチーム機能に退院支援が盛り込まれ、多職種連携を具体的に行うことで評価が得られる。

表1 退院支援加算の概要

退院支援加算1

- イ．一般病棟入院基本料等の場合　　600点
- ロ．療養病棟入院基本料等の場合　1200点
  （退院時1回）

●患者が安心・納得して退院し、早期に住み慣れた地域で療養や生活を継続できるように、入院早期より退院困難な要因を有する者を抽出し、当該計画に基づき退院した場合に算定する。

退院支援加算2（旧退院調整加算）

- イ．一般病棟入院基本料等の場合　　190点
- ロ．療養病棟入院基本料等の場合　　635点

厚生労働省：I-3-3①退院支援に関する評価の充実. 中央社会保険医療協議会議事次第 平成28年度診療報酬改定. より引用

退院支援の主体はだれか

退院支援の主体は、認知症者である。本人に代わって生活援助者の意見から生活様式を決定、社会資源の導入を行う場面に遭遇することもある。しかし、認知症者が嫌なことを嫌と言い、好きなことを好きと言えるような選択の場を提供すべきである。認知症が高度になっても、感情は生きていることを忘れてはならない。

最近では単身・高齢者のみの世帯の増加、家族様式の変化からキーパーソン不在という状況もある。その場合には、市区町村の権利擁護事業、成年後見制度の利用が必要になる場合もある。

認知症者の退院支援では何をするのか

退院支援計画においては、より具体的に生活を基盤にしたプランを立てる。プランには、認知症者の生活と同じくらい家族の生活、大きくいえばライフスタイルに関する情報が必要となる。つまり、認知症者の疾患部分に視点が集中していると、退院支援計画は成立しない。そして、退院する地域の協力者（訪問看護師、ケアマネジャー、訪問診療医）とも入院中から連絡を取り合い、具体的なプランを検討する。

認知症者は環境の変化や苦痛に対して非常に繊細であり、看護師は援助を行う際に擁護する姿勢が必要である。具体的には、退院支援を行う際にどのような生活をしたいか、家族に望むことは何か、自分の体についてどう感じるかを問い、ときには家族との間に立って、意思決定を支援する。

退院支援の実際

退院調整看護師の視点を例に挙げると、認知症者が高齢者である場合、加齢変化を理解する必要がある。退院支援では、切れ目ない連携、オープンなコミュニケーション、チームとして継続的にかかわる姿勢をもつ[1]。認知症看護認定看護師が所属する施設では、退院調整部門との緊密な協働を早期から図ることが必要である（図2）。

認知症者は、生活の困難を自分自身だけで支えていくことはできない。したがって、介護者の協力や社会保障制度の活用が必須となる。代表的には介護保険制度であるが、事情によって

は障害福祉法、難病事業、市区町村独自の事業や、介護家族を支える地域のしくみとして家族会、認知症カフェ（認知症者と家族、地域住民、専門職等の誰もが参加でき、集う場）[3]等を活用し生活が豊かになるように工夫する。生活の困難とは、人によって価値観が非常に多様であり、個人を尊重した態度や姿勢が求められる。また、認知症者の住む地域の特徴や事情を十分把握し、協力者となる人物や協力機関に対してネットワークや協力体制を構築する姿勢も必要である。

図2 認知症者の退院支援の実際

		認知症者家族	病棟看護師	退院調整部門	ケアマネジャー	訪問看護	訪問診療
認知症看護認定看護師	入院中	●疾病の受容と共存 ●意思決定 ●生活のイメージ ●介護手段の習得	●意思決定支援 ●シンプル、安心、安全、ぬくもりある看護 ●退院指導	●退院調整 ●院内外に及ぶマネジメント ●連携体制の構築 ●カンファレンスの開催	●ケアマネジメント ●介護体制の構築	●看護連携 ●療養体制の構築 ●認知症者、家族の生活を支援	●病診連携 ●病状の管理 ●認知症診療の継続
	退院時期の確定	退院前カンファレンス（患者・家族、医療従事者、地域の専門職との合意形成、最終打ち合わせ）					
	退院	●生活の再開 ●意思決定や自己実現	●病棟看護の評価 ●訪問看護との連携の維持	●切れ目のない連携維持と病状に応じた対応[2]	●認知症の病状に即応したサービスの調整	●身体疾患を含めた病状変化への対応 ●家族支援	●病状と認知症の関連を判断
	終末期	悔いなくお別れする	最期のときを支える		最期のときを支える		

認知症看護認定看護師

文献
1）中島紀惠子責任編集，新版 認知症者の人々の看護．医歯薬出版，東京，2013：165．
2）厚生労働省：認知症施策推進総合戦略（新オレンジプラン）
http://www.cas.go.jp/jp/seisaku/ninchisho_taisaku/dai1/siryou1.pdf（2016.3.25.アクセス）
3）厚生労働省：認知症カフェ
http://www.mhlw.go.jp/file.jsp?id=146269&name=2r98520000033t9f_1.pdf（2016.3.25.アクセス）

第VII部｜認知症者と家族への支援

5 認知症者と家族を支える団体

髙見国生

現在、日本には認知症に関するさまざまな団体がある。本人や家族、介護者が抱える悩みの共有、情報交換、勉強会の開催など、支え合い励ます場として有用である。

認知症に関する団体には、病院や施設、市区町村などが主催する小規模な家族会のほか、全国規模で活動している会もある。ここでは、1980年に「呆け老人をかかえる家族の会」との名称で発足した公益社団法人「認知症の人と家族の会」を紹介する。

昔も今も変わらぬ家族の困惑

まず、家族の声を2つ、お読みいただきたい。

「本人に説明してもムダだとわかっていても、相手の口調につられてつい説明をしてしまい、そして相手が怒りだして感情的になり言い合ってしまう毎日です」（三重県、女性、50歳、姑85歳）

「勝手な母は、すべて自分は正しいと信じています。財布を置き忘れ、子どもたちに『あんたのお母さんは私の財布を盗った』と言います。世間にはもっと辛抱している人がいると思い、自分に言い聞かせていますが、毎日不安です」（兵庫県、女性）

前者は2013年1月に「認知症の人と家族の会」に入会した人が申込書に書いてきたもので、後者はそれより33年前の1980年5月の会報に載ったものである。33年も間が開いているのに、認知症の人の症状は昔も今も少しも変わらない。そして、その症状に振り回されて困惑する家族のつらさも、少しも変わっていないのである。

「認知症の人と家族の会」（以下、家族の会）は1980年の結成以来今日まで、このような家族が励まし合い助け合って、介護への勇気をわかせてきた組織である。

家族の4つの苦労

認知症の人を介護する家族には、①心身の疲労、②家庭生活の混乱、③先行きの不安、④孤立無援の思い、という4つの苦しみがある。

24時間365日気が休まることがなく精神的にも肉体的にも疲れている。また、普通の生活ができなくなり家庭生活が混乱している。そして、この先どうなるのだろうという先の見えない不安がある。さらに、介護する家族の苦労やつらさを周囲が理解してくれないと感じる孤立無援の思いにとらわれるのである。

229

この苦労は、「家族の会」で介護者どうしが交流することで軽くなる。同じ苦労をしている人がいることがわかることで気持ちが軽くなることに加えて、それぞれの家族の工夫や対応の仕方が学べて自分の介護の参考にできるからである。

本人も主人公に

「家族の会」は結成当初は、「呆け老人をかかえる家族の会」として家族主体の組織であった。2004年に開催した国際アルツハイマー病協会国際会議で若年認知症の当事者が思いを語ったことを機に、認知症の本人も社会の主人公であるべきとし、名称も「認知症の人と家族の会」と変更した（図1、2）。

本人のつどいの開催や本人どうしのつながりの活動も進めており、毎年6月に開催する「家族の会」総会には、全国の支部から代議員など200名以上の会員が参集する。

励まし合い・助け合いの3本柱

認知症の本人どうし・家族どうしが励まし合い・助け合うためには、以下の活動が大切と考えている。これを活動の3本柱と呼び、全国のすべての家族の会支部が取り組んでいる。

1. つどいの開催

つどいは、集まり交流することで、生きること介護することへの勇気を生み出すことができる場である。また、先輩介護者の経験を聞き、専門職からは知識や情報を得て、上手な介護が

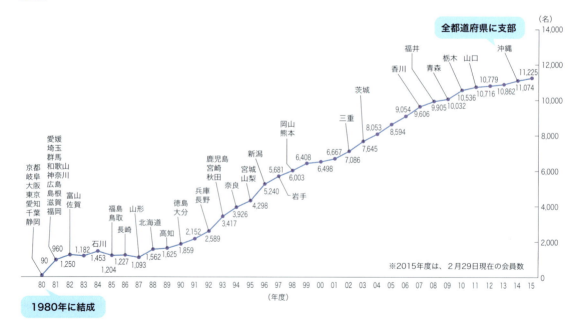

図1 認知症の人と家族の会 会員数推移と支部結成年（1980〜2015年度）

「家族の会」は全国すべての都道府県に支部があり、会員は2015年時点で11,000余名。看護師をはじめとする専門職、一般の人にも入会を呼びかけている。

できるようになる、「家族の会」の最も基本となる活動である。

2. 電話相談の実施

困ったときや悩んだときに、すぐに話を聴いてもらえて知恵や情報が得られる電話相談は、心強い味方である。「家族の会」本部および全支部で実施している電話相談は、年間2万件を超えており、そのほとんどは会員以外の人からで、公益社団法人としての社会貢献活動でもある。

3. 会報の発行

全国の会員を結びつけるものが会報である。本部会報「ぽ～れぽ～れ」は月刊で、「会員からのお便り」「世界の認知症情報」などを掲載している。全支部でも支部会報を発行しており、会員だけでなく国や自治体をはじめ関係機関・団体、マスメディアなどにも広く届けており、会報は社会への広報誌でもある。

認知症になっても安心して暮らせる社会を

認知症の本人どうし・家族どうしが励まし合い・助け合う中で、個人のがんばりだけでは乗り切れない苦労もある。社会の理解や行政施策による本人支援、家族支援がどうしても必要な所以である。

「家族の会」は社会の関心を高め社会的対策を充実してもらうことを大切に考えてきた。結成2年目の1982年に厚生大臣宛にはじめての要望書を提出して以来、折に触れて要望や提言を国や地方自治体に行ってきたが、近年は、国の財源難を理由にして社会保障、介護保険の後退が目立つようになっている。引き続き当事者団体として声をあげなければならないと考えている。

介護する家族に過重な負担をしいるような訴訟問題も起こっている。2007年の認知症の高齢者による列車事故において鉄道会社が家族に損害賠償を求めた訴訟では、最高裁は2016年3月1日、この家族に監督義務はなく、生活状況を総合考慮して賠償責任を判断すべきとの判断を示した。この判決に対して、「家族の会」は、「家族と関係者に安心と元気を与えてくれた」とする見解を発表した。高齢化が進むなか、さらに認知症に対する理解が広まるように活動を進め、認知症でも安心して暮らせる社会づくりをしていく必要がある。

図2 「認知症の人と家族の会」とは

- 1980年結成。1994年社団法人に、2010年に公益社団法人として認可。
- 全国都道府県に支部があり、会員は約11,000名。
- 認知症の人、家族のほか医療・福祉の専門職、ボランティア・市民など誰でも会員になれる。年間会費5,000円（賛助会員は1口10,000円）。会員には、毎月の本部会報「ぽ～れぽ～れ」と居住地支部の会報を届けている。
- 活動理念
「認知症になったとしても、介護する側になったとしても、人としての尊厳が守られ日々の暮らしが安穏に続けられなければならない。
認知症の人と家族の会は、ともに励ましあい助けあって、人として実りある人生を送るとともに、認知症になっても安心して暮らせる社会の実現を希求する。」

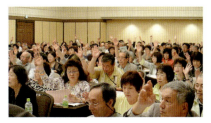

毎年6月に開催される総会には全国の支部から200名以上の会員が出席する（写真は2015年の総会。掲載は「家族の会」の同意を得ている）。

「認知症の人と家族の会」ホームページ
http://www.alzheimer.or.jp/

6 認知症者のエンド・オブ・ライフ・ケア

桑田美代子

エンド・オブ・ライフ・ケアとは

　エンド・オブ・ライフ・ケアとは「病や老いなどにより、人が人生を終える時期に必要とされるケア」と考えられている[1]。認知症に限らず、人は加齢に伴い心身の機能が低下する。老化の延長線上に「死」があり、死は敗北ではなく自然の摂理でもある。

　老衰や認知症の余命の予測についても、悪性疾患のように期間を区切ることは難しい。日本老年学会の「高齢者の終末期の医療およびケア」に関する「立場表明」(2012)でも、「終末期」の定義に具体的な期間を設けていない[2]。だからこそ、人生の最晩年において、よりよく生きるために日々の生を支え、よりよい死を迎えられるようケアすることが重要となる。

　エンド・オブ・ライフ・ケアの特徴は、その人のライフ（生活・人生）に焦点を当てケアをすることである（表1）。そして、亡くなる数か月前、数週間前だけに焦点を当てるだけでは、認知症者に質の高い豊かな最晩年のときを提供したことにはならない。生を支えながら、死を見据えた年単位、月単位のケアが重要であり、それこそがエンド・オブ・ライフ・ケアである（図1）。

表1 エンド・オブ・ライフ・ケアの特徴

- その人のライフ（生活・人生）に焦点を当てる
- 患者・家族、医療スタッフが、死を意識したころからはじまる
- QOLを最期まで最大限に保ち、その人にとってよい死を迎えられるようにすることを目標にする
- 疾患を限定しない
- 高齢者も対象にする

岡本充子, 桑田美代子, 吉岡佐知子, 他：エンド・オブ・ライフを見据えた"高齢者看護のキホン"100 看護管理者と創る超高齢社会に求められる看護とは. 日本看護協会出版会, 東京, 2015：101. より引用

図1 エンド・オブ・ライフ・ケアの範囲

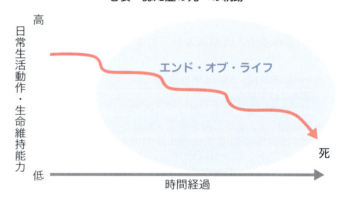

老衰・認知症の死への軌跡

エンド・オブ・ライフ・ケアの実際

1. ケアに必要なQOLの アセスメントの視点

　QOL を最期まで最大限に保ち、その人にとってよい死が迎えられるよう日々ていねいにケアする。そのとき、身体面、精神面、社会面、スピリチュアルな面を QOL の視点でアセスメントすることが大切である。

　認知症者のこれまでの生活、既往歴などをもとにアセスメントする。人生の最晩年、問題点に着目するのではなく、どのようにしたら認知症者の"生活の質"を最期の瞬間まで保ち、終焉のときを迎えることができるのかという視点でケアを考えることが大切である。それが認知症者の意思の尊重、尊厳の保持にもつながる。

2. 症状マネジメント

　その症状が可逆的か、不可逆的かの見きわめを十分行う必要がある。看取りの徴候として、不可逆的な症状の場合、過剰な医療は苦痛を増すことになる。しかし、可逆的な場合、安易に看取りを判断することが最善ではない。認知症者の場合、これまで落ち着いていた人が「急に落ち着かない」「ケアを拒否する」等の行動を生じることがある。それは身体の変調により、痛みや倦怠感などを言葉として伝えられないために認知症の行動・心理症状（BPSD）として表出していることもある。自分の言葉で訴えることが難しいからこそ、認知症者の声なき声をキャッチできるよう、日々の全身状態を観察し、苦痛の早期発見に努める必要がある。

　認知症者は徐々に ADL、生命維持機能が低下してくる。つまり、"食事が食べられなくなる""食べたくなくなる"等による食事量の減少がみられる。また、食べても体重減少が生じ

る、自力で痰の喀出が難しくなる、表情の変化が乏しくなる、覚醒時間が短くなる等、ADL 全般の低下が死に近づいたサインと考えられる場合がある。介護職も含む多職種チームで情報の共有をし、その ADL 全般の低下の時期を発見する必要がある。

3. 医療ケアの見直し

　先に述べたように、QOL の 4 つの視点や時期に応じ、ケアの見直しと継続の検討を行う必要がある。認知症の場合、徐々に ADL が低下し、全介助状態になる。そのため、食事・排泄・清潔など日々のケアが重要になる。それに加え、「安楽な呼吸」「安楽な姿勢」「心地よい排泄」「美しい姿を維持する」「新たな苦痛を与えない」という視点でケアを見直し、本人にとっての最良のケアを家族・スタッフで考える必要がある（図2）。

　内服薬や医療処置の見直しも必要である。苦痛を緩和する医療処置になっているかを再確認し、終焉のときをその人らしく過ごせるよう部屋やベッド配置などの環境調整を行うことも重要となる。

4. ケアする側の態度

　「最後まで意思ある人」と考えケアを提供することは、認知症者の尊厳の保持につながる最も重要なことである。認知症者は微弱なサインを発している。その微弱なサインをキャッチする感性がなければならない。人生終焉のときをより豊かにするために、擁護者としての役割を認識し、認知症者に対するケア提供者の態度が最も重要となることを認識しておく必要がある。

家族のグリーフケア

1. 認知症者の家族の喪失：曖昧な喪失

　喪失（loss）とは広い概念で、「以前に所有していたものや、愛着を抱いていたものを奪われる、あるいは手放すこと」を意味する。喪失は、肉親との死別・子離れなどの人の喪失、能力・地位などの所有物の喪失、転居などの環境の喪失など、人は人生のさまざまな場面で喪失体験をしている。生きることは喪失であり、特別なことではなく自然なことである。

　しかし、認知症者の家族は、身体的には存在しているが心理的に不在であると認知される「曖昧な喪失」を体験している[3]。例えば、認知症が進行すれば、いずれ食事を自分では食べられなくなり、歩けなくなり、家族の顔も忘れてしまう。これまで自分がイメージしていた父親・母親像ではなくなる。身体はそこに存在するが、気持ちの中では不在になったような喪失体験である。つまり、家族は気持ちの折り合いをつけながら見えないゴールに向けて介護しているのである（図3）。

2. 認知症者の公認されない悲嘆

　悲嘆（grief）は「喪失に対するさまざまな心理的・身体的症状を含む情動的（感情）反応」のことである。喪失を体験することで心身症状を伴う反応を起こす場合もあるが、個人間での悲嘆の差が大きい。

　「公認されない悲嘆」とは、公には認識されず、社会的に正当性が認められない悲嘆のことである（表2）。後期高齢者や認知症者の場合、悲嘆を経験する能力がないと社会にみなされ、サポートを受けにくい場合もある。女性の場合、配偶者との死別はめずらしい出来事ではない。そのため見過ごされやすい。「大往生」という文化があるわが国ではあるが、長寿であっても死に別れることはだれでも悲しい。そのことを考慮し、ケアしていくことが必要である。

図2　エンド・オブ・ライフ・ケアの見直し

- むやみな吸引の回避・水分量の調節
- 呼吸困難や舌根沈下に対する姿勢の配慮等

→ 安楽な呼吸

身体に合わせた姿勢、倦怠感、痛みへの配慮等

→ 安楽な姿勢

→ 心地よい排泄

自然な排泄、不要な管の除去・羞恥心への配慮

→ 新たな苦痛を与えない

褥瘡予防、体力の消耗に配慮したケア方法の検討

→ 美しい姿の維持

- 不動による拘縮の予防
- 清潔保持・整容（皮膚を傷つけないていねいな髭剃り、眼脂の除去等）・清潔な衣類
- 口腔内乾燥や汚染への対応・眼球乾燥防止・皮膚乾燥予防

ELNEC-Jコアカリキュラム指導者ガイド：モジュール8「高齢者のエンド・オブ・ライフ・ケア」スライド. 2014. より一部改変して転載

3. 家族によい余韻を残す

わが国は超高齢多死社会を迎えているが、その反面、人の死にかかわったことがない人が増加している。核家族化が進み、自宅で看取ることが少なくなり、死は身近な出来事ではなくなったからである。急性期の医療機関における「死」を、一般的な人の死と考えている人も少なくない。つまり、家族にとって、はじめて遭遇する看取りであるかもしれない。

認知症者の死は介護のゴールでもある。亡くなった後、家族によい余韻を残すような日々のケアがとても重要となる。

1) 家族とのコミュニケーション

家族に恐怖を与えず心の準備ができるよう、状態を説明しなければならない。その説明責任は医師だけが担うのではなく、多職種チームでかかわることが必要である。特に医療と生活に精通している看護師の責任は大きい。暦年齢や認知症の経過から死についての話を家族とせざるを得ない。ケアする側は死を言葉にすることに躊躇し、家族側も縁起でもないと受け取る人も少なくない。

しかし、家族が考える「望ましい死」について、ケアする側が知っておくことは当然であ

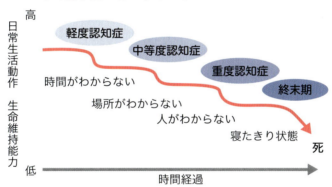

図3 ゴールの見えない経過のなかで家族は少しずつ気持ちの折り合いをつけていく

表2 公認されない悲嘆の分類

認められない関係	恋人、同性愛のパートナー、友人、隣人、里親、同僚、姻族、継親・継子、以前の配偶者や恋人、病院や介護施設の同室者など
認められない喪失	認知症の悪化による心理・社会的喪失、妊娠中絶や流産・死産、ペットの死など
排除された悲嘆者	(後期)高齢者、認知症者、精神疾患者や知的障害者、幼い子ども、脳損傷の患者など
死の状況	自殺やエイズによる死など
悲嘆の表し方	それぞれの社会や文化における暗黙の規範から外れる場合

坂口幸弘:悲嘆学入門 死別の悲しみを学ぶ. 昭和堂, 京都, 2010:6. より一部改変して転載

る。家族の特徴、家族にわかる言葉等で、予測される状態の変化を説明する。そのことが家族の心の準備にもなり、心残りを最小限にする一助になる。

2) ケアの可視化

日々行っているケアを家族に説明し、可視化することは家族にとっても癒しになる。「家族はわかっているだろう」と考えるのではなく、そのケアの意図を説明することで、ケアする側の考えを理解してもらう。家族の不安や要望を聴き、家族とのコミュニケーションをとる機会にもなる。

後悔がまったくない看取りは存在しない。家族が「○○もしてあげれば…」と思うこともあるだろう。その反面、家族が「○○もしてあげられた」と思える場面を、ケアする側が提供できるかが大切である。

3) 家族にとってのケアする者の態度

ケアする側の態度を、認知症者本人・家族に見られていることを意識したことがあるだろうか。ケアする側の態度で、家族は気持ちが揺り動かされ、家族のグリーフケアにも関係することを理解しておく必要がある。大往生であったか否かは、ケアする側が評価するのではなく、家族側が判断することである。身内を亡くした家族の悲しみは変わらない。家族によい余韻を残せるか否かは、ケア提供者の態度に大きく左右されるのである。

■ エンド・オブ・ライフ・ケアにかかわる人へのケア

1. スタッフ自身も悲嘆を経験する

身近でケアしてきた認知症者の死に直面し、ケアするスタッフ自身も悲嘆を経験する。以前は、ケアする側が感情を表出することを否定的に考えられていた時代もあった。しかし、かかわってきた認知症者が亡くなれば、ケアする側も"さみしい""悲しい""もう一度会いたい"と思うことは当然である。時にはケアに対し心残りや無力感が残ることもある。涙を流すことがあって当然である。ただし、スタッフ自身の個人的な体験、最近の喪失体験、生前の認知症者・家族とのかかわり等が、スタッフ自身の悲嘆に影響することを、看護管理者、そしてスタッフ自身も認識しておく必要がある。

2. ケアする側の死に対する恐怖

現状では、自宅での看取りが減り、「病院で亡くなる死」が「人の亡くなり方」という印象が強い。

また、どこか死をタブー視する傾向もある。

そのため、死に対し「怖い」と感じる人もいる。それは決してめずらしいことではなく、当然のことでもある。看護職者の場合、死に携わる機会もある。しかし、看取りの体験をしていない他職種もおり、ケアに対し恐怖心を払拭するように看護職者が指導的にかかわる必要もある。

3. 日々のケアにこそ価値がある

死に近い状態であることでケアが急に変わるわけではない。終焉のときが近づくにつれ、ケアの見直しを行う必要があるが、すべてが変わるわけではない。

エンド・オブ・ライフ・ケアは年単位・月単位のケアである。日々、ていねいに繰り返し提供されるケアこそ価値がある。それこそがエンド・オブ・ライフ・ケアの質を左右するといっても過言ではない。そのケアの意味を改めて考えてみる。多職種チームで行うケアの意味を考えてみる機会にするのもよい。

第VII部 | 認知症者と家族への支援

4. スタッフ自身の死生観を養う機会

QOLを最期まで最大限に保ち、認知症者にとってよい死を迎えられるようにすることを目標にチームで取り組むことは、スタッフ自身の学習になる。その中で悶々と悩み、考える場合もある。しかし、そのケアこそがスタッフ自身の死生観、看護観を養う機会になる。自己のストレスの原因を考える。自分の限界を認めることも必要である。

5. ケアを語る大切さ：デスカンファレンス

デスカンファレンスは、ケアを振り返り、自己の思いを考えるよい機会である。筆者の施設でも1事例15分を原則に全ケースにデスカンファレンスを開催している。

デスカンファレンスの開催目的（**表3**）は、スタッフへのこれまでのケアの肯定的なフィードバックである。人生の最晩年にかかわった認知症者から学び、それを次のケースへ活かすとスタッフが考えることが大事である。そして、スタッフが感じ考えたことを「ことば」で語ることが悲嘆のケアになる。

デスカンファレンスへの参加が難しい場合は、デスカンファレンス用のメモに、スタッフの気持ちを書いてもらいボックスに投函してもらう（**図4**）。そのメモも活用しつつカンファレンスを運営し、デスカンファレンスシート（**図5**）にまとめている。シートの中で最も大切な部分は、「次に活かすこと」である。この内容こそが、認知症者からの私たちへの贈りものであると考えている。

6. エンド・オブ・ライフ・ケアにかかわる人を組織的に支える

エンド・オブ・ライフ・ケアにかかわることは恐怖でもなく、自己の死生観、看護観を養うよい機会である。自己の成長にもつながる。しかし、個人で対処するには限界がある。臨床心

表3 デスカンファレンスの目的

1. ケースを振り返り語ることで、今後のケアの質の向上を図る
2. 超高齢者に対して、毎日繰り返していねいに行われる生活援助こそ、尊厳の保持につながる価値あるケアであることを再確認する
3. 確認したことを今後のケアに活かす

図4 デスカンファレンス用メモ（記入例）

デスカンファレンス用メモ

患者名○○ △子様　　　　　　　　氏名□□
　　　　　　　　　　　　　　　　※無記名でも可

よかった点、十分できなかった点、次に活かすこと等、自由に記入してください。

最後は、食はなかなかすすまないけれど、笑顔を見せていただける時などは、こちらが涙が出そうになる時もありました。
最期の時は、お会いすることができませんでしたが、とてもよいお顔だったと聞いて、安心しました。

理士、専門看護師などを支え、組織内のカウンセリングの場を設ける。各部署内で話し合えるような雰囲気をつくるなど組織としても体制を整える必要がある。

図5 デスカンファレンスシート例

デスカンファレンスシート：患者名　　　　様　　歳　開催日：　　年　　月　　日
入院日：　　年　　月　　日　退院日：　　年　　月　　日　主病名
参加者：

よかった点：
スタッフみんなで○○さんに笑顔になってもらえるよう、
情報を共有しケアを提供した。

十分でなかった点：
ご家族に日々の状態、笑顔のときの様子を
もっと自分たちから伝えてもよかったように思う。

次に活かすこと：
師長に任せきりにせず、自分たちからご家族とコミュニケーションをとる。

今日のまとめ：
○○さんの笑顔に私たちも元気になった。
他の方たちにも笑顔の時を多くできるようケアする。

文献
1）梅田恵, 田村恵子, 川村三希子編著：事例で理解する最新緩和ケア ELNEC-J指導者が紹介する学習が生かされた事例集. 看護の科学社, 東京, 2015：2-6.
2）日本老年医学会：「高齢者の終末期の医療およびケア」に関する日本老年医学会の「立場表明」2012. http://www.jpn-geriat-soc.or.jp/proposal/pdf/jgs-tachiba2012.pdf（2016.3.10.アクセス）
3）坂口幸弘：悲嘆学入門 死別の悲しみを学ぶ. 昭和堂, 京都, 2010：3.
4）梅田恵, 新幡智子：多死の時代, 看護師に求められるエンド・オブ・ライフ・ケアの質向上に向けた教育. 看護管理 2013：23（4）：250-252.
5）志真泰夫：緩和ケアの用語をめぐる国際的な動き. 緩和ケア 2011：21（4）：374-377.
6）桑田美代子：エンド・オブ・ライフにおける諸問題と支援. 中島紀恵子責任編集, 新版 認知症の人々の看護. 医歯薬出版, 東京, 2013：146-159.
7）岡本充子, 桑田美代子, 吉岡佐知子, 他：エンド・オブ・ライフを見据えた"高齢者看護のキホン"100―看護管理者と創る超高齢社会に求められる看護とは. 日本看護協会出版会, 東京, 2015：97-121.

第 VIII 部

認知症者に多く
みられる疾患のケア

1 脳卒中のある認知症者へのケア

猪口里永子

認知症者の脳卒中（脳梗塞・脳出血・くも膜下出血）の特徴

　脳卒中は、出血性疾患と梗塞性疾患の大きく2つに分類される。また脳梗塞の前駆症状として一過性脳虚血発作（transient ischemic attack：TIA）が起こる場合がある。

　認知症者では発症前から言語表現の低下や日常生活支援を必要としている場合があり、症状を伝えられないと、看護師が認知症の進行と判断し治療が遅れる可能性がある。さらに転倒を伝えられない可能性がある。転倒や抗血栓薬の内服は慢性硬膜下血腫の発症危険因子であり、脳梗塞の既往がある認知症者では注意が必要である。

脳卒中のある認知症者へのアセスメント

　高齢者は、脱水による血液濃縮、血圧低下などにより脳梗塞が生じることがある。脳梗塞の症状アセスメントは、麻痺の有無や程度、意識レベルの観察だけでなく、日常生活の様子の観察と比較が重要である。例えば、臥床する1週間ほど前と比べて、認知症者が何となくぼんやりし、コミュニケーションや身体のバランスがうまくとれないなどの症状がみられたときは、臥床による意欲や筋力の低下のほかに、脳梗塞を起こしている可能性を考える必要がある。

　また、転倒やどこかに頭をぶつけ、1週間〜1か月後に慢性硬膜下血腫を発症することがある。頭痛、嘔吐、不全麻痺、意識障害や認知症症状などが徐々に症状として出現する。しかし、認知症者は転倒時期や症状をうまく伝えられないこともあるので、家族やスタッフからの日常生活の情報が重要である。

脳卒中の治療・ケア・リハビリテーション

1．発症前

　日常生活状況、認知機能の観察、高血圧、糖尿病、肥満、喫煙などの危険因子の管理、脱水や転倒の予防が必要である（図1）。

2．急性期

　急性期治療は手術療法、点滴治療などがある（図1）。治療を受ける認知症者は入院環境にうまく適応できない可能性がある。看護師は、認知症者が入院環境へ適応し治療を受けられるよう訪室による見守りや安静度や麻痺などの障害に応じて日常生活を支援する。また、医師と安静度を相談し、入院中の転倒を予防する。

　頭蓋内圧亢進症状の早期発見や血圧管理、合併症の予防も重要である。この時期は血圧変動しやすいので、急性期リハビリテーション（**表**

第Ⅷ部 | 認知症者に多くみられる疾患のケア

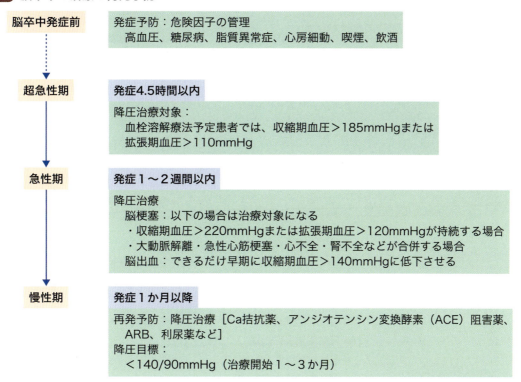

図1 脳卒中の治療と再発予防

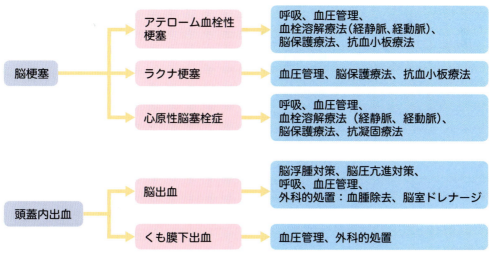

[以下の文献より一部改変して転載]
1）礒山正玄，高岡哲子：脳卒中（脳梗塞、脳出血、クモ膜下出血）．山田律子，萩野悦子，井出訓編，生活機能からみた老年看護過程＋病態・生活機能関連図 第2版，医学書院，東京，2012：79-80．
2）日本脳卒中学会脳卒中ガイドライン委員会編：脳卒中治療ガイドライン2015．協和企画，東京，2015：6，61，72，101，143．

表1 脳卒中におけるリハビリテーションプログラム

	プログラム	主要目的
超急性期 （発症後数日以内）	● 関節可動域訓練 ● 体位変換 ● 良肢位保持 ● 短時間の座位、立位、歩行	● 廃用症候群の予防 ● 健側・体幹筋力の維持 ● 立位感覚の維持 ● 心理的安静
急性期（1週以内）	● 上記と同様 ● 実用歩行	● 上記と同様 ● 心理的側面の改善 ● 機能障害的改善
回復前期（2〜4週）	● 機能回復訓練 ● 日常生活動作訓練 ● 高次脳機能障害訓練	● 機能障害、能力障害の改善 ● 心理的側面の改善
回復前期（2〜6か月）	● 機能回復訓練 ● 日常生活動作訓練 ● 高次脳機能障害訓練 ● 耐久力、体力向上訓練 ● 前職業訓練 ● 在宅のための環境調整	● 機能障害、能力障害の改善 ● 社会・家庭復帰 ● 障害受容・克服
慢性期（7か月〜1年）	● 高次脳機能障害訓練 ● 職業環境の調整機能保持	
超慢性期（1年以上）	● 機能維持と通常生活	● 社会復帰

礒山正玄, 高岡哲子：脳卒中（脳梗塞, 脳出血, クモ膜下出血）. 山田律子, 萩野悦子, 井出訓編, 生活機能からみた老年看護過程＋病態・生活機能関連図 第2版, 医学書院, 東京, 2012：80. より引用

1）や離床を進めるときはモニターによる監視やバイタルサインの観察を行う。

3. 回復期

病態が安定し、機能障害の改善、ADLの自立や家庭復帰を目的とした回復期リハビリテーションが実施される（**表1**）。ADLの拡大が進むと、1人で移動しようとして転倒する場合がある。頻回に訪室し、見守ったり、ナースコールと連動するセンサーや衝撃吸収マットの設置、転倒しにくい動線にするなどの環境整備を行う（**図3**）。また、排尿障害があると機能回復の遅延や、家族が排泄の自立の遅れを理由に退院が進まない場合がある。失禁の種類、排尿パターン、排泄動作のアセスメントと必要な日常生活援助、介護指導を行う。さらに退院後も再発予防に向けた治療・予防の継続が必要である。

図3 転倒しないための環境調整の例

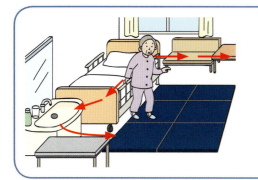

- ベッド柵やオーバーテーブルなどにつかまりながら目的の場所（トイレや洗面台など）に行くことができる（→）
- 杖をもつ、看護師を呼ぶなど、転倒予防の注意を促す
- 緩衝マットは段差が少なくなるように敷いておく
- 目的の場所がわかるよう、例えばトイレのドアに「トイレ」と貼り紙をする

4. 維持期

　生活の場である在宅や施設に移行し維持期リハビリテーションが実施される。認知症者の服薬や生活習慣の確認、身体の機能維持だけでなく、介護者の介護負担が軽減できるよう介護保険の利用を勧める。

　家族は突然の発症を受け入れること、麻痺や高次脳機能障害が加わった認知症者を長期に介護することの不安や負担感、入院に伴う経済的負担などを抱えている。早期から情報収集しソーシャルワーカーと連携しながら本人・家族が安心して生活できるよう社会資源の情報提供などを支援する必要がある。

文献
1）北川公子，井出訓，植田恵，他：系統看護学講座 専門分野Ⅱ 老年看護学 第7版．医学書院，東京，2010：234-237．
2）佐々木英忠，鳥羽研二，荒井啓行，他：系統看護学講座 専門分野Ⅱ 老年看護 病態・疾患論 第4版．医学書院，東京，2014：134-143．
3）礒山正玄，高岡哲子：脳卒中（脳梗塞、脳出血、クモ膜下出血）．山田律子，萩野悦子，井出訓編，生活機能からみた老年看護過程+病態・生活機能関連図 第2版，医学書院，東京，2012：72-80．

脳卒中　**医師**からのワンポイントアドバイス　（佐治直樹）

　脳卒中は出血性脳卒中（脳内出血、くも膜下出血）と虚血性脳卒中（脳梗塞）に区分される。脳卒中急性期は血圧が高く、適切に血圧を管理する。

　脳卒中の病型や重症度に応じて手術適応の有無を検討する。開頭手術には、脳内血腫除去術や脳動脈瘤直達術（クリッピング術）がある。血管内治療（カテーテル治療）には、脳動脈瘤塞栓術、局所脳血栓溶解療法、デバイスを用いた血栓破砕術や血行再建術などがある。tPA（アルテプラーゼ）を用いた脳梗塞超急性期血栓溶解療法の場合は、薬剤の点滴静注で治療でき、侵襲は少ない。

　けいれんや消化管出血、感染対策などの全身管理も必要であり、嚥下評価やリハビリテーションの早期介入が望ましい。脳梗塞の再発予防には、病態に応じて適切に抗血栓薬を選択する。抗血栓薬には抗血小板薬と抗凝固薬があり、作用機序が異なる。抗凝固薬では、ワルファリンの代わりに非ビタミンK阻害経口抗凝固薬（NOACs）が最近普及してきている。

2 骨折・変形性関節症のある認知症者へのケア

佐々木千佳子

認知症者の骨折・変形性関節症の特徴

認知症者は自己の状態を的確に伝えることが困難になることが多い。骨折や炎症に伴う「痛み」などの苦痛を「落着きがない」「大声」「興奮」などで表現することがある。また、記憶障害、判断力の障害のため治療の継続や患部の安静保持が困難になることもある。さらに認知症者は、疼痛や安静の保持などから、せん妄の発症をきたしやすい。特に入院という環境の変化や手術による侵襲を受けた場合は、せん妄発症のリスクは高まる。

骨折・変形性関節症のある認知症者へのアセスメント

良肢位の保持、創部の清潔の保持、ギプス固定による皮膚トラブルや神経障害の有無、コルセットによる圧迫感や皮膚トラブルの有無などの局所症状とともに、全身症状の観察をすることが重要である。

ルートトラブルや大声を出す、落ち着きがない、夜間不眠など、ケアする看護者が困難だと感じる事象にとらわれてしまうと、それらを誘発している可能性のある身体上の変化（状態の悪化）を見逃すことにつながる。身体的な観察とともに経時的な表情や訴えの変化、睡眠状態、落ち着きのなさ、興奮などを観察し、認知症者が発している異変に早期に気づきアセスメントすることが重要である。認知症者の苦痛を表情や行動から評価するスケール（PAINAD、p.318 参照）を参考にするとよい。

治療の継続や患部の安静保持は患者の協力が必要であるため、認知症者の認知機能（記憶力、理解力、判断力）、コミュニケーション能力、視覚や聴覚をアセスメントする。

また、受傷前の IADL・ADL、生活歴、生活習慣、生活環境、介護力、社会資源の利用状況、ADL 回復の見込み、リハビリテーションの効果など、退院後の生活を見据えたアセスメントも重要である。

骨折・変形性関節症の治療・ケア

1. リロケーション・ショックの軽減

急性期、回復期と療養する場が変化するため、リロケーション・ショック*をやわらげる工夫が必要である（表1）。

2. 視覚的なはたらきかけやケアの統一

治療や患部の安静の継続の理解を図るために、スタッフが行うケアを統一する（図1）。

先入観で、説明してもわからないと考えるのではなく、認知症者の認知機能やコミュニケー

第Ⅷ部 認知症者に多くみられる疾患のケア

表1 リロケーション・ショックを軽減するポイント

- 見える位置に「ここはどこか」「なぜ入院しているのか」を簡潔明瞭に記載し表示したり、カレンダー、時計を見える位置に設置することで見当識を助ける
- 本人のなじみの物や習慣を取り入れ、入院前の生活の継続を図る。（例えば、毎日、新聞を読む、好きなテレビや音楽の視聴する、朝晩美容液を顔に付けるなど）
- 病院や病棟間でのケアに関する情報提供をする
- 環境に慣れるまで、家族に面会時間を長くするなどの協力を得る

図1 治療や患部の安静の継続の理解を図るケアの例

① 脱臼予防のための良肢位を右のポスターのようにして目の届く場所に表示する
② ポスターを一緒に見ながら良肢位保持のための説明をスタッフ間で統一し、根気よく繰り返し説明する

このようにかかわることで、常に同じ情報を得ることができ、記憶障害のため忘れてしまったとしても、良肢位が継続できる。

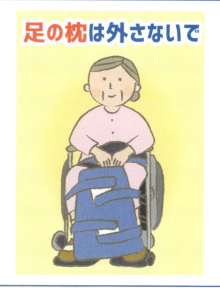

ション能力に合わせた情報を提供する。
　このようにかかわることで、常に同じ情報を得ることができ、記憶障害のため忘れてしまったとしても、良肢位が継続できる。

3. 痛みなどの苦痛の最小限化

　「痛み」はリハビリテーションにも影響を与えるため、可能な限りコントロールを実施する。体位変換や更衣、清潔援助、移乗などの際に痛みが増強する。認知症者の痛みを考えずにケアを進めると興奮やケアの拒否につながる。
　ケア実施時は、本人の目線に視線を合わせ、今からケアを実施することを説明し同意を得る。本人の苦痛が最小限になる方法を見いだし、統一した方法でかかわることが大切である。

＊リロケーションショック：引っ越しや施設入所、入院などで住まい環境が変化することにより認知症の症状が悪化する現象。

4. 身体的不自由の緩和

　落ち着かない、興奮がみられ安静が守られない際には、治療が最優先ではあるが、治療上許される範囲内で可能な限り自由度を上げることも大切である。

5. せん妄発症の予防と
　せん妄悪化予防のケアを実施

　疼痛はせん妄の促進因子であるため、疼痛管理を積極的に行う。また、脱臼予防の三角枕のベルトによる固定を定期的にはずし、拘束感を緩和する。

　せん妄についての詳細はp.32〜35、111〜114を参照のこと。

文献
1）服部英幸編，精神症状・行動異常（BPSD）を示す認知症患者の初期対応の指針作成研究班著：介護施設，一般病院での認知症対応に明日から役立つBPSD初期対応ガイドライン，ライフ・サイエンス，東京，2012：105.
2）織田弘美，加藤光寶，草刈由美子：系統看護学講座 専門分野Ⅱ 成人看護学10 運動器 第14版. 医学書院，東京，2016.
3）中島紀惠子責任編集：新版 認知症の人々の看護. 医歯薬出版，東京，2013：114，137-140.

骨折・変形性関節症 ｜ **医師**からのワンポイントアドバイス　（飯田浩貴、松井康素）

　高齢になるに従い、認知症の割合が増えるのと同様に、変形性関節症や筋力低下・身体機能低下（サルコペニア）をきたし、転倒リスクが上昇する。さらに骨脆弱化が加わるために、骨折リスクも上昇する。転倒による骨折の中でも発生率の高い大腿骨近位部骨折の発生数は年々増加しており、認知症の有病率も高い。

　高齢認知症骨折患者の治療には、整形外科治療に加えて呼吸器感染症や尿路感染症、創部感染症、褥瘡、深部静脈血栓症、拘縮、compartment症候群*など、合併症の治療が必要となる場合も多い。認知症者は自覚症状をうまく伝えられないことが多いため、PAINADなどのアセスメントツールを参考に、日々の観察の中で患者の変化を敏感に察知する。変化があればすみやかに医師に報告し、合併症の予防と早期発見・早期治療することが重要である。

＊compartment症候群：筋肉内の出血、浮腫、うっ血などにより筋区画内圧の上昇をきたし、その部位より末梢の四肢が阻血となる状態。

第VIII部 | 認知症者に多くみられる疾患のケア

3 誤嚥性肺炎のある認知症者へのケア

髙道香織

認知症者の誤嚥性肺炎の特徴

誤嚥性肺炎は、口腔内の唾液や痰・食塊が誤って気管の中に入り、それらに含まれる細菌が肺まで達し炎症を引き起こすと生じる。

発症には2つのパターンがある。1つは明らかな"むせ"が観察され、その後、状態悪化を示すパターンである。ウイルス感染後（インフルエンザウイルス、ノロウイルスなど）や夏場の熱中症など、認知症者の体調が悪い日には、食事を思わず誤嚥することがある。嘔吐による胃内容物の誤嚥もしばしばある。むせのあった食事の後や嘔吐後、痰量が増加し、痰のからんだ呼吸を認めるようになり、翌日～数日後に遅れて発熱し急変する。

もう1つはむせない誤嚥（不顕性誤嚥）を起こしていて、知らず知らずのうちに細菌を含む唾液が気道に流入し発症するパターンである。最近何となく元気がない、37.5℃前後の微熱がときどきあるという様子が把握され、ケア提供者間で何かおかしいと思っているうちに、痰量が増し発熱を認め、状態が急変する。

誤嚥性肺炎のほとんどは不顕性誤嚥が要因である。既往歴に脳梗塞のあるケースで生じやすい。脳画像上、大脳基底核に梗塞巣を認める場合、咳反射・嚥下反射が低下するため注意が必要である。誤嚥性肺炎は脳の疾患といわれるゆえんである。

中枢神経抑制系の薬剤も不顕性誤嚥を招く。抗不安・鎮静・催眠の効果の一方で、運動失調・嗜眠傾向等が影響し不顕性誤嚥を招く。中枢神経抑制系の薬剤内服時には誤嚥に対する注意深い観察が必要である。口腔ケアに介助が必要なケースでは、ケアが不足すると細菌の温床となり誤嚥リスクが高まる。

認知症の経過の中で誤嚥性肺炎が生じやすいのは、ADL全般（食事・排泄・移動・清潔など）に援助を要する認知症重度の時期である。BMI、血清アルブミン値の低下も認め、やせが目立つ。症状が軽快しても、短期間のうちに再燃し、入退院を繰り返す。ほぼ毎回緊急入院の態勢をとる。経過の中で、人工的水分・栄養補給についての意思決定支援が必要な局面へ推移する。

誤嚥性肺炎のある認知症者へのアセスメント

1. 全身状態の把握・評価

バイタルサイン（意識レベル・体温・血圧・脈拍・呼吸状態）、血液データ（WBC・CRP・電解質などの推移）、体格（体重・BMI・皮下脂肪厚など）などから全身状態の把握、評価に努める。認知症の臨床的ステージを医師と共有

することも重要である。

2. 聴診・視診・触診、食事場面の観察

看護師の五感をとおして観察し、評価する（表1）。食事場面は、先行期からの観察が必要

247

表1 聴診・視診・触診による嚥下機能の評価

聴診	胸部聴診（呼吸音聴取、気管狭窄音・ラ音などの有無）、頸部聴診（嚥下音聴取）、湿性嗄声（ガラガラ声）の有無、飲み込み時のむせ、構音障害の有無（パ・タ・カ・ラなどの発声）など
視診	口腔衛生状態、口腔内残留物、表情の左右差、流涎の有無などの観察、挺舌や左右動作を促し舌尖偏位や舌運動機能の把握、頬の膨らましを促し口唇閉鎖や奥舌〜軟口蓋機能の把握など
触診	舌骨と甲状軟骨の触れや動き方より喉頭下垂や喉頭挙上不全の把握

である（**表2**、p.133 参照）。

3. 摂食・嚥下機能の評価

　ベッドサイドで実施可能な嚥下障害のスクリーニングとしては、反復唾液嚥下テスト（repetitive saliva swallowing test：RSST）と改訂水飲みテスト（modified water swallowing test：MWST）がある。精密評価としては、嚥下内視鏡検査（videoendoscopic examination of swallowing：VE）と嚥下造影検査（videofluoroscopic examination of swallowing：VF）がある（p.252 参照）。

誤嚥性肺炎の治療・ケア

　肺炎の回復を促す、摂食・嚥下機能の回復を促す、認知症者本人と家族の意思決定を促す、地域との連携を結ぶという4つの看護介入が要点である（**図1**）。そして、口腔ケア、栄養管理、薬剤調整、リハビリテーション、退院支援を多職種協働で体系的に実施していく。

　発症初期は、ルートトラブルや落ち着きのなさ、興奮状態等を表すことが多いが、その要因はせん妄状態であることも多い。せん妄の直接因子・準備因子・促進因子を理解し、情報収集に努め評価する。安易な身体拘束や夜間不眠対策偏重は無効である。睡眠–覚醒リズムの調整を十分に行い（**表3**）、快刺激や活動をいかに提供するかを考える。

1. 肺炎の回復を促す

　気道の清浄化（口腔ケア、喀痰吸引、体位ドレナージなど）や、熱型をみて解熱対処を図り、状態に応じた離床を進め回復を促す。発症初期に濃厚な実践を要する。発症初期はせん妄状態を呈することも多いため、認知症サポートチームとの連携や、睡眠–覚醒リズムを整えるケアを並行して行うと効果的である。

2. 摂食・嚥下機能の回復を促す

　嚥下機能評価の結果をふまえ、食物形態や姿勢等を検討し食事介助を行うことを基本とする。多職種協働でアセスメントを行うと、各職種の専門的介入が得られ、効果的に経口摂取が確立されることも多い。認知症者が食べたい食事、好むものを準備し、食べる意欲に沿って注意深く摂取を促すと、そのメニューや食べものに限っては嚥下できるということもある。

　食事時以外の日常の過ごし方や対応にも視点を向け、生活全体を整えると、摂食嚥下機能も適切に発揮され、経口摂取の確立に通じる。

第Ⅷ部 | 認知症者に多くみられる疾患のケア

表2 食事場面の観察内容

先行期（食物の認知、唾液分泌） 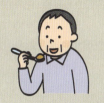	●意識レベル ●食欲、「食べたい」というサイン・仕草 ●姿勢保持の可不可・耐久時間 ●食前の声質（dry or wet） ●食物に対する認知 ●食事場面での集中力 ●一口量の調整・ペース ●食事内容・食事形態 ●好みのメニュー、食べ物 ●表情・感情　など
準備期（咀嚼期） 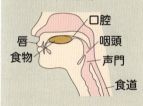	●口唇・歯牙・舌・頬部の異常の有無 ●咀嚼時の下顎の上下運動の様子 ●食べこぼしの有無 ●口腔内取り込みから咀嚼開始にかかる時間・遅延の有無 ●麻痺の有無　など
口腔期 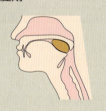	●口唇閉鎖の状態 ●食事中の鼻汁の有無 ●水分を流し込み食べる様子の有無 ●咀嚼から嚥下にかかる時間・遅延の有無　など
咽頭期 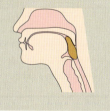	●むせの有無 ●喉頭拳上の様子 ●食後の声質変化 ●食事中の痰・唾液の増加 ●食事時間の長さ　など
食道期 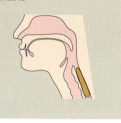	●食物の逆流の有無など

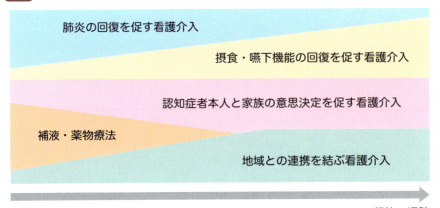

図1 誤嚥性肺炎で入院する認知症高齢者への看護介入

3. 認知症者本人と家族の意思決定を促す

　誤嚥性肺炎を発症する認知症者は全身状態の衰弱が進むため、タイミングをはかって人生の終え方を話し合う姿勢をもつ。本人からの流暢な語りや反応はない場合もある。しかし、そうした内容を傾聴・共有することを意図すると、本人をよく知る家族や、ケア提供を通じて本人とかかわってきた関係者が存在し、本人の死生観やメッセージ、生き方を理解していることもある。その人らしい後悔のない人生の終え方、平穏で安寧な余生の過ごし方を、本人を中心に話し合う。

4. 地域との連携を結ぶ

　地域在宅のメンバーと病院のメンバーとが連携し、退院後に必要なサービスや環境を整えるように介入する。意思決定支援で得られた本人の思いや希望も途切れないようにつなぐ。急変によって救急搬送され緊急入院となるため、病院では元の生活状況に関する情報は、ほぼないことに留意する。入院早期より入院前の情報を共有しておくと、具体的な調整が実情に応じて効率的に行える。「入院病棟－病院退院調整部門－地域在宅」の顔の見える関係は、円滑に調整を進めるうえで重要である。

文献

1) 藤谷順子, 鳥羽研二編著：誤嚥性肺炎 抗菌薬だけに頼らない肺炎治療. 医歯薬出版, 東京, 2011.
2) 高道香織：認知症におけるエンド・オブ・ライフケア. ナーシングトゥデイ 2013；28（3）：49-51.
3) 高道香織：エンド・オブ・ライフケアの実践と課題 肺炎で入退院する認知症高齢者と家族への意思決定支援のプロセス. 看護管理 2015；25（1）：43-51.

第Ⅷ部 認知症者に多くみられる疾患のケア

表3 非薬物療法による睡眠−覚醒リズムを整えるケア

視覚・聴覚からの刺激を調整する	●メガネや補聴器を使用する ●時計やカレンダーを置く ●不快な雑音や、夜間の睡眠を妨げる音を調整する ●穏やかな声で低めのトーンで会話を行う ●文字に書いて必要な情報を伝える ●Yes／No で答えられるように会話を工夫する
活動と休息を調整する	●入院前の睡眠パターンの把握 ●夜間の病室内の光調整（カーテンを閉める、低照度にする、足元灯のみ点す　など） ●夜間帯のケアの実施方法や頻度の調整 ●朝日が入るようカーテンを開ける ●朝日の入る場所に移る、日中は日光を浴びる ●起座になる、離床を促す ●運動・体操、音楽、ゲームなどの活動を取り入れる ●本人の得意とすることや趣味を生かした作業を促す ●対話が進む物品を手にする（ボール、人形、写真など） ●30 分以内の午睡を取り入れる ●長時間の座位を避ける
苦痛症状を緩和する	●せん妄評価スケールを適用し推移を把握する（日本語版ニーチャム混乱・錯乱状態スケール　など） ●解熱対処 ●痛み、かゆみの緩和 ●電解質バランスへの補正 ●空腹感への対応 ●尿意・便意への対応 ●身体拘束の解除（拘束帯、4 点柵など） ●ルート類の留め方や長さの工夫・調節
生活習慣を取り入れる	●義歯をつける ●更衣を行う、好みの衣類を身に付ける ●なじみの物品を手にする（新聞・書籍、クッションなど） ●起床時・就寝前の生活習慣を取り入れる ●家族の写真を置く、家族の面会を促す ●なじみのテレビ番組、好みの DVD、CD を鑑賞する

251

誤嚥性肺炎 　**医師**からのワンポイントアドバイス　　（尾崎健一）

1. 高齢者と肺炎

　わが国では2011年より肺炎が死因の第3位となり、2014年には約11万8000人が亡くなっている。肺炎による死亡者の97％は65歳以上であり、高齢者の肺炎の多くは誤嚥性肺炎である。高齢化に伴い、誤嚥性肺炎患者に対するケアがますます重要となる。

2. 誤嚥性肺炎となった認知症者のケア

　嚥下障害を有する者の経口摂取を開始・継続する場合、①食事形態、②姿勢、③摂食ペース（自己で困難な場合は介助法）の調整を行う。認知症者は指示理解困難だったり忘れてしまったりするため、②・③の調整が難しいことがある。①の評価には嚥下造影（videofluoroscopic examination of swallowing：VF）／嚥下内視鏡（videoendoscopic examination of swallowing：VE）検査（図1、2）が重要であるが、検査自体を拒否され実施困難な場合もある。そのような場合は、スクリーニング評価や食事場面でむせや微熱等の細かな変化に注意する必要がある。

　また、入院中は何とか経口摂取できても、退院後すぐに誤嚥性肺炎で再入院してしまうこともある。在宅となる際の家族への食事形態や調理法の指導、施設に戻る際の施設職員への申し送りも重要である。

図1　嚥下造影検査

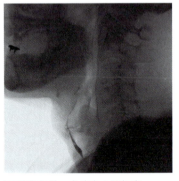

70歳代男性、主病名：脳梗塞
トロミ付きのバリウムを大量に誤嚥している。この際、むせを認めず、不顕性誤嚥の状態である。トロミの濃さを調整することで3食経口摂取を維持し、在宅生活を送っている。

図2　嚥下内視鏡検査

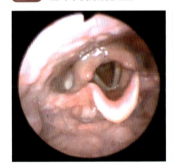 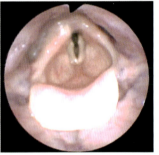

20歳代健常女性
喉頭蓋や披裂、声帯といった構造物がはっきりと見分けられる。

80歳代女性、主病名：誤嚥性肺炎
喉頭蓋や披裂が薄くなっており、喉頭全体も垂れ下がり梨状窩が浅くなっている。るいそうが影響していると考えられる。検査上は毎回喉頭侵入をしていたが、本人・家族の強い希望もあり、多職種連携で介入し経口摂取で自宅退院となった。

第Ⅷ部 認知症者に多くみられる疾患のケア

4 循環器系疾患のある認知症者へのケア

猪口里永子

認知症者の循環器系疾患の特徴

　心不全とは、心臓のポンプ機能が障害され、心臓、肺と酸素の運搬先の臓器に有害な症状が起こる病態である。心筋梗塞などの虚血性心疾患と高血圧症が高齢者の心不全の2大病因といわれている。

　高齢者は心臓そのものの病態に加え、感染症、疲労など増悪要因への適切な対応が必要で

ある。また、慢性腎臓病、貧血、COPD（慢性閉塞性肺疾患）など心臓以外の合併症を抱えているという特徴がある。さらに高齢者は風邪症状として心不全の症状を表現することや、認知症者では症状をうまく伝えられないという特徴がある。

循環器系疾患のある認知症者へのアセスメント

　左心不全の症状は、呼吸困難、咳、痰が一般的な症状であり、起座呼吸をするようになる（表1）。右心不全の症状は、四肢や背部に圧痕を残す浮腫、頸静脈の怒張、肝腫大、肝機能障害、胸水がある。

　認知症者に発熱がないのに、咳や痰がみられたり、臥床したがらない（座位を好むようになる）、急に体重が増える、履物が入らなくなる

など浮腫がみられるようになったり、頻回にトイレに行きたがるようになったなどの症状が出現したときは、心不全の急性増悪の可能性が考えられる。また、高齢者の心不全の誘因は、肺炎、気管支炎や尿路感染症などの感染症、腎不全などがある。このことから、感染症罹患後に慢性心不全が急性増悪する可能性も予想される。

循環器系疾患の治療・ケア

　治療には、安静、塩分制限、酸素吸入、利尿薬、輸液、血管拡張薬、強心薬、補助循環がある（図1）。

　しかし、高齢者はもともと、治療薬の副作用が生じやすく、合併症や臓器障害が画一でなく、患者特性に基づいた対応が必要であるなどの特徴がある。要介護状態の高齢者には侵襲が大きい診断や治療を差し控え、ケアを主体とした姑息的治療に切り替えるのも1つの方法[1]

といわれており、認知症者においても同様の配慮や緩和ケア、意思決定支援が必要である。

1. 点滴や酸素療法の実施が難しい場合

　認知症者は入院環境への適応、安静や治療の必要性をうまく理解できないため、持続的な点滴や酸素療法の実施が困難なときがある。その場合は、治療について医師と相談し、看護師の

253

表1 NYHA心機能分類

Ⅰ度	● 心疾患はあるが身体活動に制限はない ● 日常的な身体活動では著しい疲労・動悸・呼吸困難あるいは狭心痛を生じない
Ⅱ度	● 軽度の身体活動の制限がある。安静時には無症状 ● 日常的な身体活動で疲労・動悸・呼吸困難あるいは狭心痛を生じる
Ⅲ度	● 高度な身体活動の制限がある。安静時には無症状 ● 日常的な身体活動以下の労作で疲労・動悸・呼吸困難あるいは狭心痛を生じる
Ⅳ度	● 心疾患のため、いかなる身体活動も制限される ● 心不全症状や狭心痛が安静時にも存在する ● わずかな労作でこれらの症状は増悪する

NYHA（New York Heart Association）：ニューヨーク心臓協会
Ⅱ度までは、外来的な薬物療法が可能とされる。

図1 フォレスター分類と病態および治療

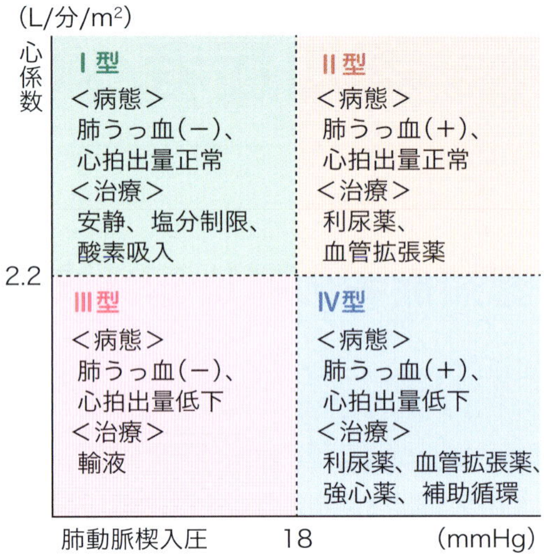

見守りが可能な日中のみ実施する、夜間に点滴漏れや抜去などで点滴が継続できなくなったときは翌朝から再開するなど実施時間を調整する。

点滴を行うときは、衣服の中にルートを通し、認知症者の視界に入らない工夫をする（**図2**）。また、酸素療法のカニューラやマスクの装着が困難な場合は酸素の吹き流し*を行い、可能な限り実施できるように相談と工夫をする。

2. 心不全の増悪を防ぐ

不安や混乱の増強により心負荷が増大する可能性がある。認知症者が安楽に過ごせる姿勢を探し、看護師が見守ることができる環境で過ごせるよう、医師と安静度の相談を行う。また、看護師と認知症者の手が触れ合っていると認知症者の不安が軽減し落ち着く場合がある。

再入院の原因は、感染症や高血圧などの医学的要因の他に、塩分・水分制限、内服の不徹底、退院後の通院が不十分などである。感染症の回避は困難であるが、家族、看護師をはじめとした多職種が認知症者の塩分・水分に配慮した食事の提供や管理、内服支援、心機能に配慮した清潔やリハビリテーション、通院手段の手配など認知症者の日常生活のセルフケアを充足し、心不全の急性増悪による入退院の繰り返しを避けられるように支援する必要がある。

＊酸素の吹き流し：ベッド柵などに酸素マスクを固定し、高流量の酸素が認知症者の顔の付近に流れるようにする。

図2 点滴抜去の防止方法の例

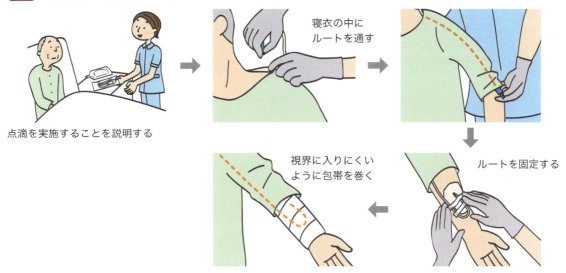

文献

1) 日本循環器学会，日本移植学会，日本胸部外科学会，他：循環器病の診断と治療に関するガイドライン（2009年度合同研究班報告）慢性心不全治療ガイドライン（2010年改訂版）．http://www.j-circ.or.jp/guideline/pdf/JCS2010_matsuzaki_h.pdf（2016年4月閲覧）
2) 北川公子，井出訓，植田恵，他：系統看護学講座 専門分野Ⅱ 老年看護学 第7版．医学書院，東京，2010：237-240．
3) 佐々木英忠，鳥羽研二，荒井啓行，他：系統看護学講座 専門分野Ⅱ 老年看護 病態・疾患論 第4版．医学書院，東京，2014：153-154．
4) 石出信正，村井裕子：心不全（慢性うっ血性心不全）．：生活機能からみた老年看護過程+病態・生活機能関連図 第2版．医学書院，東京，2010：181-185．
5) 木田圭亮編集責任：心不全のチーム医療 高齢心不全患者をどう支えるか？．Medical Alliance 2015；1：317-327，329-335．

循環器系疾患 **医師**からのワンポイントアドバイス　　（清水敦哉）

　心不全は加齢とともに罹患率が上昇する疾患である。若年～中年層の心不全の多くは、心筋梗塞、心筋症、あるいは心臓弁膜症など、比較的明瞭な心疾患を基盤とした左室の収縮低下により惹起される心不全が主体である。しかし近年、高齢患者では、左室の拡張障害により惹起される心不全が著しく多いことが明らかとされた。このタイプの心不全は、高血圧、糖尿病、肥満といった、日常臨床でごく普通に遭遇する疾患を主な発症基盤とする。さらにその臨床像として、健常高齢者診療では頻繁に遭遇する活動性の低下・運動耐用能の低下・軽度の浮腫など、必ずしも心不全とは断定し得ない非特異的症状が緩徐に進行し、呼吸困難の出現によって、はじめて心不全であることが判明するという特徴をもつ。

　このような観点から、一般的に高齢患者のケアでは、明瞭な心疾患の既往のない症例であっても、潜在的な心不全を保有するリスクの高いことを十分に配慮した適切な対応が望まれる。さらに認知症者では活動性や栄養状態が不良な場合も多く、心不全徴候が見逃されやすい。認知症者のケアでは、常に心不全の合併を念頭に置いて対処する必要がある。

5 糖尿病のある認知症者へのケア

髙道香織

高齢者糖尿病と認知症との関連

　高齢者糖尿病の病型は、大半が2型糖尿病である（**表1**、**図1**）。高齢者では罹病期間が長いため、慢性的高血糖によって年月をかけ全身の大血管や細小血管に動脈硬化が生じ、さまざまな合併症を招く（**表2**）。大血管の合併症の1つに脳血管障害があるが、糖尿病では無症候性の脳梗塞が起こりやすい。こうした背景から、糖尿病は血管性認知症の危険因子といわれる。

　一方、糖尿病による末梢でのインスリン抵抗性と高インスリン血症は、脳におけるインスリン作用の低下をもたらし、結果的に異常タンパク（βアミロイド）の蓄積を助長することが示唆されており、糖尿病はアルツハイマー型認知

表1　糖尿病の病型

1型糖尿病	2型糖尿病
●膵臓ランゲルハンス島のβ細胞が壊れてしまい、インスリンがまったく分泌されなくなる ●インスリンの絶対的不足が要因で発症する ●インスリン療法を必要とする ●発症は小児期や思春期に多いが、高齢者にも生じる	●遺伝的に糖尿病になりやすい人が、加齢・肥満・運動不足・ストレスなどをきっかけに発病する ●インスリン分泌の相対的不足（膵臓β細胞からのインスリン分泌不足、分泌量低下）と、インスリン抵抗性（インスリンを取り込む細胞でのインスリン感受性の低下）との2つの要因が関係してインスリン作用不全を招き、高血糖になる ●食事療法、運動療法が治療の基本である

表2　高齢者糖尿病の特徴

- ●口渇、多飲多尿といった高血糖に伴う自覚症状が乏しい
- ●空腹感、欠伸、冷汗、震えといった低血糖に伴う自覚症状も乏しく、無自覚でいきなり意識障害に至ることもある
- ●動脈硬化性疾患の合併症が進行・重症化し、予後に影響する
- ●認知機能低下で自己管理が困難なケースでは、家族や介護サービス等の支援を要する
- ●入所する高齢者ケア施設の条件によって（医療従事者不在、包括払い方式など）、継続可能な医療を検討する必要性が生じる　など

図1　2型糖尿病の病態と経口血糖降下薬

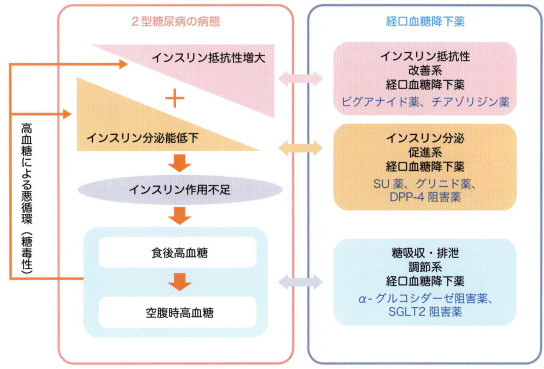

日本糖尿病学会編著：糖尿病治療ガイド2014-2015．文光堂，東京，2014：24．より一部改変して転載

症の危険因子でもあるといわれている。

合併症には前述の脳梗塞のほか、糖尿病3大合併症（網膜症、腎症、神経障害）、心筋梗塞、糖尿病性足病変、歯周病もある。高齢者糖尿病においては、合併症と加齢性変化が合わさってADLが低下し、フレイル状態に陥り、認知機能への影響も認める。

糖尿病のある認知症者へのアセスメント

糖尿病の管理状況や合併症に関して把握するとともに、高齢者総合的機能評価（comprehensive geriatric assessment：CGA）などで本人のADL、認知機能、生活の仕方を包括的に把握し、個々に応じた治療・ケアに活かす。糖尿病のある認知症者に厳密なセルフケアを指導することや習慣・手技の変更を試みることは、対象に応じた介入になりがたいため、本人からの情報収集やフィジカルアセスメントとともに、家族や関係職種との十分な話し合いや情報交換を重視する。今後の糖尿病管理に関して、本人を取り巻く家族や関係者が実施可能なアプローチを見出すようにアセスメントすることが、糖尿病のある認知症者に対する適度な糖尿病管理にも通じる。

また罹病期間が長いので、今までの経緯・軌跡を振り返るよう接すると、本人・家族・医療福祉関係者らが、起こりうる結果を予測し、合併症や障害を回避するよう行ってきた本人と家族の努力や生活習慣、価値観を把握できアセスメントも深まる。

症状マネジメントとしては、低血糖の発生に

1. 糖尿病の病歴

- ☐ 発症年齢、罹病期間、血糖コントロール推移
- ☐ 治療内容（インスリン製剤の種類と使用内容、経口血糖降下薬の種類・量・内服方法、食事指示カロリー）、通院していた病院
- ☐ 合併症の有無と程度、既往歴と治療内容、体重・体格の推移
- ☐ 医学的データの把握（血液・尿検査データ、脳・心臓の画像所見、眼底所見、神経伝達速度、下肢血流検査所見など）

2. 現在の症状

- ☐ 口渇、多飲多尿、夜間尿
- ☐ 低血糖の有無や頻度、低血糖時の前駆症状、対応方法
- ☐ 視力、見えにくさ
- ☐ 顔面や手足の麻痺の有無、浮腫の有無
- ☐ 手足のしびれ、冷感の有無
- ☐ 足病変の有無（白癬、胼胝、色調異常、足背動脈触知など）

3. 生活背景

- ☐ 家族構成、キーパーソン、主介護者、同居・別居、家族の健康状態
- ☐ 飲酒歴、喫煙歴
- ☐ 食習慣、食事量・回数、調理者、嗜好、口腔ケアの実施状況、義歯の有無
- ☐ 運動習慣、運動量・回数、内容、実施期間、補助者の要否
- ☐ 日課、生活パターン、睡眠時間
- ☐ 要介護度、介護サービス利用状況
- ☐ 職業歴、趣味
- ☐ 性格、信念、価値観、死生観

4. 服薬管理

- ☐ 内服セットの方法、実施者
- ☐ 残薬の有無
- ☐ 実際の内服の様子、飲み間違えのリスク、巧緻動作や飲み込みの状況など
- ☐ インスリン注射を実施している場合、製材の置き場所、注射針の管理、衛生材料の調達、実際の注射方法、手技など

5. 認知機能、生活機能の把握

- ☐ MMSE、HDS-R
- ☐ CGA（ADL、IADL、うつ、意欲、問題行動など）
- ☐ 基本チェックリスト
- ☐ 転倒リスク評価
- ☐ BPSDの評価

は注意深い観察が必要である。低血糖は認知機能低下を進め、生命に対しても危険を及ぼす。また、予後にもかかわる合併症の早期発見と予防にも努める。特に足病変は異常があっても、本人には痛みがなく、よく見えていないため発見が遅れやすい。下肢の状態はADLや全身状態と関連するので、変化を見逃さないよう努める。

高齢者糖尿病の治療・ケア

　健康的なバランスのとれた食事や適度な運動を行い、血圧、体重などの適正化を図ることは、糖尿病の合併症予防としても、認知機能の維持にもよい。

　高齢者の場合、ADL、認知機能、心理・社会的背景、予測される生命予後などに配慮した個別的な目標設定が望ましいとされる。血糖値やHbA1c値が少々高くても、低血糖が起こらなければよしとすることもある。高齢者糖尿病の治療・ケアでは、本人の日常生活の自立度保持や、介護を受けやすい全身状態を維持しQOLを高める視点が必要である。

文献
1）日本糖尿病学会編：科学的根拠に基づく糖尿病診療ガイドライン 2013，南江堂，東京，2013：245-261.
2）櫻井孝：高齢者糖尿病と認知機能障害—特に糖代謝からみたアルツハイマー病の予防と治療—. Diabetes Frontier 2015；26（5）：590-595.
3）瀬戸奈津子，平野直美，平野美雪，他：糖尿病専門外来における看護師の診療前面接の評価. 日本糖尿病教育・看護学会誌 2012；16（2）：171-176.

糖尿病 　**医師**からのワンポイントアドバイス　（佐竹昭介）

1. 高齢者は低血糖の危険を常に念頭に置く

　高齢者では一般に、自律神経の機能低下や多剤併用のため、無自覚な低血糖の危険が高い。特に症状の表現や伝達に支障をきたしやすい認知症者に対しては、低血糖の危険を常に念頭に置いた観察・対応が必要である。

2. 食事摂取不良に注意

　服薬により血糖管理が良好である患者が、食欲不振をきたすと低血糖を招きやすいので、普段の血糖値の変動と食事摂取量には留意する。不穏や活動性の低下など非定型的な症状で低血糖を発症することもあるため、普段とは異なる症状がみられる際には血糖を測定することが望ましい。また、慢性的な低血糖から意欲低下や転倒・骨折などの老年症候群を発症して自立障害に至る危険性がある。食事摂取不良が持続する場合には、薬剤の見直しや糖尿病患者用の栄養剤を利用することも考慮する。

　認知症者など自立した生活管理が困難な高齢者では、血糖値を高めに管理すること（HbA1cで8％程度を目安）が推奨されており、厳格な管理はむしろ有害である。

6 腎不全のある（透析治療が必要な）認知症者へのケア

平松佐紀子

認知症者の腎不全の特徴

慢性腎臓病（chronic kidney disease：CKD＝腎不全）とは、タンパク（アルブミン）尿が出て、正常 90mL/ 分 /1.73m² 以上である糸球体濾過量（GFR）が 60mL/ 分 /1.73m² 以下になる状態が 3 か月以上続くものをいう。原因疾患により腎臓の機能が障害されるが、加齢に伴う腎機能低下の特性がある。

認知症者においても同様に、CKD の原因となっている基礎疾患の診断と薬物療法や食事療法が必要である。起立性低血圧や一過性の脳虚血を避けなければならない[1]。

図1 は CKD 重症度分類と各ステージの治療内容を示したものである。CKD はいずれ透析療法が必要となるだけでなく、脳血管、心血管疾患を合併し認知機能障害（中核症状）とも関連しているといわれている。脱水や発熱、食思不振があると容易に GFR が低下しやすい[2]。また高齢者では脱水、薬物、手術などの侵襲によって急性腎障害（acute kidney injury：AKI）を起こしやすく、CKD の発症、進行につながる。

腎不全のある認知症者へのアセスメント

透析患者数は年々増加している（2014 年 12 月末現在 320,448 人）。透析導入患者の原疾患の第 1 位は糖尿病腎症（43.5％）で、第 2 位が慢性糸球体腎炎（17.8％）、第 3 位が腎硬化症（14.2％）である。腎硬化症の患者の平均年齢は 74.0 歳と高い[3]。

また高齢の認知症者は心臓、血管疾患、低栄養、感染症など複数を合併している場合が多く、ADL が著しく低下する。

アルツハイマー型認知症の原因物質であるア

ミロイドβタンパクは透析療法の実施に伴い経時的に低下することが明らかになっており、血液透析がアルツハイマー型認知症の予防にはたらく可能性がある。

脳血管性の認知症は、脳の血管が詰まったり、破れたりして、その先の神経細胞に栄養や酸素が行きわたらなくなり、神経細胞が死んでいく。そのため動脈硬化を改善し、透析中の急激な血圧低下を防ぐことが認知症予防となる。

腎不全の治療の種類と特徴

腎不全の治療には血液透析（hemodialysis：HD）と腹膜透析（peritoneal dialysis：PD）、腎移植がある（表1、図2）。血液透析のための通院は患者だけでなく家族にとっても大きな

負担となるため送迎サービスの利用や自宅退院が困難なケースがある。

腹膜透析では認知症者は自分でバッグ交換などの手技ができない場合が多いため、家族や訪

第VIII部 | 認知症者に多くみられる疾患のケア

図1 CKD重症度分類

原疾患		タンパク尿区分		A1	A2	A3
糖尿病		尿アルブミン定量 (mg/日)		正常	微量アルブミン尿	顕性アルブミン尿
		尿アルブミン/Cr比 (mg/日)		30未満	30〜299	300以上
高血圧 腎炎 多発性嚢胞腎 移植腎 その他		尿タンパク定量 (g/日)		正常	軽度タンパク尿	高度タンパク尿
		尿タンパク/Cr比 (g/gCr)		0.15未満	0.15〜0.49	0.50以上
GFR区分 (mL/分/ 1.73m²)	G1	正常または高値	90以上 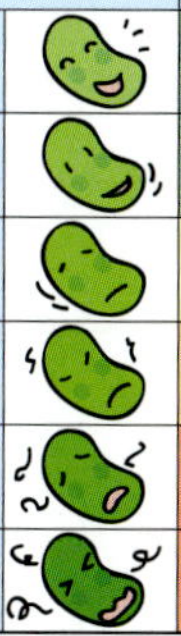			
	G2	正常または軽度低下	60〜89			
	G3a	軽度〜中等度低下	45〜59			
	G3b	中等度〜高度低下	30〜44		腎臓専門医、原因疾患の治療	
	G4	高度低下	15〜29		透析、移植の準備	
	G5	末期腎不全 (ESKD)	15未満		透析、移植	

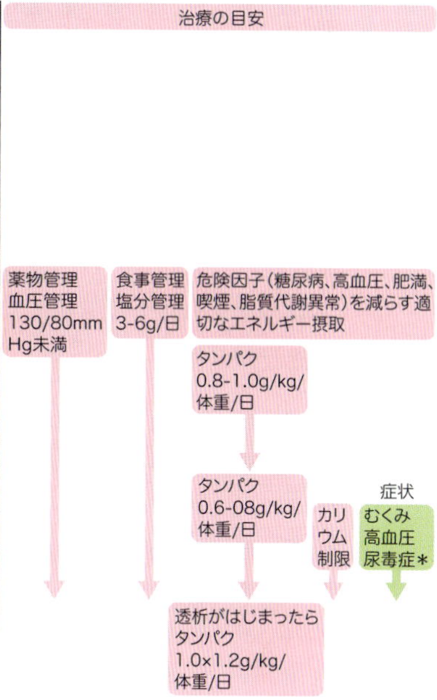

治療の目安

薬物管理 血圧管理 130/80mmHg未満

食事管理 塩分管理 3-6g/日

危険因子（糖尿病、高血圧、肥満、喫煙、脂質代謝異常）を減らす適切なエネルギー摂取

タンパク 0.8-1.0g/kg/体重/日

タンパク 0.6-08g/kg/体重/日

カリウム制限

症状 むくみ 高血圧 尿毒症*

透析がはじまったら タンパク 1.0×1.2g/kg/体重/日

重症度のステージはGFR区分とタンパク尿区分を合わせて評価する
重症度は原疾患・GFR区分・タンパク尿区分を合わせたステージにより評価する。CKDの重症度は死亡、末期腎不全、心血管死亡発症のリスクを緑 のステージを基準に、黄 、オレンジ 、赤 の順にステージが上昇するほどリスクは上昇する
＊尿毒症とは、腎不全で老廃物が排出できなくなるため体内にたまり、嘔吐・嘔気、頭痛などの症状が出る

（KDIGO CKD guideline 2012を日本人用に改変）
日本腎臓学会編：CKD診療ガイド2012．東京医学社，東京，2012：3. より一部改変して転載

問看護師によるサポートが必要である。

腎不全の目標と看護の実際

1. 安全、安楽に透析を受けられる

　2013年日本透析医会透析医療事故調査報告での重篤な医療事故の発生割合は、抜針事故（38.7％）が一番多く、次いで転倒・転落事故（11.3％）、穿刺・止血での事故となっている。年々透析患者の平均年齢も増加し、透析医療事故のリスクは増大している。

　筆者の施設でも事故抜針事例のすべてに認知障害があり、薬物による鎮静下であったことがわかっている。バスキュラーアクセスからの出血は大量であるため、治療自体が危険となりうることもある。その場合は、患者に寄り添い、安心して透析が受けられるような環境調整や刺入部の観察や回路の整理など、目を離さないよ

うなケアが必要となる。

　認知症の行動異常や異常な言動には理由がある。人格を尊重し理由を聞くことが重要である。

2. バスキュラーアクセス管理ができる

　バスキュラーアクセスの種類ごとの特徴と観察方法を把握しておく（図3）。

3. 透析中の急激な血圧低下がない（表2）

　急激な血圧低下は、脳梗塞やバスキュラーアクセスの閉塞、脳血流の低下を招くため、認知症状を増悪させる因子となりやすい。

表1 腎不全の症状と治療法

腎臓のはたらき	腎不全の症状	透析	治療法
老廃物や余分な水分をろ過、排泄する	老廃物や余分な水分が体に溜まる	○	
血圧を調整する	血圧が高くなる	×	降圧薬の継続
体内の水分量や電解質を調整する	血液中のカリウムやリンが高くなる	○	
造血ホルモン（エリスロポエチン）を分泌	腎性貧血	×	造血ホルモンを透析後に投与
ビタミンDを活性化して骨を丈夫にする	骨がもろくなる	×	ビタミン製剤の投薬

4. 透析をしながらの生活調整ができる

カリウムや塩分を多く含む食事は摂り過ぎないよう工夫が必要である。

透析をはじめたばかりの時期では残腎機能があり尿も少なからず出るが、徐々に少なくなっていく。そのため体内に水分が貯留し溢水傾向になる。尿量＋600mLが1日の水分摂取量の目安である。

5. 認知症の早期発見と患者家族との連携ができる

透析患者は動脈硬化、糖尿病腎症の増加、尿毒物質の蓄積、電解質異常、内分泌異常、血圧の急激な変動、薬剤の蓄積などがあるため健常者より認知障害になるリスクを有している。透析導入時に認知症を合併していなくても、維持透析の中で発症する例は少なくない。

終末期をどうするかもふまえ、療法選択支援が重要である。

第VIII部 │ 認知症者に多くみられる疾患のケア

図2 腎不全の治療法

	治療法	特徴など
血液透析（HD）	透析の機械を使って血液を循環させ、老廃物や余分な水分を除去し、電解質を是正する治療法 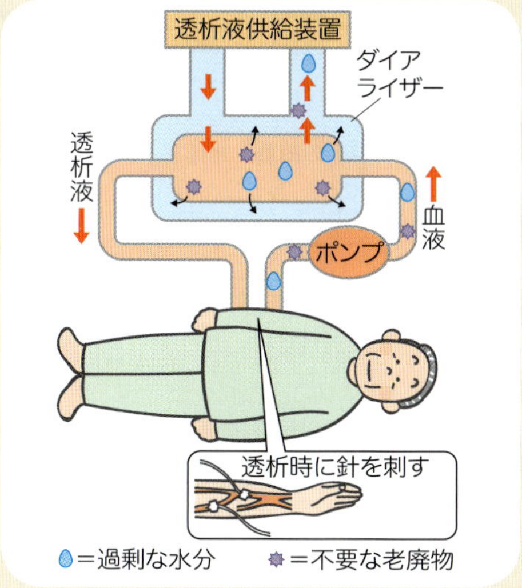 透析液供給装置 ダイアライザー 透析液 血液 ポンプ 透析時に針を刺す 💧=過剰な水分　✿=不要な老廃物	● 週に3回、1回4時間程度 ● バスキュラーアクセス（透析のための太い血管）の手術が必要 ● 通院の回数：週3回 ● 尿量が少なくなる ● 溢水、高カリウム血症になりやすい
腹膜透析（PD）	腹膜内に透析液を一定時間貯留し、腹膜を介して血液中の老廃物や余分な水分を除去し、電解質を是正する治療法 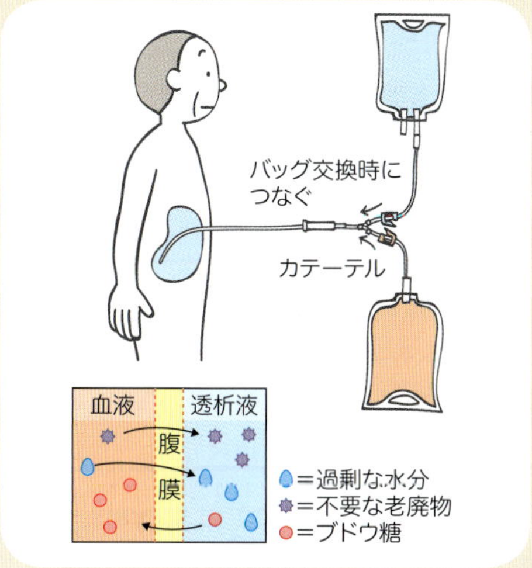 バッグ交換時につなぐ カテーテル 血液　透析液 腹膜 💧=過剰な水分 ✿=不要な老廃物 ●=ブドウ糖	● 腹膜カテーテル（約40cm）をダグラス窩に留置する手術が必要 ● 在宅でできることがメリット。1人で行えなくても、介助者や訪問看護師の介入で継続できる ● 通院の回数：月1～2回 ● 5年程度で血液透析へ移行する ● 尿量が維持できる
腎臓移植	2つある腎臓の1つを提供してもらう治療法。生体腎移植と献腎移植がある	● 献腎移植を受けるには、日本臓器移植ネットワークへの登録で必要

槇野博史監修：腎不全とその治療法. 腎臓サポート協会，東京：16，18. を参考に作成

図3 バスキュラーアクセスの種類と観察方法

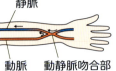

内シャント
シャント音は吻合部から上に向かって音の聴こえる部分まで聴診する。スリル（拍動）は触診する。

人工血管による内シャント
血流音を聴診する。

動脈表在化（エレベーション）
動脈の拍動を触診する。

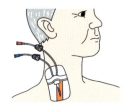

カテーテル留置法
挿入部の出血、感染の有無、固定糸や金具が取れていないか、ドレッシング材の剥がれを確認する。

表2 透析時の血圧低下の原因と対処法

原因	対処法
時間所水量が多い	透析間の体重増加が多いため体重増加幅3〜5%を目標
ドライウェイトが適正でない	心胸比50%を目標
降圧薬	透析日の降圧薬は減量または中止
低アルブミン血症	膠質浸透圧低下のためプラズマリフィリングが低下するため栄養改善やアルブミン製剤の投与
心機能低下	無理な除水はしない、HDFやECUM追加も検討

HDF（hemodiafiltration）：血液濾過透析
ECUM（extracorporeal ultrafiltration method）：限外濾過

文献
1) 日本腎臓学会監修：医師・コメディカルのための慢性腎臓病 生活・食事指導マニュアル，東京医学社，東京，2015：8．
2) 井関邦敏：CKDとCVD：とくに高齢者のCKDについて．日本老年医学会雑誌 2012；49：185-186．
3) 日本透析医学会統計調査委員会：図説わが国の慢性透析療法の現況（2014年12月31日現在）導入患者の現状．
http://docs.jsdt.or.jp/overview/（2016.5.1.アクセス）

> **腎不全** 　**医師**からのワンポイントアドバイス　　（清水英樹）

　透析症例に認知症を疑う場合、尿毒症、不均衡症候群、電解質異常（高カルシウム血症、低ナトリウム血症）、高血糖、ビタミン欠乏症、アルコール、薬剤（抗不安薬、抗精神病薬、睡眠薬など）などを含む他の器質疾患・要因を鑑別しなければならない[1]。原因の除去でせん妄症状の回復が期待できるからである。

　しかし、慢性腎臓病（CKD）は認知機能障害の危険因子であり[2]、回復困難な認知症を伴う透析症例は多くみられる[3]。図3に示すように動脈硬化による血管障害や神経系への直接障害が原因であるため[4]、透析の長期化とともに新たに顕在する症例も混ざる。適切な透析管理に加え、看護師を中心とした多職種のケアが求められる。

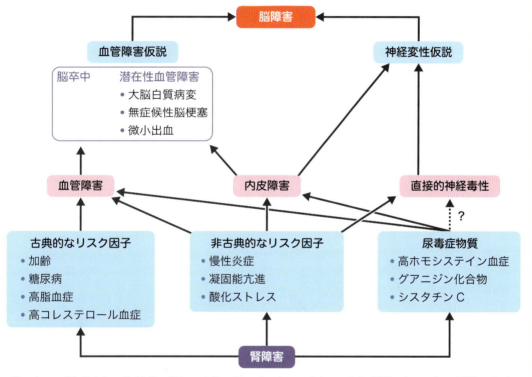

図3　慢性腎臓病が認知機能障害をきたす原因

Bugnicourt JM, Godefroy O, Chillon JM, et al. Cognitive disorders and dementia in CKD：the neglected kidney-brain axis. *J Am Soc Nephrol* 2013；24（3）：353-363. より一部改変

文献
1）Pereira AA, Weniner DE, Scott T, et al. Congnititive function in dialysis patients. *Am J Kidney Dis* 2005；45（3）：448-462.
2）Kurella Tamura M, Xie D, Yaffe K, et al. Vascular risk factors and cognitive impairment in chronic kidney disease：the Chronic Renal Insufficiency Cohort（CRIC）study. *Clin J Am Soc Nephrol* 2011；6（2）：248-256.
3）日本透析医学会 統計調査委員会：図説 わが国の慢性透析療法の現況（2009年12月31日現在）. http://docs.jsdt.or.jp/overview/index2010.html（2016.3.10.アクセス）
4）Bugnicourt JM, Godefroy O, Chillon JM, et al. Cognitive disorders and dementia in CKD: the neglected kidney-brain axis. *J Am Soc Nephrol* 2013；24（3）：353-363.

7 ドライスキンのある認知症者へのケア

溝上祐子

認知症者のドライスキンの特徴

ドライスキンとは角質水分量が減少し、皮膚の表面がひび割れて角質層のバリア機能が破綻した状態である（図1）。角質層の隙間からは、微生物やアレルギーのもととなるアレルゲンが取り込まれやすく、取り込まれたアレルゲンは皮内で湿疹反応を起こし、かゆみという症状も発生させる。また、ドライスキンの状態が続くと真皮に存在するかゆみにかかわる神経が表皮表層まで伸びてくることも、かゆみの原因とされている。

高齢者の場合は、脂質や天然保湿因子（natural moisturizing：NMF）の分泌減少により、保湿作用が衰えているうえに、皮膚のターンオーバーが遅滞する。古い厚い角層細胞が皮膚を覆うために内部からの水分が皮膚表面に到達できず、ドライスキンは頻発する。

また、ドライスキンは腎不全、肝機能障害など内的素因や治療の影響により、細胞分裂能の低下から引き起こされることもあり、あらゆる脆弱皮膚の共通症候である。認知症者は皮膚症

図1 ドライスキンとは

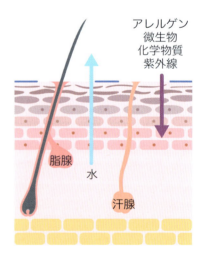

皮脂膜および角質細胞間脂質の2つのバリア機能が正常であれば、外的な刺激物質の侵入を防いでいる。また、水分も保持される。

バリアがない状態では、外的な刺激物質は角層の隙間から取り込まれやすくなっている。また、水分は多く蒸発してしまう。

状の訴えが正確にできないために皮膚をかきむしる、おむつ内に手を入れる、身体をこすりつけるなど異常行動を起こすことも多く見られるため、全身の皮膚の観察は重要である。

ドライスキンのある認知症者へのアセスメント

1. 全身の皮膚
- [ ] ドライスキンは高齢者の場合、特に腹部や下肢に好発する
- [ ] 皮膚は光沢を失い、表面に細かな鱗屑を伴うこともある
- [ ] 入浴など皮膚を観察できる際にはこうした所見がないか確認する

2. ライフスタイル

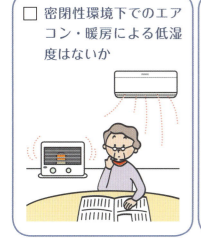
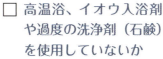
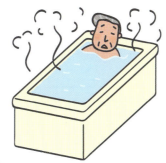
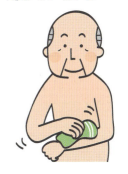

ドライスキンのスキンケア

　ドライスキンに対しては、入浴後など皮膚に水分が存在した状態で保湿剤を塗り込むと、浸透しやすく効果が高い。十分に汚れを落とすと皮脂成分も落ちてしまうが、清潔にした後、すぐに保湿剤を塗りこむことによって、ドライスキンは防止できる。

　保湿剤には、油脂性基剤の外用薬やスキンローションなど人工の皮脂膜を形成し、水分の蒸散を防ぐエモリエント効果のあるもの、ムコ多糖剤やセラミドなど吸湿作用により皮膚保湿性を発揮するモイスチャライザー効果のあるものなど、医薬品からスキンケア用品まで数多く市販されている。外用薬ではヘパリン類似物質入りのもの（商品名：パスタロンソフト、ウレパール、ヒルドイドローションなど）が多く使用されているため、医師と相談のうえ、活用することも望ましい。しかし、外用薬は基剤が油性成分のため、全身に塗りこむことが困難で、べたつきのために汚れが吸着しやすいものもある。

　最近は保湿ローションで伸びがよく、べたつき感が抑えられ、保湿効果時間も長いスキンケア用品が数多く出されている（図3）。

図3　保湿効果のあるスキンケア用品の例　※主な商品（販売元）と特徴

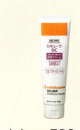

セキューラDC
（スミス・アンド・ネフュー ウンド マネジメント）
- べとつき感が少ない
- 撥水効果がある

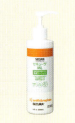

セキューラML
（スミス・アンド・ネフュー ウンド マネジメント）
- 親水性ローションで、伸びがよくべとつかない

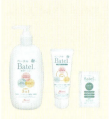

ベーテル保湿ローション
（越屋メディカルケア）
- セラミド、天然保湿成分配合

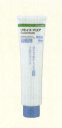

リモイスバリア
（アルケア）
- ヒアルロン酸Na配合
- 撥水・保湿効果がある

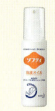

ソフティ保護オイル
（花王プロフェッショナル・サービス）
- ポリエーテル変性シリコーン配合でムレにくく、うるおいを保持する

文献
1）宮地良樹：皮膚科学からみたスキンケアの基礎知識．真田弘美，宮地良樹編著，NEW 褥瘡のすべてがわかる，永井書店，大阪，2012：125-138.
2）溝上祐子：予防的スキンケアの意義．市岡滋監修，安部正敏，溝上祐子，寺師浩人編，創傷のすべてキズをもつすべての人のために，克誠堂出版，東京，2012：381-388.

> **ドライスキン** 　**医師**からのワンポイントアドバイス　（髙橋愼一）
>
> 　認知症ケアに悪影響を及ぼすかゆみに注意し、コントロールできなければすみやかに医師の診察を受ける。特に以下の4点が重要である。
>
> **1. ドライスキンの誘因の除去**
> 　上記アセスメントのほか、電気毛布やこたつなど直接皮膚を暖める暖房や入浴時のこすりすぎなど、過度の寒がり・きれい好きに注意し、必要に応じ加湿器の利用も考慮する。
>
> **2. かゆみ対策**
> 　1に加えて衣類の刺激、香辛料摂取を避け、症状が強い場合は、第二世代の非鎮静性の抗ヒスタミン薬を投与する。
>
> **3. 保湿剤の選択と外用方法**
> 　尿素軟膏などのクリーム基剤は使用感はよいが、びらん部などでは刺激を生じることがある。そのような場合はワセリンなどの油脂性基剤を用いる。使用感はよくないが安全である。保湿剤は入浴後10分以内に外用し、毎日継続すると効果的である。
>
> **4. 皮膚炎の治療**
> 　紅斑、紅色丘疹、さざなみ状の亀裂などの皮膚炎症状が出現した場合はステロイド外用を行い、症状が落ち着いたら保湿剤の外用に切り替える。
>
> 文献
> 1）種井良二：老人性乾皮症のスキンケア．綜合臨牀 2011；60（5）：789-790.

第Ⅷ部 | 認知症者に多くみられる疾患のケア

8 褥瘡のある認知症者へのケア

溝上祐子

認知症者の褥瘡の特徴

身体に加わった外力が骨と皮膚表層の間の軟部組織の血流を低下、あるいは停止させ、この状況が一定時間持続されると組織は不可逆的な阻血性障害に陥り、褥瘡となる（2005年、日本褥瘡学会定義）。

特に寝たきり高齢者に褥瘡の発生は多いが、寝たきりでない認知症者に発生することも少なくない。向精神薬等の影響で活動性が落ちたり、精神的な不安や混乱などが背景となって現れる妄想・幻覚・無気力・不安・徘徊・焦燥・失禁・暴力などで抵抗することにより、骨突出部に圧迫やずれ力がかかり、褥瘡の発生につながる。

認知症者の場合、いったん褥瘡を発生させると、コミュニケーションの不成立から治療に協力が得られない、創部の安静が保てないなど、ケアに難渋することも多い。

褥瘡のある認知症者のアセスメント

1. リスクアセスメント

ブレーデンスケール（**表1**）の6項目を点数化し、点数の低い項目はケアの対象とする。活動性や認知力に関しては向精神薬の影響もあるため、行動・心理症状（BPSD）も含めて評価する。

2. 創面の評価

認知症者であるなしにかかわらず、わが国の褥瘡管理のスタンダードとされる日本褥瘡学会のDESIGN-R®ツール（**表2**）によって創面の評価を行い、日本褥瘡学会のガイドラインに応じた治療方法を計画する。

3. コミュニケーション能力

褥瘡ケアについての話が理解できるかどうか、痛みや苦痛が伝えられるかどうか、コミュニケーション能力についてアセスメントする。

269

表1 ブレーデンスケール

患者氏名：＿＿＿＿＿　　評価者氏名：＿＿＿＿＿　　評価年月日：＿＿＿＿＿

知覚の認知 圧迫による不快感に対して適切に反応できる能力	1. 全く知覚なし 痛みに対する反応（うめく、避ける、つかむ等）なし。この反応は、意識レベルの低下や鎮静による。あるいは、体のおおよそ全体にわたり痛覚の障害がある。	2. 重度の障害あり 痛みにのみ反応する。不快感を伝えるときには、うめくことや身の置き場なく動くことしかできない。あるいは、知覚障害があり、体の1/2以上にわたり痛みや不快感の感じ方が完全ではない。	3. 軽度の障害あり 呼びかけに反応する。しかし、不快感や体位変換のニードを伝えることが、いつもできるとは限らない。あるいは、いくぶん知覚障害があり、四肢の1、2本において痛みや不快感の感じ方が完全ではない部位がある。	4. 障害なし 呼びかけに反応する。知覚欠損はなく、痛みや不快感を訴えることができる。
湿潤 皮膚が湿潤にさらされる程度	1. 常に湿っている 皮膚は汗や尿などのために、ほとんどいつも湿っている。患者を移動したり、体位変換するごとに湿気が認められる。	2. たいてい湿っている 皮膚はいつもではないが、しばしば湿っている。各勤務時間中に少なくとも1回は寝衣寝具を交換しなければならない。	3. 時々湿っている 皮膚は時々湿っている。定期的な交換以外に、1日1回程度、寝衣寝具を追加して交換する必要がある。	4. めったに湿っていない 皮膚は通常乾燥している。定期的に寝衣寝具を交換すればよい。
活動性 行動の範囲	1. 臥床 寝たきりの状態である。	2. 座位可能 ほとんど、または全く歩けない。自力で体重を支えられなかったり、椅子や車椅子に座るときは、介助が必要であったりする。	3. 時々歩行可能 介助の有無にかかわらず、日中時々歩くが、非常に短い距離に限られる。各勤務時間中にほとんどの時間を床上で過ごす。	4. 歩行可能 起きている間は少なくとも1日2回は部屋の外を歩く。そして少なくとも2時間に1回は室内を歩く
可動性 体位を変えたり整えたりできる能力	1. 全く体動なし 介助なしでは、体幹または四肢を少しも動かさない。	2. 非常に限られる 時々体幹または四肢を少し動かす。しかし、しばしば自力で動かしたり、または有効な（圧迫を除去するような）体動はしない。	3. やや限られる 少しの動きではあるが、しばしば自力で体幹または四肢を動かす。	4. 自由に体動する 介助なしで頻回にかつ適切な（体位を変えるような）体動をする。
栄養状態 普段の食事摂取状況	1. 不良 決して全量摂取しない。めったに出された食事の1/3以上を食べない。蛋白質・乳製品は1日2皿（カップ）分以下の摂取である。水分摂取が不足している。消化態栄養剤（半消化態、経腸栄養剤）の補充はない。あるいは、絶食であったり、透明な流動食（お茶、ジュース等）なら摂取したりする。または、末梢点滴を5日間以上続けている。	2. やや不良 めったに全量摂取しない。普段は出された食事の約1/2しか食べない。蛋白質・乳製品は1日3皿（カップ）分の摂取である。時々消化態栄養剤（半消化態、経腸栄養剤）を摂取することもある。あるいは、流動食や経管栄養を受けているが、その量は1日必要摂取量以下である。	3. 良好 たいていは1日3回以上食事をし、1食につき半分以上は食べる。蛋白質・乳製品を1日4皿（カップ）分摂取する。時々食事を拒否することもあるが、勧めれば通常補食する。あるいは、栄養的におおよそ整った経管栄養や高カロリー輸液を受けている。	4. 非常に良好 毎食おおよそ食べる。通常は蛋白質・乳製品を1日4皿（カップ）分以上摂取する。時々間食（おやつ）を食べる。補食する必要はない。
摩擦とずれ	1. 問題あり 移動のためには、中等度から最大限の介助を要する。シーツでこすれず体を動かすことは不可能である。しばしば床上や椅子の上でずり落ち、全面介助で何度も元の位置に戻すことが必要となる。痙攣、拘縮、振戦は持続的に摩擦を引き起こす。	2. 潜在的に問題あり 弱々しく動く。または最小限の介助が必要である。移動時皮膚は、ある程度シーツや椅子、抑制帯、補助具等にこすれている可能性がある。たいがいの時間は、椅子や床上で比較的よい体位を保つことができる。	3. 問題なし 自力で椅子や床上を動き、移動中十分に体を支える筋力を備えている。いつでも、椅子や床上でよい体位を保つことができる。	

Total ＿＿＿＿＿

©Braden and Bergstrom. 1988　訳：真田弘美／大岡みち子

第Ⅷ部 | 認知症者に多くみられる疾患のケア

表2 DESIGN-R® 褥瘡経過評価用

							カルテ番号（ ）患者氏名（ ）	月日	/	/	/	/	/	/

Depth 深さ 創内の一番深い部分で評価し、改善に伴い創底が浅くなった場合、これと相応の深さとして評価する

							/	/	/	/	/	/
d	0	皮膚損傷・発赤なし	D	3	皮下組織までの損傷						
	1	持続する発赤		4	皮下組織を越える損傷						
				5	関節腔、体腔に至る損傷						
	2	真皮までの損傷		U	深さ判定が不能の場合						

Exudate 滲出液

e	0	なし	E	6	多量：1日2回以上のドレッシング交換を要する						
	1	少量：毎日のドレッシング交換を要しない									
	3	中等量：1日1回のドレッシング交換を要する									

Size 大きさ 皮膚損傷範囲を測定：[長径（cm）×長径と直交する最大径（cm）][*3]

s	0	皮膚損傷なし	S	15	100以上						
	3	4未満									
	6	4以上　16未満									
	8	16以上　36未満									
	9	36以上　64未満									
	12	64以上　100未満									

Inflammation/Infection 炎症/感染

i	0	局所の炎症徴候なし	I	3	局所の明らかな感染徴候あり（炎症徴候、膿、悪臭など）						
	1	局所の炎症徴候あり（創周囲の発赤、腫脹、熱感、疼痛）		9	全身的影響あり（発熱など）						

Granulation 肉芽組織

g	0	治癒あるいは創が浅いため肉芽形成の評価ができない	G	4	良性肉芽が、創面の10%以上50%未満を占める						
	1	良性肉芽が創面の90%以上を占める		5	良性肉芽が、創面の10%未満を占める						
	3	良性肉芽が創面の50%以上90%未満を占める		6	良性肉芽が全く形成されていない						

Necrotic tissue 壊死組織 混在している場合は全体的に多い病態をもって評価する

n	0	壊死組織なし	N	3	柔らかい壊死組織あり						
				6	硬く厚い密着した壊死組織あり						

Pocket ポケット 毎回同じ体位で、ポケット全周（潰瘍面も含め）[長径（cm）×短径[*1]（cm）] から潰瘍の大きさを差し引いたもの

p	0	ポケットなし	P	6	4未満						
				9	4以上16未満						
				12	16以上36未満						
				24	36以上						

部位 [仙骨部、坐骨部、大転子部、踵骨部、その他（ ）] 合計[*2]

*1：" 短径"とは" 長径と直交する最大径"である
*2：深さ（Depth：d.D）の得点は合計には加えない
*3：持続する発赤の場合も皮膚損傷に準じて評価する

©日本褥瘡学会/2013

褥瘡の治療・ケア

1. 創傷管理のポイント

1) 処置の必要性を十分に説明する

十分に時間を取り、褥瘡があること、創傷管理が必要なことを説明し、洗浄、ドレッシング材の交換など処置の説明をしてから行う。決して、身体を抑制して無理に行うことはしない。創傷処置時に不安や恐怖を感じることでさらに不穏になり、その後の処置がより困難になる。

2) 痛みを伴う場合

痛みを伴う場合は表情を見ながら、どの行為のときに痛がる様子があるか観察する。洗浄時であれば、洗浄液を刺激の少ない微温の生理食塩水にする、洗浄圧をかけすぎないなどの工夫を行う。

ドレッシング交換時に痛がる場合はシリコン粘着剤のドレッシング材に変更するか、粘着剥離剤などを使用して愛護的に剥がす。

3) ドレッシング材を剥がす行為が見られる場合

ドレッシング材を剥がす行為が見られる場合は創周囲皮膚を観察する。

外用薬は創周囲の皮膚にかぶれを起こすことがあるため、創周囲の皮膚に発赤などの所見がある場合は創周囲皮膚も保護するドレッシング材に交換する（図1）。

ドレッシング材を貼付する粘着テープによるかぶれがある場合は、シリコン製の粘着テープに変更するか、皮膚皮膜剤などを併用したほうがよい。

4) 同じ人、同じ環境で処置を実施する

創傷処置を行う医療従事者をできるだけ毎回同じ者にするなど、環境が変わらないように工夫し、混乱を招かないようにする。

2. 除圧やずれの防止

体圧分散寝具によってはエアの噴出する音や圧切り替えが気になったりする。寝たきりで体動できない場合は15cm以上の厚めのウレタンマットレスを、少しでも動ける場合はADLが落ちないように薄めのウレタンマットレスを選択する。ずれ力がかからないようにすべりのいいシーツなどリネン類や寝衣の素材を考慮する。

図1 創部のガーゼを自ら剥がそうとした例

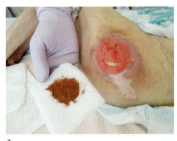
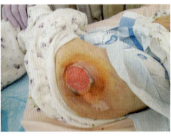

1
創周囲に外用薬のポビドンヨードの付着による皮膚炎が見られ、かゆみを呈している。

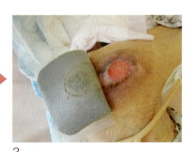

2
シリコン粘着シートのポリウレタンフォームドレッシングに変更したところ、創周囲がきれいになり、剥がす行為がなくなった。

第VIII部 | 認知症者に多くみられる疾患のケア

3. 湿潤の防止

失禁でおむつが必要な場合は、おむつの重ね当ては湿潤を助長するため、通気性のよいおむつのみにする。おむつ内にかゆみがある場合は

おむつを外してしまう行為がみられるため、皮膚の観察は十分に行い、ふやけなどがある場合は尿などをはじく撥水性のスキンクリームなどを塗布する。

文献
1）溝上祐子：褥瘡の局所治療. 溝上祐子編著, パッと見てすぐできる褥瘡ケア, 照林社, 東京, 2015：2-30.
2）溝上祐子：看護師に必要なドレッシング法. 宮地良樹, 溝上祐子編, 褥瘡治療・ケアトータルガイド, 照林社, 東京, 2009：185-196.

褥瘡 **医師**からのワンポイントアドバイス （上野千裕、市岡　滋）

認知機能障害が進むと、**図2**のようなメカニズムにより褥瘡が発生しやすくなる。一度褥瘡が発生すると、本人の理解が得られず安静度を保てないこともあり、褥瘡治癒の遅延につながることが多い。適切な創傷管理に加え、環境調整（体圧分散寝具の選択など）、廃用予防のリハビリテーションは重要である。

褥瘡が進行して手術適応となった場合、術後の創部安静を保つために身体抑制が必要になることもある。

また、認知症者においては、自立度が高い場合でも褥瘡が発生することが示唆されている。介護老人福祉施設での褥瘡発生部位は坐骨結節部が比較的多いことから、座位姿勢の時間が長いことが考えられる。廃用予防の観点から近年離床が励行されているが、車椅子乗車の時間が長いこともリスクとなりうる。

褥瘡の予防・治癒促進に向けてリスクとなる因子を考え、必要であれば医師、看護師、理学療法士など、多職種間での検討など適切な対応が必要である。

図2　認知症者の褥瘡発生のメカニズム

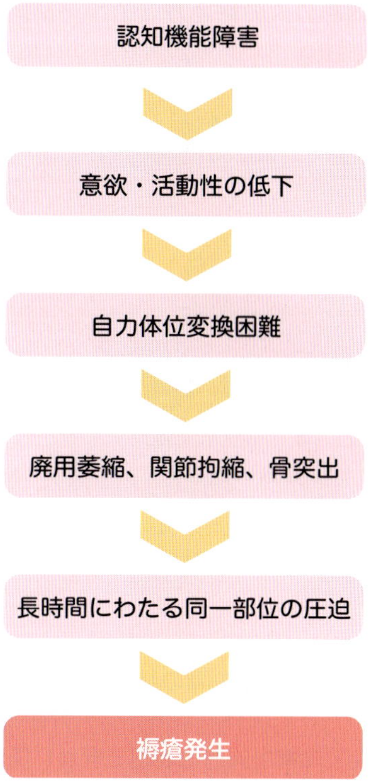

認知機能障害
↓
意欲・活動性の低下
↓
自力体位変換困難
↓
廃用萎縮、関節拘縮、骨突出
↓
長時間にわたる同一部位の圧迫
↓
褥瘡発生

文献
1）日本褥瘡学会 実態調査委員会：第2回（平成21年度）日本褥瘡学会実態調査委員会報告2 療養場所別褥瘡有病者の特徴およびケアと局所管理. 日本褥瘡学会誌 2011；13（4）：633-645.
2）高原昭：認知症と褥瘡発生リスク. 日本褥瘡学会誌 2014；16（2）：112-114.

9 白内障のある認知症者へのケア

佐々木千佳子

認知症者の白内障の特徴

　白内障は、水晶体の混濁により視覚障害を伴う（図1）。健常であるならば、視覚により得られる外界の情報は8割であるといわれている。認知機能障害（中核症状）により日常生活に支障をきたす認知症者にとって、視覚障害は想像を絶するほど生活を困窮させると考えられる（表1）。

図1 白内障の人の見え方（イメージ）

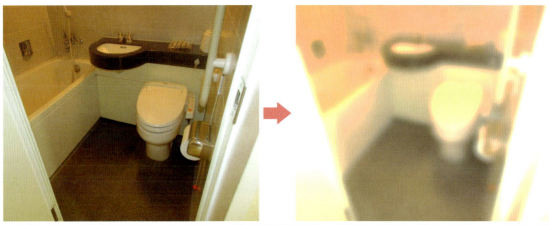

白内障になると水晶体が白く濁ってしまうので、視界が白黄色に濁って見える。「白地に黄色」などコントラストの弱いものは見えにくい。見やすいのは「赤色」や「コントラストの強いもの（白地や黄地に黒、青、赤など）」である。コントラストの強いものでも白抜きの文字は見えにくい。

表1 認知症者の白内障の特徴

- 自ら視覚障害を的確に表現できない認知症者の場合、周囲が視覚障害に気づくことが遅れる可能性が高い
- 認知症者にとっての視覚障害は、情報の把握を困難にさせ、コミュニケーションにも不具合をもたらす。そのため危険を回避することが困難になり、事故にも遭いやすくなる
- 見えないことへの恐怖心から活動低下をきたしやすい
- 視覚障害は役割・楽しみの継続困難や日常生活の自立に支障をきたすため、自尊心を低下させ、心理面の落ち込みを引き起こす
- 認知症者は視覚障害から認知症の症状が助長されていることがあり、幻覚や妄想につながっていることもある
- 白内障の手術をする際に、術前後の点眼薬の継続や手術後の安静の保持が困難になることがある

第VIII部 | 認知症者に多くみられる疾患のケア

白内障のある認知症者へのアセスメント

- ☐ 日常生活を送るうえで不自由な点は何か
- ☐ 転倒・転落の危険のリスクはないか
- ☐ 安全に過ごせるための環境であるか
- ☐ 自立をめざすために必要な援助は何か
- ☐ 手術を受ける場合は内服薬や点眼薬の自己管理は可能か、家族の協力は得られるか

白内障の治療・ケア

1. 安心して過ごせる環境づくり

常に整理整頓をし、決められた物の位置はできるだけ変えない。特に認知症者は注意力も障害されることが多いため、足元のコード類や段差などでつまづいて転倒しないように、白内障のある認知症者の視点で環境を整える必要がある。

病室、トイレの入口などは大きめの字で表示したり、目印となる大きな赤い花飾りをつけたりする。

2. 自立をめざす援助

移動や食事などの日常生活の支援をする際は、今から何をするのか1つ1つの行動を声に出して説明することは不安や混乱の軽減につながる。

過剰な援助を行うのではなく、認知症者のできることに着目し、自尊感情を高めるかかわりを心がける。

3. 周術期のケア

術後の感染を防止して炎症を最小限にとどめるために点眼薬と内服薬が処方されるが、自分で点眼が可能か、点眼の管理能力があるか判断し、必要時は家族を含めた指導を行う。

はじめから自分で点眼管理が困難と決めつけるのではなく、本人の力を最大限に活かし、自尊心を損なわないように自分で点眼ができる方法を見いだすことも大切である。

点眼薬によって投与回数が異なるような複雑な点眼は、認知症者にとっては困難な場合が多い。例えば点眼薬を色分けし、わかりやすくしたり（図2）、医師や薬剤師と相談して可能な限り点眼回数の簡便化を図ることも必要である。

また、手術創を不潔にしない方法として眼帯や専用のゴーグルの使用も効果が得られることがある。目をこすらないこと、転ばないこと、術後1週間は洗髪洗顔が禁止であることを認知症者が理解し守れるように、家族を含め指導する（図3）。

また、認知症があるからといって白内障手術をあきらめるのではなく、手術で視力の回復が得られるのであるならば、医療スタッフ、家族、介護スタッフとともに認知症者が安心して手術を受けられるように支援することが大切である。

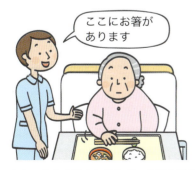

食事は、食事の内容や箸やお椀などの位置を説明する。例えば、「ここにお箸があります」と説明しながら直接手に触れてもらう。

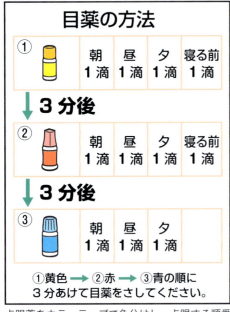

図2 点眼薬の工夫の例

点眼薬をカラーテープで色分けし、点眼する順番や点眼時間を記した説明用紙を用いる。

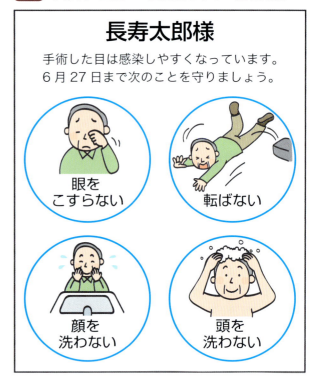

図3 手術後の生活での注意点を示した説明用紙

文献
1) 塩谷隆信, 高岡哲子: 白内障. 山田律子, 萩野悦子, 井出訓編, 生活機能からみた老年看護過程+病態・生活機能関連図 第2版, 医学書院, 東京, 2012: 276.
2) 大鹿哲郎, 丸尾敏夫, 平井明美: 系統看護学講座 専門分野Ⅱ 成人看護学13 眼 第12版. 医学書院, 東京, 2013.
3) 平戸孝明: 眼科疾患と認知症. 老年精神医学雑誌 2010: 21 (3): 325-328.

白内障 医師からのワンポイントアドバイス　(星　最智)

　ヒトは外界の情報の8割を視覚から得ているとされる。認知症者では自覚症状の訴えがはっきりしないため、白内障が極端に進行してから眼科受診することが多い。
　石井ら[1]は、視覚関連QOL、認知機能、抑うつ状態のいずれもが白内障手術により改善すると報告している。白内障手術を行う機会を逃さないためにも、医療従事者や家族は患者がテレビや歩行などの際に見づらい様子がないかを日ごろから観察することが重要である。
　白内障術後では、認知症者は手術をしたという自覚に乏しいために指示を守ることが困難であり、看護師による徹底した術後ケアが求められる。特に術後眼内炎予防のための点眼と、打撲防止のための保護メガネの着用は重要であり、退院後は患者家族の協力が必要となる。

文献
1) 石井晃太郎: 認知症患者への白内障手術によるQOL向上. 日本老年医学会雑誌 2014: 51 (4): 321-325.

第 IX 部

地域包括ケアシステム
と認知症ケア

1 認知症施策推進総合戦略（新オレンジプラン）

齋藤訓子

　地域包括ケアシステムの目的は、重度の要介護状態となっても住み慣れたところで最期まで暮らしていけることである。今後、認知症者も地域包括ケアシステムの中で必要なケアを必要なときに受けられるような街づくりが期待されている。ここでは認知症ケアの国家戦略でもある「認知症施策推進総合戦略」を解説する。

「認知症施策推進総合戦略」の背景

1. 認知症施策の流れ

　日本の高齢化率は 2025 年に 30％を超えていくことが推計されているが、高齢者の増加に伴い、認知症高齢者も増加が見込まれている。厚生労働省が発表している推計値は約 700 万人であり、65 歳以上高齢者 4〜5 人に 1 人になるといわれている[1]。

　日本の認知症対策は 1980 年代からはじまっている。研修事業やグループホームの設置等が行われ、また、2004 年には「痴呆」から「認知症」と病名が変わり、認知症を理解する人たちを増やす運動として認知症サポーター養成等が行われてきた。

　しかし、発見が遅れて状態が悪化していくケースや精神科病院に長期にわたって入院しているケース、あるいは認知症があるというだけで一般病院での入院を拒否されるなどまだまだ課題が多いことも指摘された。そのため、厚生労働省では認知症施策検討プロジェクトチームを設置し、これまでの 10 年間の認知症施策を再検証したうえで、今後の認知症施策の目標およびその内容が検討された。それが 2012 年 6 月に発表された「認知症施策 5 か年戦略」（オレンジプラン）である。

2. 「認知症施策5か年戦略」（オレンジプラン）の理念と内容

　この戦略は「認知症の人は、精神病院や施設を利用せざるを得ない」という考え方を改め、「認知症になっても本人の意思が尊重され、できる限り住み慣れた地域のよい環境で暮らし続けることができる社会の実現」をめざしている。これまでの「自宅→グループホーム→施設あるいは一般病院・精神科病院」という「ケアの流れ」を変え、むしろ逆の流れとする標準的な認知症ケアパス（状態に応じた適切なサービス提供の流れ）を構築することを、基本目標とするものである[2]。

　具体的な内容は、認知症ケアパスの作成、早期発見から地域で暮らすための医療・介護サービスの充実を掲げ、医師の診断能力の向上や認知症初期集中支援チームの創設、一般病院の医療従事者の認知症対応能力向上研修、認知症サポーター養成の拡充などが挙げられた。それぞれに目標値を掲げ事業評価が数字でできるようになっている。

「認知症施策5か年戦略」（オレンジプラン）から「認知症施策推進総合戦略」（新オレンジプラン）へ

認知症対策は先進諸国の共通課題であり、2013年12月にはじめてイギリスでG8認知症サミットが開催された。加盟国の政策をいかに協調させ、認知症に対する効果的、かつ、国際的な解決方法を見いだせるかが協議され、加盟国のコミュニケが出されている。

翌年、後継イベントは日本で行われ、その席で内閣総理大臣が日本の認知症対策を強力に推進するために国家戦略の策定を指示し、その後、厚生労働省だけではなく省庁横断で認知症対策に取り組む「認知症施策推進総合戦略」（新オレンジプラン）が2015年1月27日に発表されている。

1. 「認知症施策推進総合戦略」の理念と内容

総合戦略の基本的な考え方は、「認知症の人の意思が尊重され、できる限り住み慣れた地域のよい環境で自分らしく暮らし続けることができる社会の実現」である。5か年戦略と大きな変化はないが、明確に認知症者の権利擁護が打ち出され、いくつか新しいデータや施策が散りばめられている（図1、2 新）。活動内容には7つの柱があり、その1つに看護職員への研修事業が含まれている。

看護職は入院医療機関や外来、介護の場や自宅を含め、どこにも存在する。認知症者がどのような状況にあっても対応できる力が求められ

図1 認知症施策推進総合戦略（新オレンジプラン）の概要

- ・高齢者の約4人に1人が認知症の人またはその予備群。高齢化の進展に伴い、認知症の人はさらに増加
  2012（平成24）年 462万人（約7人に1人）⇒ 新 2025（平成37）年 約700万人（約5人に1人）
- ・認知症の人を単に支えられる側と考えるのではなく、認知症の人が認知症とともによりよく生きていくことができるような環境整備が必要

新オレンジプランの基本的考え方

認知症の人の意思が尊重され、できる限り住み慣れた地域のよい環境で自分らしく暮らし続けることができる社会の実現をめざす

- ・厚生労働省が関係府省庁（内閣官房、内閣府、警察庁、金融庁、消費者庁、総務省、法務省、文部科学省、農林水産省、経済産業省、国土交通省）と共同して策定
- ・新プランの対象期間は団塊の世代が75歳以上となる2025（平成37）年だが、数値目標は介護保険に合わせて2017（平成29）年度末等
- ・策定にあたり認知症の人やその家族など様々な関係者から幅広く意見を聴取

7つの柱

① 認知症への理解を深めるための普及・啓発の推進
② 認知症の容態に応じた適時・適切な医療・介護等の提供
③ 若年性認知症施策の強化
④ 認知症の人の介護者への支援
⑤ 認知症の人を含む高齢者にやさしい地域づくりの推進
⑥ 認知症の予防法、診断法、治療法、リハビリテーションモデル、介護モデル等の研究開発及びその成果の普及の推進
⑦ 認知症の人やその家族の視点の重視

厚生労働省：認知症施策推進総合戦略（新オレンジプラン）の概要. 2015. より抜粋して引用
http://www.mhlw.go.jp/file/06-Seisakujouhou-12300000-Roukenkyoku/0000079008.pdf （2016.4.30.アクセス）

図2 認知症の容態に応じた適時・適切な医療・介護等の提供

行動・心理症状（BPSD）や身体合併症等への適切な対応

- ・医療機関・介護施設等での対応が固定化されないように、最もふさわしい場所で適切なサービスが提供される循環型の仕組みを構築
- ・行動・心理症状（BPSD）への適切な対応
- ・身体合併症等に対応する一般病院の医療従事者の認知症対応力向上
- **新**・看護職員の認知症対応力向上　　・認知症リハビリテーションの推進

認知症の人の生活を支える介護の提供

- ・介護サービス基盤の整備
- ・認知症介護の実践者⇒実践リーダー⇒指導者の研修の充実
- **新**・新任の介護職員等向けの認知症介護基礎研修（仮称）の実施

人生の最終段階を支える医療・介護等の連携

医療・介護等の有機的な連携の推進

- ・認知症ケアパス（認知症の容態に応じた適切なサービス提供の流れ）の積極的活用
- ・医療・介護関係者等の間の情報共有の推進
- **新**⇒ 医療・介護連携のマネジメントのための情報連携ツールの例を提示
  地域ケア会議で認知症にかかわる地域資源の共有・発掘や連携を推進
- ・認知症地域支援推進員の配置、認知症ライフサポート研修の積極的活用
- ・地域包括支援センターと認知症疾患医療センターとの連携の推進

> 【認知症地域支援推進員の人数】（目標引き上げ）
> 新プラン：2018（平成30）年度からすべての市町村で実施

厚生労働省：認知症施策推進総合戦略（新オレンジプラン）の概要．2015．より抜粋して引用
http://www.mhlw.go.jp/file/06-Seisakujouhou-12300000-Roukenkyoku/0000079008.pdf（2016.4.30.アクセス）

る。個人の対応能力の向上も必要だが、同時に、他職種と連携しつつチームでケアする体制を構築しないと個人の対応能力が生かされない（**図2**）。総合戦略の柱の1つである看護職の研修事業は医療機関での認知症ケアのリーダーを育てるべくプログラムが検討されている。また、医療機関における認知症対応のための手引きも厚生労働省の調査研究事業の一環で検討、公表されているので参考にしてほしい[3]。

その他、認知症者が自ら語るキャンペーンや小中学校での認知症サポーター養成の実施、学生ボランティアの活用、医療と介護にまたがって適切なケアを受けるための情報共有と連携ツールの提示等が新たに追加されている。

文献
1）厚生労働省：認知症施策推進総合戦略（新オレンジプラン）の概要．2015．
http://www.mhlw.go.jp/file/06-Seisakujouhou-12300000-Roukenkyoku/0000079008.pdf
（2016.4.30.アクセス）
2）厚生労働省認知症施策検討プロジェクトチーム：今後の認知症施策の方向性について．2012．
http://www.mhlw.go.jp/topics/kaigo/dementia/dl/houkousei-02.pdf（2016.3.1.アクセス）
3）厚生労働省「平成27年度老人保健健康増進等事業」（国庫補助事業）として、「認知症の人の行動・心理症状や身体合併症対応など循環型の医療介護等の提供のあり方に関する調査研究事業」の実施について．
http://www.fujitsu.com/jp/group/fri/report/elderly-health/2015junkangata.html
（2016.5.10.アクセス）

2 地域包括ケアシステム
① 地域包括ケアシステムの構築

大塚眞理子

地域包括ケアシステムとは

1. 地域包括ケアの出現

2000（平成12）年に介護保険制度がはじまり、2003（平成15）年には高齢者介護研究会が「2015年の高齢者介護－高齢者の尊厳を支えるケアの確立に向けて－」を報告した[1]。この報告では高齢者の自立支援や介護サービスの充実が謳われている。そして地域包括ケアについてはじめて言及された。

「介護の社会化」として介護保険制度がはじまったが、公的扶助としての介護サービスだけではなく、「高齢者の尊厳ある生活を支える介護として、保健・医療・福祉の専門職相互の連携、ボランティアなどの住民活動も含めた連携、地域のさまざまな資源を統合した包括的なケア（地域包括ケア）」という考え方が示された。しかし、地域包括ケアシステムについての具体的な姿はほとんど示されなかった。

それ以降、地域包括ケアおよび地域包括ケアシステムについて、さまざまな検討が行われるようになった。2008年に「地域包括ケア研究会」が立ち上がり、「日常生活圏域」という考え方が議論され、介護と住まいとの関係にも目が向くようになった。

図1は、2013（平成25）年に地域包括ケア研究会が報告書で示した、地域包括ケアシステムのイメージ図である。地域包括ケアは、当事者である本人と家族の意思を十分尊重することが重視され「選択と心構え」が基盤になっている。そして当事者が主体的に選択した「住まい」に「生活支援・福祉サービス」が盛り込ま

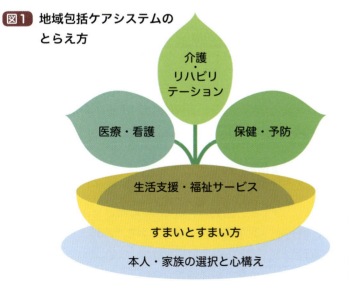

図1 地域包括ケアシステムのとらえ方

地域包括ケア研究会：持続可能な介護保険制度及び地域包括ケアシステムのあり方に関する調査研究事業報告書「地域包括ケアシステムの構築における今後の検討のための論点」．2013.より引用
http://www.murc.jp/uploads/2013/04/koukai130423_01.pdf（2016.5.3.アクセス）

れる。そこでは、「医療・看護」「介護・リハビリテーション」「保健・予防」が提供される。地域づくりの大転換点となる出来事である。

2. 地域包括ケアシステムの制度的位置づけ

2014（平成26）年、「医療介護総合確保推進法」ができ、地域包括ケアシステム構築が法制度として明確に位置づけられた。

この法律では、「地域包括ケアシステムとは、地域の実情に応じて、高齢者が、可能な限り、住み慣れた地域でその有する能力に応じた自立した日常生活を営むことができるよう、医療、介護、介護予防、住まいおよび自立した日常生活の支援が包括的に確保される体制をいう」と定義づけられている。さらに市町村自治体の長の責任で地域包括ケアシステムがつくられることとなった。

地域包括ケアシステムの基本的な考え方

地域包括ケアの基本的な考え方のポイントは、①地域を基盤とするケアであること、②統合ケアであることである。

1. 地域を基盤とするケア（community-based care）

暮らしの安全、安心、健康ということは、従来は家族の機能として営まれていた。しかし高齢化に伴う高齢者世帯や単身世帯の増加、認知症高齢者の増加などに対応するには、現実的に家族機能だけでは困難である。

認知症で徘徊している高齢者が列車にはねられ死亡した鉄道事故で、鉄道会社が家族に損害賠償を求めた裁判が行われていた。高等裁判所では91歳の妻が損害賠償を支払う判決がでた。しかし、最高裁では家族に損害賠償責任はないと判断された。91歳の妻が、徘徊する夫を24時間見守ることなど不可能である。超高齢社会となり、認知症になる人も増えている中で、認知症ケアを家族のみが責任を負うという考え方

を変えていかなければならない。

そのためにも、高齢者や認知症者が住み慣れた地域で暮らし続けられるような地域コミュニティが必要となっている。地域を基盤とするケアとは、家族機能の一部の代替あるいは補完となるケアをシステム的に提供しよう[1]というものである。

2. 統合ケア（integrated care）

1つの疾患の急性期ケアには治療・ケアは短期的な介入である。しかし慢性疾患や認知症、あるいは高齢者のように複合的な疾患を抱えて生活している場合には、長期的で継続的なケアが必要とされる。これは保健・医療系と福祉系のサービスを統合した、長期的・包括的・継続的サービス提供への転換である。診断・治療だけではなく、介護、リハビリテーション、健康増進も含めて、暮らしに関連するさまざまなサービスを連続的に統合的に提供しようというものである[2]。

地域包括ケアシステムの構築

2025年に向けて「医療介護総合確保推進法」などによって医療・介護の改革が進められ、地域包括ケアシステムの構築は、保険者である自治体が主体となって取り組んでいくことになる。図2は、2025年に向けた医療提供体制の改革後の姿を示している[3]。外来医療や在宅医療と福祉・介護の連携が強化される。

制度ができてシステム化されていく一方、実

図2 2025年に向けた医療提供体制の改革後の姿

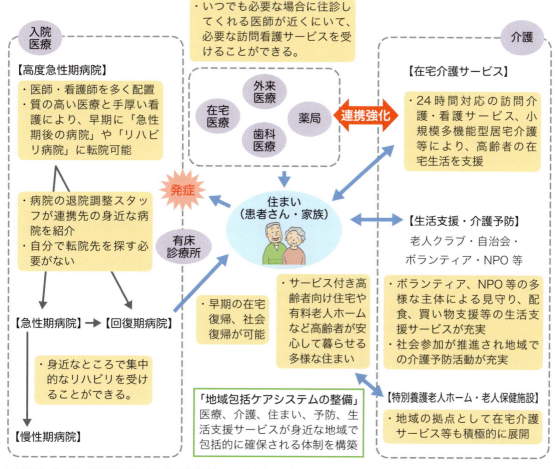

厚生労働省：医療介護総合確保推進法等について，全国会議（平成26年7月28日）資料：4.より引用
http://www.mhlw.go.jp/file/05-Shingikai-10801000-Iseikyoku-Soumuka/0000052610_1.pdf（2016.3.1.アクセス）

際の地域包括ケアはどのように行われるのだろうか。二木は、地域包括ケアシステムの実態はネットワークである[4]、と述べている。地域住民が必要とするサービスを提供する職種や機関が、必要に応じてつながり合い、ネットワークをつくっていくことによって、連携した包括ケアが提供できるようになるのである。

そのネットワークには、病院や介護施設の専門職ばかりではなく、近隣やボランティアなどの地域住民も含まれる。地域包括ケアとは、地域住民の暮らしの中に存在する支え合いであり、その支え合いを行うのは、地域にあるさまざまな機関の専門職と地域住民である。地域包括ケアシステムの構築には、地域住民のネットワークがはりめぐらされた関係づくりが不可欠である。

図3 従来の高齢者の療養生活

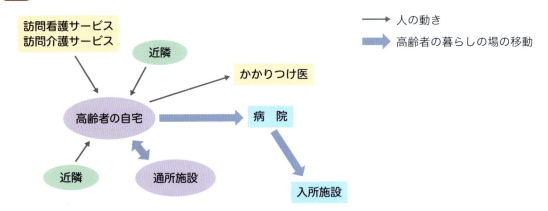

図4 地域包括ケアシステムにおける高齢者の療養生活

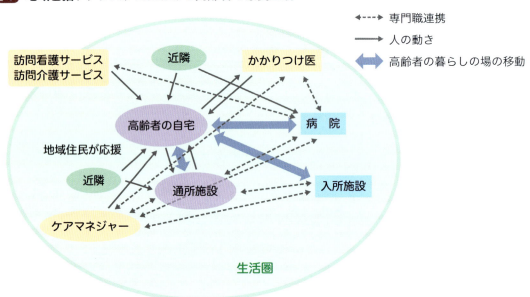

地域包括ケアシステムで求められている病院と看護職の姿

　高齢者の療養プロセスを考えてほしい。在宅で訪問看護サービスや訪問介護サービスを受け、週に2回デイサービスに通っている高齢者の在宅療養をみてみよう。従来は図3のように、一時的に病状が悪化して病院に入院すると、今までの近隣や介護サービスとのつながりは分断されてしまう。自宅での生活が困難となり、施設入所になってしまった。

　一方、住み慣れた地域で最後まで暮らしたいという高齢者の意向に応じた地域包括ケアでは、図4のように、徒歩30分で行かれる「日常生活圏」の中で、自宅を拠点としてさまざまなサービスを受け、地域住民によるボランティアや近隣者の支援に支えられた生活が可能になる。地域包括ケアの拠点となる病院は、高齢者にかかわりのある人たちが自由に出入りし、か

かりつけ医や諸サービスとの連携のもとで、入退院がスムーズに行える場所となる。地域住民にとっての病院は、病気になったときに受診する機関ではなく、日常的に健康相談に行け、家族の一員が入院しても会いたいときに会いに行ける場となる。病院のホールは地域の文化祭やコンサートの会場として開放され、地域住民がボランティアとして出入りするなど、地域住民に身近な存在となる。

このような地域包括ケアを担う病院の看護師は、外来や病棟で患者を待つのではなく、地域住民の健康を守る看護師として地域に出向き、日常的に地域住民の暮らしにかかわることが必要となる。病院の看護師も地域にある診療所や地域包括支援センター、訪問看護ステーションやデイサービスセンターなどの機関と日常的にかかわり、必要に応じて連携ができるよう日ごろからの関係づくりを行ってほしい。

病院は、高度急性期病院、急性期病院、回復期病院、慢性期病院と機能分化が推進される。患者は短期間で病院を移動したり、施設や自宅に退院する。看護職の連携なくして質の高い継続的な診療・ケアは提供できない。従来以上に連携力の高い看護師が求められるのである。

認知症ケアと地域包括ケア

認知症ケアについては、すでに新オレンジプラン（p.278参照）が示されている。新オレンジプランの基本的な考え方である「認知症の人の意思が尊重され、できる限り住み慣れた地域のよい環境で自分らしく暮らし続けることができる社会の実現を目指す」は地域包括ケアの基本的な考え方と一致する。

地域包括ケアは新オレンジプランと連動して実施していくことが必要である。例えば、新オレンジプランで「認知症サポーター」が養成されている。このようなサポーターは地域づくりやインフォーマルサービスの提供者として地域包括ケアの一端を担ってくれる人材である。

地域包括ケアシステムで推進される早期転院や早期の在宅復帰に際し、認知症者の特性をふまえた支援やサービス整備が必要である。2025年には認知症者は700万人を突破し、65歳以上高齢者の5人に1人が認知症と推計されている。地域包括ケアシステムは認知症高齢者を想定して推進して構築していく必要がある。

文献
1）厚生労働省：2015年の高齢者介護 高齢者の尊厳を支えるケアの確立に向けて.
　http://www.mhlw.go.jp/topics/kaigo/kentou/15kourei/3.html（2016.5.3.アクセス）
2）筒井孝子：地域包括ケアシステム構築のためのマネジメント戦略. 中央法規出版，東京，2014：31，33.
3）厚生労働省：医療介護総合確保推進法等について，全国会議（平成26年7月28日）資料：4.
　http://www.mhlw.go.jp/file/05-Shingikai-10801000-Iseikyoku-Soumuka/0000052610_1.pdf（2016.3.1.アクセス）
4）二木立：地域包括ケアと地域医療連携. 勁草書房，東京，2015：7.

2 地域包括ケアシステム

② 多機関連携

大塚眞理子

地域包括ケアを推進する多機関連携

地域包括ケアシステムとは、地域を基盤として、住民主体・当事者主体の統合的ケアである。地域完結型であり、地域住民が必要とするサービス体制を地域に存在する多機関で提供することになる。地域には、医療機関、介護福祉機関、行政機関など地域包括ケアにかかわる機関が多様にある。その機関どうしの連携なくして地域包括ケアシステムは成り立たない。地域に存在する多機関連携を促進するための、地域連携パスなどのシステムと専門職連携教育を紹介する。

1. 地域連携パス

2007年4月の第5次医療法改正で、医療機関の分化・連携の推進のために地域での医療ネットワークを構築することが求められた。地域連携パスはそのツールとして開発されるようになった。

救急車で運ばれた急性期病院での治療後には、回復期リハビリテーション機能を有する病院への転院、さらに介護老人保健施設や自宅などへの移動となる。このプロセスに関係する機関どうしの連携がスムーズであれば、継続した質の高い治療とケアが提供できる。すでに、脳卒中、がん、大腿骨骨折、糖尿病など疾患別に地域連携パスが作成され運用されている[1]。

2. 認知症の早期診断システム

地域包括ケアシステムを利用した認知症の早期診断システムが推進されている[2]。認知機能が低下して周囲が異変に気づいても、なかなか診断に結びつかず適切な治療やサービスにつながりにくい。

早期診断システムは認知症を早期に発見し、必要な予防、医療、介護、住まい、権利擁護、日常生活の支援等が提供できるようにするものである。かかりつけ医、認知症疾患医療センター、地域包括支援センター、自治体、地域住民などの多機関連携で行う。情報を共有化するため総合アセスメントツールやITを使う、合同カンファレンスや地域会議を開催するなど、多機関間をつなぐシステムとなっている。

東京都では、認知症早期発見・早期診断推進事業が開始された。この事業は、認知症コーディネーターと認知症アウトリーチチームが協働して認知症のある人を把握・訪問し、状況に応じて適切な医療・介護サービスにつなげる等の取り組みを進めることにより、認知症の早期発見・診断・対応のシステムづくりを行うものである[3]。

3. 多機関連携と専門職連携

認知症ケアにかかわる機関は、医療機関、介護福祉機関、自治体、警察など多様である。これらの機関は異なる法律・制度によって設置され、その役割機能が決められている。各機関の職員は、その機能を十分果たすことが求められる。つまり、多機関連携を行うのは、異なる機関に所属する職員どうしということである。

各機関の職員は、医療や介護・福祉の専門職

図1 多機関連携と専門職連携

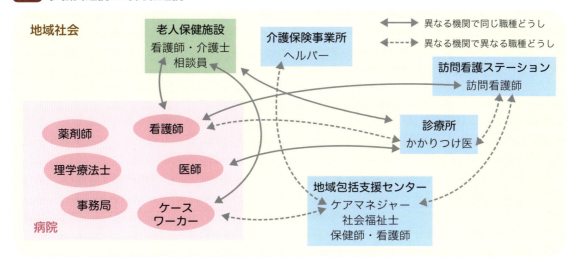

であり、法律・行政の専門家である。資格を得るための専門的な教育を受け、現任者として自己研鑽している専門職である。各専門職は所属する機関で自分の専門性を発揮して働いており、専門職として連携するスキルももっている。しかし、従来は自分の施設内だけでの連携が主であったが、新しい地域包括ケアシステムが開発・推進される中で、異なる機関に所属する専門職との連携も担うことになる。すなわち、多機関連携は、異なる機関に所属している専門職どうしの連携であり、専門職連携と言い換えることができる。専門職連携の知識とスキルを多機関連携に応用発展させる必要がある。

4. 専門職連携教育

専門職が連携するための知識とスキルは、専門職連携教育（interprofessional education：IPE）として理論化されている。IPEの定義は、複数の領域の専門職者が連携およびケアの質を改善するために、同じ場所でともに学び、お互いから学び合いながら、お互いのことを学ぶこと[4]、とされ、保健医療福祉系の大学教育や病院職員の現任教育で行われている。

IPEは、異なる専門職どうしが、相互理解を深め、互いに尊重してかかわり合い、支援の対象となる当事者のために協働するための教育である。異なる職種が集まって一緒にグループワークや演習を行い、その体験を振り返って実践知を学ぶ。現任者においてはOff-JTとしての研修やOn-JTとしても取り入れられている[5]。

図1のように、多機関連携では、①異なる機関間で同じ職種がかかわる場合と、②異なる機関どうしで異なる職種がかかわる場合がある。相手の機関や職種が異なることで連携に困難が生じることがある。多機関連携のためのIPEでは、異なる機関とそこで働く職種の特徴を互いに理解しあうための研修や情報共有のための研修を行っている。

認知症ケアにおける多機関連携のポイント

1. 長期療養の理解とかかわる機関の理解

認知症は、認知症の予防から疑いの時期、診断と治療が開始される時期、日常生活に支援が必要な時期、介護保険サービスを活用する時期、他の身体合併症で入院治療が必要な時期、

看取りの時期など、長期に及ぶ療養を要する。医療機関や介護福祉機関のサービス提供を受けたり、地域で暮らす近隣やボランティアからの支援を受けることもある（**表1**）。

私たちが他の機関と連携するとき、直接かかわる機関のみを考えがちであるが、認知症の長期療養を見据え、目の前の認知症の人と家族が長期的にかかわるだろう多機関をも視野に入れて、これらの機関との関係づくりを行うことが必要である。それぞれの機関の役割機能とそこで働く人々の理解が、機関どうしの連携をスムーズにし、継続した支援を可能にする。

2. 認知症ケアにかかわる職種との相互理解

表2に、認知症ケアに携わる専門職の役割と機能を示した。そのほか、地域によっては認知症コーディネーターという役割を担う人もいる。他の職種と連携するには、他の職種をよく知り、自分の職種のことを他の職種の人たちに知ってもらうこと、すなわち相互理解が必要である。相手を知ることが相手を尊重することにつながり、認知症者のための協働につながる。

3. 関係づくり

認知症者への支援の必要性に応じて、多機関連携を円滑に行うためには、日ごろからの関係づくりが必要である。

多機関連携では、「顔の見える関係」という言葉がよく使われる。単に名前を知っている、顔を知っているだけではなく、認知症ケアで困ったときに声をかけて協力を要請できる関係という意味であろう。そこには、相互理解と信頼が存在する。認知症ケアに対する同じ目標をもち、認知症者の情報やアセスメントを共有しながら一緒に働くことができると思えるからこそ、異なる機関に所属している人に協力要請ができるのである。

表1 認知症の長期療養プロセスとかかわる機関の例

	予防・疑い	診断・治療	見守り支援	身体合併症の治療	常に要介護・看取り
医療機関		診療所（ものわすれ外来）認知症疾患センター	診療所（かかりつけ医）	急性期病院 回復期病院	療養型病床 在宅療養支援診療所 訪問看護ステーション
介護福祉機関	地域包括支援センター	地域包括支援センター	居宅介護事業者、通所施設、小規模多機能施設		介護老人保健施設 特別養護老人ホーム 居宅介護事業者 訪問介護
インフォーマルサポート	元気カフェ*		認知症カフェ 近隣・住民 家族の会		近隣・住民 家族の会

＊元気カフェ：自治会、NPO、ボランティアなど、住民主体のお茶飲みや交流の場。

第IX部 地域包括ケアシステムと認知症ケア

表2 認知症ケアに携わる専門職の役割と機能

職種		役割と機能
看護師		● 患者の苦痛や苦悩を和らげ、治療がより適切に、療養生活がよりよく送れるよう、生活環境や生活過程を整える ● 患者にかかわる多職種をコーディネートし、患者に統一したよりよい医療が提供できるようにする
医師	認知症専門医	● 日本精神科医学会認定認知症臨床専門医：精神科医師であり、認知症対策の専門医療機関のリーダーとして患者、家族への治療ならびに指導を行う ● かかりつけ医やサポート医に対しては助言を行い、介護・福祉サービス等との連携を強化する
	専門医	● 患者がさまざまな疾病をもっている場合に、循環器や泌尿器、精神科など臓器別に診断とその分野の治療を行う
薬剤師		● 医薬品の調製、供給管理、品質管理と薬学的な患者ケアの実践を行う ● 調剤、服薬支援、適切な使用、効果と副作用の評価など薬物療法に関する患者支援を行う ● 医師が行う処方設計支援や処方へのフィードバックを行い、医師の負担軽減を図る
管理栄養士		● 患者の栄養状態の評価、栄養指導、栄養管理、給食管理などを行う ● 施設に対する栄養改善上必要な指導を行う
理学療法士		● 身体に障害のある患者の基本的動作能力の回復を図る ● 身体機能の評価、運動療法、教育指導、温熱・寒冷・光線・水・マッサージ、電気などの物理療法を治療手段として理学療法を行う ● 痛みの緩和や循環の増加、障害の予防と改善を図る
作業療法士		● 身体または精神に障害がある患者の応用的動作能力または社会的適応能力の回復を図る ● 手芸や工芸などを治療手段として、その人特有の生き方や習慣、嗜好を考慮した評価や作業療法を行う
言語聴覚士		● 音声機能、言語機能、聴覚に障害のある患者の機能の維持向上を図る ● 失語症や言語障害、聴覚障害などに対する言語訓練、必要な検査、人工内耳の調整などを行う ● 摂食・嚥下障害に対する評価と援助の役割も担う
心理療法士		● 疾病や障害による心理的・精神的問題をもつ患者に対する心理的アプローチを行う ● 心理検査、神経心理学的検査、心理面接、心理訓練、カウンセリングなどを行う
医療ソーシャルワーカー		● 患者や家族の経済的問題、職業、家庭生活上の問題など、福祉に関する相談支援を行う ● 患者の入退院にかかわり、他の医療機関や福祉機関、行政機関などとの機関間連携を担っている ● 患者あるいは家族との面接による問題解決の援助やエンパワメント社会保障や社会福祉サービスなどの社会資源を患者、家族に紹介・活用する、関係機関とのネットワーク化や調整する機能をもつ
社会福祉士		● 身体上もしくは精神上の障害があったり、環境上の理由により日常生活を営むのに支障がある者の福祉に関する相談に応じ、助言、指導、福祉サービスを提供する ● 医師その他の保健医療サービスを提供する者や福祉サービス関係者等との連絡および調整その他の援助を行う
介護福祉士		● 看護師と一緒に、患者の入浴、整容、排泄、食事などの日常生活の介護を行う ● リクリエーションなど生活の楽しみを企画運営し、患者の生活支援を行う
精神保健福祉士		● 精神障害者の保健および福祉に関する専門職 ● 精神障害者の社会復帰に関する相談に応じ、助言、指導、日常生活への適応のために必要な訓練その他の援助を行う
介護支援専門員		● 介護保険制度においてケアマネジメントを実施する有資格者 ● 要支援・要介護認定を受けた人からの相談を受け、介護サービスの給付計画（ケアプラン）を作成し、他の介護サービス事業者との連絡、調整等の取りまとめを行う

289

4. 関係づくりに不可欠な学習の共有

関係づくりのためには、学習会が有効である。認知症に関する最新の情報を提供する研修会では、自分自身がその知識を得ると同時に、そこに集まった専門職どうしがその知識を共有する。同じ知識をもっているので、その知識を活用した支援活動がスムーズになる。名刺交換や交流をして、具体的な協働の相談をすることが可能となる。

例えば「北信もの忘れ支援ネットワーク」は、長野県北信地域で認知症にかかわる地域の専門職の団体である。専門職が連携することにより、認知症者とその家族の権利を擁護し「認知症になっても安心して暮らせるまち」をめざしている。その主な活動は学習の場をつくり、専門職や地域の人々が学習し合うことである。研修会を準備する多機関に所属するスタッフは、企画運営、参加者の組織などを協働して行う。

このような活動もまた、多機関連携の実践であり、活動を通して絆が深まる。研修の参加者もその場で知識を得るだけではなく、交流し仲間となっていく。意図的に学習の場をつくり、つながることを意識して参加することが関係づくりのポイントである。

多機関・多職種で取り組む地域ケア会議

地域の多職種の連携の場として、「地域ケア会議」がある。平成27年度の介護保険法の改正では、市町村の責務で市町村や地域包括支援センターで「地域ケア会議」を開催することとなった。地域ケア会議は、地域包括ケアシステム構築のツールとして位置づけられている。

参加者は、高齢者のケアに直接かかわるケアマネジャーや介護職、訪問看護師だけではなく、自治体職員や民生委員、薬剤師や管理栄養士、医師や歯科医師など地域の多機関に所属している多職種を構成員としている。地域ケア会議は、図2のように、5つの機能をもっており[6]、多機関・多職種の連携の場である。

これら5つの機能は関連しあっており、循環していくことで、地域ケアシステムの構築につながっていく。したがって、認知症ケアを地域で促進していくためには、「地域ケア会議」を活用することが重要である。

1. 個別課題解決機能

地域ケア会議では、高齢者ケアの個別事例の検討を行う。参加者は多機関・多職種であり、異なる視点から多角的に事例を分析し、課題解決を図ることができる。このような事例検討は参加者の実践力を高めることになり、特にケアマネジャーのマネジメント力を高める。

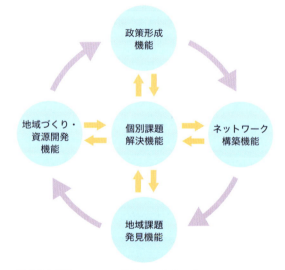

図2 地域ケア会議のもつ機能

長寿社会開発センター:地域ケア会議運営マニュアル（平成24年度老人保健事業推進費等補助金老人保健健康増進等事業）. 2013:23.より転載
http://www.nenrin.or.jp/regional/pdf/manual/kaigimanual00.pdf（2016.5.3.アクセス）

2．ネットワーク構築機能

参加者が一緒にケア会議を行うことによって、関係機関の相互理解を深め、連携を促進することにつながる。つまり、必要な時にかかわりあえるネットワーク構築になる機能である。

3．地域課題発見機能

個別課題の解決やネットワーク構築を通して、個別事例の背景にある地域の課題を発見することができる。

4．地域づくり、資源開発機能

地域の課題解決のためには地域づくりや資源開発は必要となり、地域ケア会議を通してその地域の特性に応じた地域ケアシステムの構築につながっていく。

5．政策形成機能

個別事例から地域の政策へ、さらには市町村や国に反映するような政策を形成することが可能である。

多機関連携を推進する看護職の役割

認知症ケアが地域包括ケアシステムの一端として開発・推進されていくなかで、病院の看護職はどのような役割を果たせばよいのだろうか。病院の看護職には、通院や入院する患者の看護から、地域で暮らす地域住民中心を対象とした看護への転換が求められている。

地域中核病院で、認知症看護認定看護師が中心となってもの忘れ相談窓口を設置した事例を紹介する[7]。この取り組みの中心となった認知症看護認定看護師は、病院の方針として地域包括ケアに取り組むこととなったため、看護部長にもの忘れ相談窓口の設置を提案した。看護部長は病院管理部と相談して、そのしくみをつくった。認知症看護認定看護師がもの忘れ相談窓口を担当した。電話相談と面接相談を行い、この病院の認知症外来や他の医療機関につながる事例や地域包括支援センターや訪問看護ステーションにつながる事例があり、相談窓口としての実績を上げた。この事例は、①看護師が地域包括ケアの一翼を担う認知症ケアの新たな取り組みを提案したこと、②看護部長は管理者としてその提案を受け入れ組織化したこと、③この取り組みが多機関とのつながりをつくり、認知症ケアの地域包括ケアのシステムとして機能したと評価できる。

このように看護職は従来の病院内の役割にとどまらず、自らの可能性を拡大し、認知症者の地域包括ケアに貢献することが期待されている。

文献

1）岡田晋吾編：地域連携パスの作成術・活用術. 医学書院, 東京, 2007.
2）栗田主一：地域包括ケアシステムを利用した認知症の早期診断システムの推進. 保健医療科学 2012；61 （2）：125-129.
3）東京都福祉保険局：東京都 認知症早期発見・早期診断推進事業について.
　　http://www.fukushihoken.metro.tokyo.jp/zaishien/ninchishou_navi/torikumi/kaigi/iryoubukai3/files/iryoubukai3_shiryou7.pdf（2016.3.2.アクセス）
4）埼玉県立大学編：IPWを学ぶ利用者中心の保健医療福祉連携. 中央法規出版, 東京, 2009：14.
5）小野寺由美子：研修プログラムの作成過程と実施内容が分かる 中堅看護師を対象としたIPW（専門職連携実践）現任研修. 看護人材育成 2014；11（5）：3-12.
6）長寿社会開発センター：地域ケア会議運営マニュアル. 2013.
　　http://www.nenrin.or.jp/regional/pdf/manual/kaigimanual00.pdf（2016.5.3.アクセス）
7）鈴木智子, 大塚眞理子, 善生まり子, 他：病院のもの忘れ相談窓口における支援の課題 1年間の相談記録の分析をとおして. 日本認知症ケア学会誌 2914；13（1）：194.

2 地域包括ケアシステム

③ 地域包括支援センターにおける保健師の役割

髙橋裕子

地域包括支援センターの目的および業務

2006（平成18）年、介護保険法に基づく「地域包括支援センター」が市区町村に設置された。地域包括支援センター（以下、センター）は、市区町村が設置主体となり、保健師・社会福祉士・主任介護支援専門員（主任ケアマネジャー）等を配置して、3職種のチームアプローチにより、住民の健康の保持および生活の安定のために必要な援助を行うことにより、その保健医療の向上および福祉の増進を包括的に支援することを目的とする施設である。

センターの業務には、①住民の各種相談を幅広く受け付け、制度の利用や関係機関につなぐ総合相談業務、②介護が必要となることを予防する介護予防ケアマネジメント業務、③地域のケアマネジャーに対する相談・支援や地域ケア会議を通したネットワークづくり等を行う包括的・継続的ケアマネジメント支援業務、④成年後見制度等の活用や高齢者虐待の対応等を行う権利擁護業務などがある（**図1**）。

認知症ケアにおける地域包括支援センターの役割

センターは、前述したとおり「地域住民の心身の健康の保持及び生活の安定のために必要な援助を行うことにより、その保健医療の向上及び福祉の増進を包括的に支援することを目的とする施設とする」（介護保険法115条の46第1項）とされ、包括的支援事業等を地域において一体的に実施する役割を担う中核的機関として位置づけられている。

2015（平成27）年の介護保険制度改正では、市区町村が実施する包括的支援事業のなかに、新たに「在宅医療・介護連携の推進」「認知症施策の推進」「地域ケア会議の推進」「生活支援サービスの体制整備」に係る事業が位置づけられ、併せて、地域包括ケアシステムの構築に向けて、センターの機能強化を図ることとなった。

高齢化の進展には地域差があり、今後、特に首都圏をはじめとする都市部を中心に高齢者数が増加することが見込まれている。また、少子

高齢化により15～64歳までの生産年齢人口も減少することから、地域によっては、地域の産業や支え合い活動の担い手が不足することが懸念されている（**図2**）。

今後、高齢化の進展に伴って慢性疾患を有する高齢者や認知症をもつ高齢者が増加すること等をふまえ、医療と介護の連携や認知症への対応がさらに重要となってくる。また、地域ケア会議の効果的な実施による多職種協働によるケアマネジメント支援の充実を図ることが必要となる。

センターは地域の高齢者を支援する第一線機関として、地域の関係団体や民生委員、ボランティア等の人材と連携しながら、認知症者や家族の相談・支援、認知症になっても住み慣れた地域のよい環境で安心して暮らせる地域づくりに、いっそう取り組むことが求められる。

図1 地域包括支援センターの業務

地域包括支援センターは、市町村が設置主体となり、保健師・社会福祉士・主任介護支援専門員等を配置して、3職種のチームアプローチにより、住民の健康の保持及び生活の安定のために必要な援助を行うことにより、その保健医療の向上および福祉の増進を包括的に支援することを目的とする施設である。（介護保険法第115条の46第1項）

主な業務は、介護予防支援及び包括的支援事業（①介護予防ケアマネジメント業務、②総合相談支援業務、③権利擁護業務、④包括的・継続的ケアマネジメント支援業務）で、制度横断的な連携ネットワークを構築して実施する。

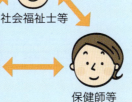

多面的（制度横断的）支援の展開
行政機関、保健所、医療機関、児童相談所など必要なサービスにつなぐ
- 介護サービス　ボランティア　ヘルスサービス
- 成年後見制度　地域権利擁護　民生委員
- 医療サービス　虐待防止　介護相談員

総合相談支援業務
住民の各種相談を幅広く受け付けて、制度横断的な支援を実施

権利擁護業務
・成年後見制度の活用促進、高齢者虐待への対応など

包括的・継続的ケアマネジメント支援業務
・「地域ケア会議」等を通じた自立支援型ケアマネジメントの支援
・ケアマネジャーへの日常的個別指導・相談
・支援困難事例等への指導・助言

介護予防ケアマネジメント業務
要支援者または基本チェックリスト該当者のうち介護予防・生活支援サービス事業対象者に対する介護予防ケアプランの作成など

介護予防支援
要支援者に対するケアプラン作成
※居宅介護支援事業所への委託が可能

チームアプローチ：社会福祉士等／主任ケアマネジャー等／保健師等

■ 包括的支援事業（地域支援事業の一部）
■ 介護予防支援（保険給付の対象）

厚生労働省：地域包括支援センターの業務.を参考に作成
http://www.mhlw.go.jp/seisakunitsuite/bunya/hukushi_kaigo/kaigo_koureisha/chiiki-houkatsu/dl/link2.pdf（2016.3.1アクセス）

図2 年齢区分別将来人口推計

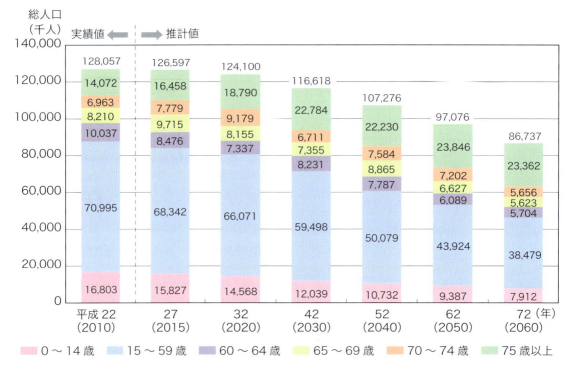

内閣府：平成27年版高齢社会白書（全体版）．より引用
http://www8.cao.go.jp/kourei/whitepaper/w-2015/zenbun/27pdf_index.html（2016.3.1.アクセス）
資料：2010年は総務省「国勢調査」、2015年以降は国立社会保障・人口問題研究所「日本の将来推計人口（平成24年1月推計）」の出生中位・死亡中位仮定による推計結果
（注）2010年の総数は年齢不詳を含む。

地域包括支援センターにおける保健師の役割

　センターに配置が義務づけられている保健師は、センターで唯一の医療職である。公衆衛生の専門職として、社会福祉士、主任ケアマネジャーと相互協力しながら、職種が縦割りにならないようそれぞれの専門性の強みを発揮して、多職種協働チームとして機能することが求められている。

　また、平成25年4月19日に発出された「地域における保健師の保健活動について」（厚生労働省健康局長通知　健発0419第1号）の中で示された「地域における保健師の活動に関する指針」（以下、保健師活動指針）では、保健師の保健活動の基本的な方向性として、**表1**の10項目が示されている。個人および地域全体の健康の保持増進および疾病の予防を図るため、所属する組織や部署にかかわらず、これらの事項について留意のうえ、保健活動を行うこととされている。

　センターの業務において、特に、保健師がその専門性を発揮できるのが、介護予防ケアマネジメント業務および、総合相談業務や包括的・継続的ケアマネジメント支援業務における在宅医療・介護連携である。

　地域には、疾患をもつ人だけでなく、健康な人も、地域の健康づくりや支え合い活動に貢献できる人もおり、多様な住民が暮らしている。

　保健師は、疾病をもつ人に対しては、疾病の管理や重症化の予防を行い、住み慣れた地域で

第Ⅸ部 | 地域包括ケアシステムと認知症ケア

表1 保健師の保健活動の基本的な方向性

1. 地域診断に基づくPDCAサイクルの実施	6. 地域特性に応じた健康なまちづくりの推進
2. 個別課題から地域課題への視点及び活動の展開	7. 部署横断的な保健活動の連携及び協働
3. 予防的介入の重視	8. 地域のケアシステムの構築
4. 地区活動に立脚した活動の強化	9. 各種保健医療福祉計画の策定及び実施
5. 地区担当制の推進	10. 人材育成

厚生労働省健康局：地域における保健師の保健活動に関する指針. 地域における保健師の保健活動いついて. 健発0419第1号，平成25年4月19日.より引用

その人らしい生活が続けられるよう支援する。健康な人に対しても、疾病を予防し、より健康な生活を送ることができるよう支援したり、地域の健康づくりや支え合い活動に貢献できる人には、活動に必要な知識の付与や、ともに活動できる仲間を増やすための支援等を行い、住民の主体的な健康づくりの活動を醸成する役割をもっている。

疾病や障害をもっている人では、医療や生活支援サービスなどを組み合わせ、パッケージのように一体的に提供し支援できる体制をつくる

ことが重要であり、近年の地域包括ケアシステムでもめざされているところである。

地域包括ケアシステムは、予防・医療・介護・生活支援・住まいの5つの要素が、住民の希望や意思に基づいて、日常生活圏域内で提供される体制をつくることであり、そのためには、在宅医療・介護連携が必須であるが、医療職であるとともに福祉や介護についても理解しているセンターの保健師が、在宅医療・介護連携の推進役となることが求められる（**図3**）。

認知症ケアにおける保健師の役割

認知症は、脳の病的変化（器質的障害）により、いったん獲得した知的機能（認知機能）が、日常生活や社会生活に支障をきたす程度にまで持続的に障害された状態、と定義されている。脳の病的変化により、認知機能と生活機能の障害が生じるとともに、高齢期では、身体疾患を有していることも多く、特に身体合併症と、せん妄や行動・心理症状は相互に影響を及ぼし合い、状態像が悪化するというような悪循環を形成することがある。

例えば、ひとり暮らしの認知症者が、認知機能障害（中核症状）や生活機能障害が進行すると、社会参加が阻まれ、人とのコミュニケーションも希薄になって、社会的に孤立しやすくなる。

また、記銘力の低下や、計画的行動、経済的な管理などの遂行機能（実行機能）に支障が現れると、調理や冷蔵庫内の食材の管理、ごみ捨て、光熱費の支払いなど、日々の生活を維持するための活動が、ままならなくなってくる。

家族が同居していても、これまでとは違う本人の変化にうまく適応できず、家族介護者が疲弊したり、家族介護者自身に健康問題が生じたりして、在宅生活が危機的な状況になることがある。

センターの保健師は、このような認知症に関する個々の相談をとおして、本人の身体状況や認知機能障害、生活機能障害の状態をできるだけアセスメントし、健康管理上や生活上の課題を把握して、支援目標や解決策を見いだすとと

295

図3 在宅医療・介護連携の推進

- 医療と介護の両方を必要とする状態の高齢者が、住み慣れた地域で自分らしい暮らしを続けることができるよう、地域における医療・介護の関係機関（※）が連携して、包括的かつ継続的な在宅医療・介護を提供することが重要。
  （※）在宅療養を支える関係機関の例
  ・診療所・在宅療養支援診療所・歯科診療所等（定期的な訪問診療等の実施）
  ・病院・在宅療養支援病院・診療所（有床診療所）等（急変時の診療・一時的な入院の受入れの実施）
  ・訪問看護事業所、薬局（医療機関と連携し、服薬管理や点滴・褥瘡処置等の医療処置、看取りケアの実施等）
  ・介護サービス事業所（入浴、排せつ、食事等の介護の実施）

- このため、関係機関が連携し、多職種協働により在宅医療・介護を一体的に提供できる体制を構築するため、都道府県・保健所の支援のもと、市区町村が中心となって、地域の医師会等と緊密に連携しながら、地域の関係機関の連携体制の構築を推進する。

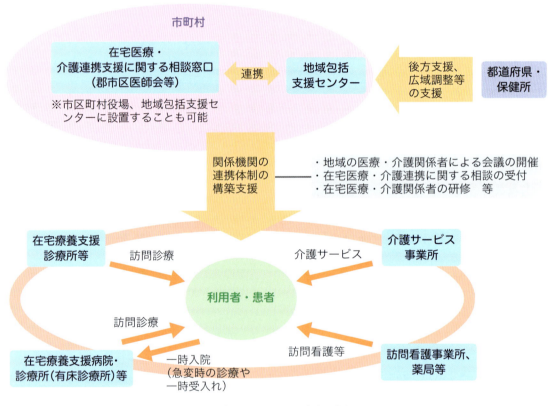

厚生労働省老健局保健課：在宅医療・介護連携推進事業について：3.を参考に作成
http://www.mhlw.go.jp/file/05-Shingikai-12301000-Roukenkyoku-Soumuka/0000077428.pdf （2016.3.1.アクセス）

もに、地域の医療機関や介護事業所、社会福祉協議会、金融機関、警察や消防、民生委員等の関係機関や関係者と協力して、認知症者と家族を支援するためのネットワークを構築することが必要である。

また、個々の地域の認知症者本人や家族の支援を通して、それぞれに共通する困りごとやニーズを把握し、市区町村の認知症施策に反映できるよう、認知症施策の所管部課にその課題を伝え、施策化につなげる役割がある（図4）。

第IX部 地域包括ケアシステムと認知症ケア

図4 認知症施策における保健師活動のスキームの例

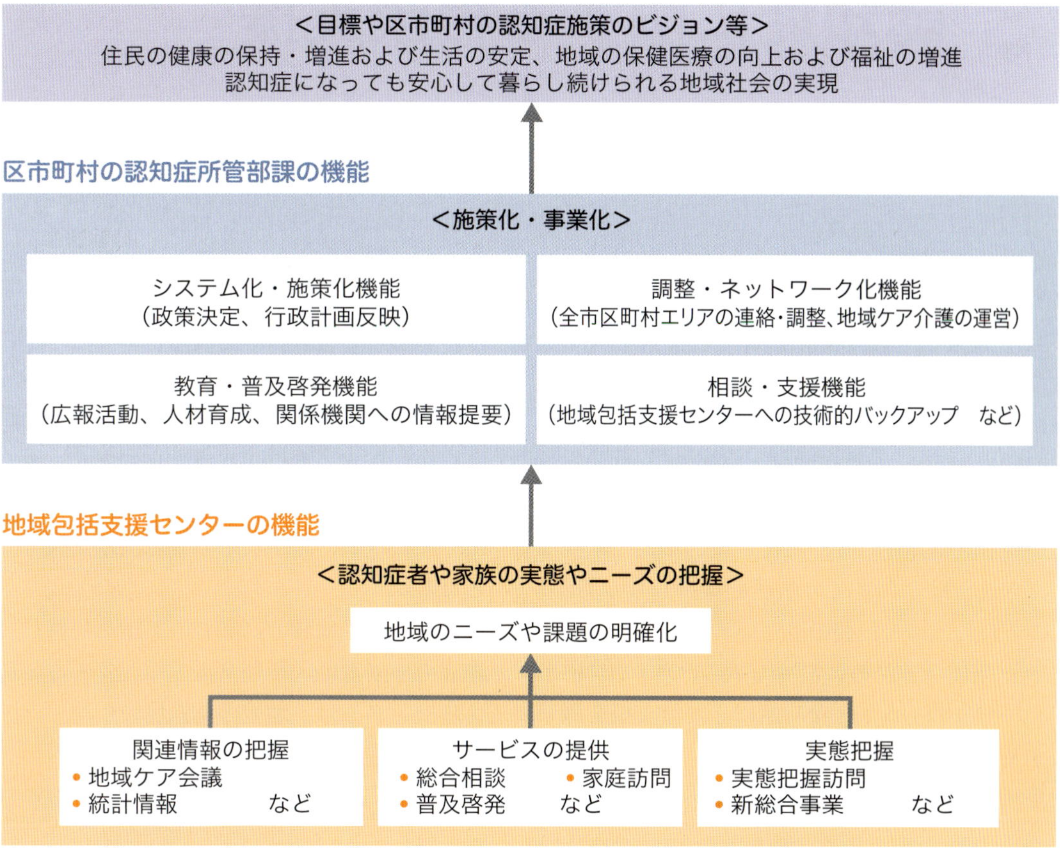

<目標や区市町村の認知症施策のビジョン等>
住民の健康の保持・増進および生活の安定、地域の保健医療の向上および福祉の増進
認知症になっても安心して暮らし続けられる地域社会の実現

区市町村の認知症所管部課の機能

<施策化・事業化>

システム化・施策化機能 （政策決定、行政計画反映）	調整・ネットワーク化機能 （全市区町村エリアの連絡・調整、地域ケア介護の運営）
教育・普及啓発機能 （広報活動、人材育成、関係機関への情報提要）	相談・支援機能 （地域包括支援センターへの技術的バックアップ　など）

地域包括支援センターの機能

<認知症者や家族の実態やニーズの把握>

地域のニーズや課題の明確化

関連情報の把握	サービスの提供	実態把握
• 地域ケア会議 • 統計情報　　　　など	• 総合相談　　• 家庭訪問 • 普及啓発　　など	• 実態把握訪問 • 新総合事業　　　など

297

3 認知症に関する相談支援

髙橋裕子

地域包括支援センター（以下、センター）は、高齢者に関する身近な相談窓口である（p.292参照）。認知症に関する相談にも多く対応しており、地域の認知症に関する相談・支援の第一線機関であるといえる。

内閣府が行った調査では、高齢者の約6割は介護が必要になっても在宅生活の継続を希望している。認知症になった場合に、本人や家族ができるだけこれまでの生活を維持しながら、住み慣れた地域の侵襲の少ない環境で生活し続けるためには、早めに認知症に気づいて対応し、早期のタイムリーな時期に必要な支援を導入すること（早期対応・早期支援）により、自立生活の継続を図ることが必要である。

また、認知症が進行すると、失語症状などにより言語コミュニケーションが困難になり、本人の気持ちや希望の確認は難しくなる。どこでどのような生活を送り、どのようにケアされ、誰に自分の意思を代行してほしいか等を把握し、認知症者の意思が尊重されるよう、本人の気持ちや希望を聴き取り、家族に伝えたり、メモリーノートに記すなどの意思決定支援も必要となる。

日ごろから地域の高齢者の実態を把握し、認知症の早期対応・早期支援につなげることができるセンターは、地域の認知症の相談・支援の核として機能することが求められている。

▌相談の応需

センターの総合相談等で、もの忘れや認知症に関する相談を受けた場合の流れと聴取すべき情報を**表1**に示す。

初回の相談では、まずは相談者の話を傾聴することを優先し、相談者に「相談してよかった」と思ってもらえる信頼関係づくりを行う。

相談者は、相談に慣れていなかったり、緊張している場合もあるため、話をするだけでも疲れていることがあり、大体60分程度の時間設定で相談を終えるようにするとよい。

このため、情報収集や認知症のアセスメントは一度ですべて行う必要はなく、2回目以降の面談や家庭訪問などを約束し、次回に教えてほしい情報や、実施するアセスメントの方法などを簡単に説明して相談を終えると、相談者も次回の相談のイメージができ、安心して相談を終えることができる。

▌支援の実施

相談により得られた情報やアセスメントの結果から、問題点を挙げ、本来あるべき（あるいは本人や家族が望む）姿との差、およびその差を埋めるために当面何をめざすかの到達目標を定める。

到達目標を定める際には、保健師一人の判断

第IX部 地域包括ケアシステムと認知症ケア

表1 もの忘れや認知症に関する相談を受けた場合の流れと聴取すべき内容

1. 相談の受付 （電話・来所等）	① 相談者は誰か（本人・家族（子や配偶者）・民生委員・近隣者・その他） ② 主訴は何か ③ 誰が困っているのか（相談者か、相談者以外にも困っている人がいるか） ④ 対応の優先順位は何か
2. 認知症の アセスメント	① 基本情報（年齢・性別・家族構成・既往歴や医療状況・かかりつけ医の有無・認知症の受療の有無・介護保険認定およびサービス利用の有無　等） ② 生活歴（生育歴、職歴、教育年数、飲酒歴　等） ③ 現病歴（認知症の症状はいつごろから、どのような症状が出ているか） ④ 身体合併症の有無や状態 ⑤ 可能であれば、認知症のアセスメントツール等を用いて、認知機能や生活機能の評価を行う（ツールについては、信頼性・妥当性の検証がされた観察・評価票を用いて、認知症の包括的観察・評価を行うことが望ましい）

表2 認知症の初期（支援の導入期）に必要な支援

① 医療機関への受療支援
② 家族介護者への支援
③ 生活支援（服薬支援や金銭管理など、特に単身者で重要）
④ 介護保険や保健福祉サービス等の利用に関する支援
⑤ 権利擁護事業や成年後見制度の利用に関する支援
⑥ 行動・心理症状（BPSD）への対応や予防に関する支援

でなく、社会福祉士や主任ケアマネジャーとのカンファレンスによって課題整理を行い、課題の優先順位を定めて支援計画（アクションプラン）を作成できるとよい。認知症の初期（または支援の導入期）には、一般的に**表2**のような支援が必要となる。

なお、平成27年度から、介護保険法の包括的支援事業として各市区町村に実施が義務付けられたものに「認知症初期集中支援チーム」があり、相談の応需の際に、認知症初期集中支援チームの対象になるかどうかの判断も必要である。

認知症初期集中支援チームは、「認知症にかかる専門的な知識・技術を有する医師の指導の下、医療・介護に関する国家資格を持つ複数の専門職が、家族の訴え等により認知症が疑われる人や認知症者およびその家族を訪問、観察・評価、家族支援などの初期の支援を、包括的、集中的に行い、自立支援のサポートを行うもの」とされており、各市区町村が実施主体となりチームを設置することが定められている。

相談の応需の後、通常の総合相談業務で引き続き対応するのか、認知症初期集中支援チームとして対応するのかの判断が必要となる（**表3**）。

表3 認知症初期集中支援チームの支援対象者の基準

40歳以上で、在宅で生活しており、かつ認知症が疑われる人又は認知症の人で、以下のア、イのいずれかの基準に該当する者とする。

ア　医療サービス、介護サービスを受けていない者、または中断している者で、以下のいずれかに該当する者
（ア）認知症疾患の臨床診断を受けていない者
（イ）継続的な医療サービスを受けていない者
（ウ）適切な介護保険サービスに結び付いていない者
（エ）診断されたが介護サービスが中断している者
イ　医療サービス、介護サービスを受けているが認知症の行動・心理症状が顕著なため、対応に苦慮している

平成27年度認知症初期集中支援チーム員研修テキスト.より引用
http://www.ncgg.go.jp/kenshu/kenshu/documents/2015-text.pdf（2016.4.5.アクセス）

平成28年度診療報酬改定における認知症ケア加算の新設について

島橋　誠

　平成 28 年度診療報酬改定で「身体疾患を有する認知症患者のケアに関する評価」が新設されることになった。これは身体疾患のために入院した認知症高齢者に対する対応力とケアの質の向上を図るため、病棟での取り組みや多職種チームによる介入が評価されるものである。この算定は一般社団法人老年看護学会の老年看護政策検討委員会主導のもと多くの学会員、老人看護専門看護師、認知症看護認定看護師の協力で得られたデータの基礎資料の成果ともいえよう。

　算定可能な病棟は、一般病棟入院基本料、療養病棟入院基本料、結核病棟入院基本料、特定機能病院入院基本料（精神病棟除く）、専門病院入院基本料、障害者施設等入院基本料、救命救急入院料、特定集中治療室管理料、ハイケアユニット入院医療管理料、脳卒中ケアユニット入院医療管理料、特殊疾患入院医療管理料、回復期リハビリテーション病棟入院料、地域包括ケア病棟入院料、特殊疾患病棟入院料、特定一般病棟入院料を算定している医療機関である。対象患者は認知症と診断されていなくても、「認知症高齢者の日常生活自立度判定基準」ランクⅢ以上に該当していれば算定できる。ただし、身体的拘束を実施した日は、所定点数の 100 分の 60 に相当する点数により算定される。

認知症ケア加算１（表）

　施設基準にある「認知症患者の診療について十分な経験を有する専任の常勤医師」のうち、「認知症治療に係る適切な研修を修了した医師」に求められる「認知症治療に係る適切な研修」とは、現時点では、都道府県及び指定都市で実施する「認知症地域医療支援事業」に基づいた「認知症サポート医養成研修」である。また、認知症患者の看護に従事した経験を 5 年以上有する専任の常勤看護師に求められる「認知症治療に係る適切な研修」とは、①日本看護協会認定看護師教育課程「認知症看護」の研修、②日本看護協会が認定している看護系大学院の「老年看護」及び「精神看護」の専門看護師教育課程、③日本精神科看護協会が認定している「精神科認定看護師」ただし、③については認定証が発行されている者に限られている。

認知症ケア加算２（表）

　施設基準にある「認知症患者のアセスメントや看護方法等に係る適切な研修を受けた看護師」に求められる「適切な研修」とは、以下のいずれかの研修である。

① 都道府県及び指定都市「平成 28 年度看護職員認知症対応力向上研修」

② 日本看護協会「平成 25 年度一般病院における認知症患者看護のマネジメント」、「平成 27 年度急性期病院で治療を受ける認知症高齢者の看護」、「平成 28 年度インターネット配信研修〔リアルタイム〕認知症高齢者の看護実践に必要な知識」

③ 日本老年看護学会「認知症看護対応力向上研修」

④ 日本精神科看護協会「認知症の理解とケア」

⑤ 日本慢性期医療協会「看護師のための認知症ケア講座」

⑥ 全日本病院協会「病院看護師のための認知症対応力向上研修会」

⑦ 独立行政法人地域医療機能推進機構（JCHO）本部研修センター「認知症看護研修」

⑧ 社会福祉法人恩賜財団済生会「認知症支援ナース育成研修」

なお、東京都が行っている「東京都看護師認知症対応力向上研修Ⅰ」又は平成24年度から平成27年度開催の「東京都看護師認知症対応力向上研修」は、認知症ケア加算2にある所定の研修の内容としては不十分であり、所定の研修とは認められないが、「東京都看護師認知症対応力向上研修Ⅰ」又は平成24年度から平成27年度開催の「東京都看護師認知症対応力向上研修」と併せて、「東京都看護師認知症対応力向上研修Ⅱ」を修了した場合には、必要な研修内容を満たすものとなるため、認知症ケア加算2にある所定の研修とみなすことができる。

表 身体疾患を有する認知症患者のケアに関する評価（抜粋）

（新）認知症ケア加算1　150点（14日まで）30点（15日以降）

1．病棟において、チームと連携して、認知症症状の悪化を予防し、身体疾患の治療を円滑に受けられるよう環境調整やコミュニケーションの方法等について看護計画を作成し、計画に基づいて実施し、その評価を定期的に行う。

2．看護計画作成の段階から、退院後に必要な支援について、患者家族を含めて検討する。

3．チームは、以下の内容を実施する。

　① 週1回程度カンファレンスを実施し、各病棟を巡回して病棟における認知症ケアの実施状況を把握するとともに患者家族及び病棟職員に対し助言等を行う。

　② 当該保険医療機関の職員を対象として、認知症患者のケアに関する研修を定期的に開催する。

［施設基準］

1．保険医療機関内に、①〜③により構成される認知症ケアに係るチームが設置されている。

　① 認知症患者の診療について十分な経験と知識のある専任の常勤医師

　② 認知症患者の看護に従事した経験を有し適切な研修を修了した専任の常勤看護師

　③ 認知症患者の退院調整の経験のある専任の常勤社会福祉士又は常勤精神保健福祉士

2．1のチームは、身体的拘束の実施基準を含めた認知症ケアに関する手順書を作成し、保険医療機関内に配布し活用する。

（新）認知症ケア加算2　30点（14日まで）10点（15日以降）

　病棟において、認知症症状の悪化を予防し、身体疾患の治療を円滑に受けられるよう環境調整やコミュニケーションの方法等について看護計画を作成し、計画に基づいて実施し、その評価を定期的に行う。

［施設基準］

1．認知症患者が入院する病棟には、認知症患者のアセスメントや看護方法等について研修を受けた看護師を複数配置する。

2．身体的拘束の実施基準を含めた認知症ケアに関する手順書を作成し、保険医療機関内に配布し活用する。

文献

1）厚生労働省：平成28年度診療報酬改定について. 個別改定項目について, 2016：206-209.
　http://www.mhlw.go.jp/file/05-Shingikai-12404000-Hokenkyoku-Iryouka/0000112306.pdf（2016.5.20.アクセス）

2）厚生労働省保険局医療課：疑義解釈資料の送付について（その1）. 2016：18-21.
　http://www.mhlw.go.jp/file.jsp?id=344633&name=file/06-Seisakujouhou-12400000（2016.5.20.アクセス）

3）日本看護協会：平成28年度診療報酬改定に関するQ&A（その1）. 2016：6-7.
　https://www.nurse.or.jp/nursing/practice/housyu/pdf/2016/situmon2016.pdf（2016.5.20.アクセス）

資料

認知症ケアに役立つ
アセスメントツール

島橋　誠

　認知症ケアの実践は、まずアセスメントからはじまる。アセスメントとは、その人を知るために観察という方法を用い、多様な視点で情報収集して対象者の全体像を把握し、さらに総合的な判断をもって課題やニーズを明らかにすることを目的に行う。そして、それらにもとづいたケアプランをチームスタッフが共通に理解し、専門的にケア実践すること、さらには定期的なケアの効果判定やケアの見直しをチームで行い、次のケアにつなげていかなければならない。その際、重要な拠りどころとなるのが種々のアセスメントツールである。
　本資料では認知症ケアの実践に役立つ主要なアセスメントツールの一部を紹介する。それぞれのアセスメントツールの特徴や用途をふまえ、認知症ケアの実践に役立ててほしい。

＊各ツールの詳しい解説は、転載元の文献を参照。

1 知的機能検査

HDS-R 改訂長谷川式簡易知能評価スケール

(Revised version of Hasegawa's Dementia Scale)

(検査日： 年 月 日)　　　　　　　　　　　　　　　　　　　（検査者： 　　　　　　　）

氏名：	生年月日： 　年　　月　　日	年齢： 　　歳
性別： 男／女　教育年数（年数で記入）： 　　　　年	検査場所：	
DIAG：	（備考）	

1	お歳はいくつですか？（2年までの誤差は正解）		0　1
2	今年は何年の何月何日ですか？　何曜日ですか？ （年月日、曜日が正解でそれぞれ1点ずつ）	年	0　1
		月	0　1
		日	0　1
		曜日	0　1
3	私たちがいまいるところはどこですか？ （自発的にでれば2点、5秒おいて家ですか？　病院ですか？　施設ですか？　のなかから正しい 選択をすれば1点）		0　1　2
4	これから言う3つの言葉を言ってみてください。あとでまた聞きますのでよく覚えておいてくだ さい。 （以下の系列のいずれか1つで、採用した系列に○印をつけておく） 1：a）桜　b）猫　c）電車　2：a）梅　b）犬　c）自動車		0　1 0　1 0　1
5	100から7を順番に引いてください。 （100－7は？　それからまた7を引くと？　と質問する。 最初の答えが不正解の場合、打ち切る）	(93) (86)	0　1 0　1
6	私がこれから言う数字を逆から言ってください（6－8－2、3－5－2－9を 逆に言ってもらう。3桁逆唱に失敗したら、打ち切る）	2－8－6 9－2－5－3	0　1 0　1
7	先ほど覚えてもらった言葉をもう一度言ってみてください。 （自発的に回答があれば各2点、もし回答がない場合以下のヒントを与え正解であれば1点） a）植物　b）動物　c）乗り物		a：0　1　2 b：0　1　2 c：0　1　2
8	これから5つの品物を見せます。それを隠しますのでなにがあったか言ってください。（時計、鍵、 タバコ、ペン、硬貨など必ず相互に無関係なもの）		0　1　2 3　4　5
9	知っている野菜の名前をできるだけ多く言ってください。（答え た野菜の名前を右欄に記入する。途中で詰まり、約10秒間待っ ても答えない場合にはそこで打ち切る） 0〜5＝0点、6＝1点、7＝2点、8＝3点、9＝4点、10 ＝5点		0　1　2 3　4　5
		合計得点	

● 総得点は30点で、20点以下は認知症疑いとなる。

加藤伸司，下垣光，小野寺敦志，他：改訂長谷川式簡易知能評価スケール（HDS-R）の作成．老年精神医学雑誌，1991：2：1342．
より転載

資料 | 認知症ケアに役立つアセスメントツール

1 知的機能検査
MMSE ミニメンタルステート検査
(Mini-Mental State Examination)

	質問内容	回答	得点
1（5点）	今年は何年ですか。	年	
	いまの季節は何ですか。		
	今日は何曜日ですか。	曜日	
	今日は何月何日ですか。	月	
		日	
2（5点）	ここはなに県ですか。	県	
	ここはなに市ですか。	市	
	ここはなに病院ですか。		
	ここは何階ですか。	階	
	ここはなに地方ですか（例：関東地方）		
3（3点）	物品名3個（相互に無関係） 検者は物の名前を1秒間に1個ずつ言う。 その後、被検者に繰り返させる。 正答1個につき1点を与える。3個すべて言うまで繰り返す（6回まで） 何回繰り返したかを記せ　　　回		
4（5点）	100から順に7を引く（5回まで）。あるいは「フジノヤマ」を逆唱させる。		
5（3点）	3で提示した物品名を再度復唱させる。		
6（2点）	（時計を見せながら）これは何ですか。 （鉛筆を見せながら）これは何ですか。		
7（1点）	次の文章を繰り返す。「みんなで、力を合わせて綱を引きます」		
8（3点）	（3段階の命令） 「右手にこの紙を持ってください」 「それを半分に折りたたんでください」 「机の上に置いてください」		
9（1点）	（次の文章を読んで、その指示に従ってください）「眼を閉じなさい」		
10（1点）	（なにか文章を書いてください）		
11（1点）	（次の図形を書いてください）		
		得点合計	

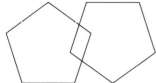

●総得点は30点で、23／24点が認知症を疑うカットポイントとなる。

北村俊則：Mini-Mental State Examination（MMSE）．大塚俊男，本間昭監修，高齢者のための知的機能検査の手引き，ワールドプランニング，東京，1991：35-38.より転載
(Folatein MF, Folstein SE, McHugh PR. "Mini-Mental State"：a practical method for grading the cognitive state of patients for the clinician. *J Psydhiat Res* 1975；12：189-198.)

2 認知症の行動・心理症状尺度

BEHAVE-AD アルツハイマー型認知症行動尺度

(Behavioral Pathologic Rating Scale for Alzheimer's Disease)

最近２週間程度の患者の精神症状について、介護者との面接に基づき、その症状の程度について評価し、該当する程度の数字に○をつける。

A　妄想観念

1．だれかが物を盗んでいるという妄想
「だれかが自分の物を盗んでいると信じておられるようなところがありますか？」
　0：なし
　1：だれかが物を隠しているという妄想
　2：だれかが家に侵入して物を隠したり盗んでいるという妄想
　3：家に侵入しただれかと話したり、その声に聞き耳を立てる

2．ここは自分の家ではないという妄想
「自分の家にいるのに、ここは自分の家ではないと信じておられるところがありますか？」
　0：なし
　1：そう確信している（家に帰ると荷物をまとめる、「家に連れて帰って」と訴える）
　2：家に帰るといって、出て行こうとする
　3：外出を止められると暴力を振るう

3．配偶者（介護者）はにせものだという妄想
「配偶者（介護者）のことをにせものだと信じておられるところがありますか？」
　0：なし
　1：にせものだと確信している
　2：にせものだと言って怒る
　3：にせものだと言って暴力を振るう

4．見捨てられ妄想
「家族から自分は見捨てられると信じておられるところがありますか？」
　0：なし
　1：介護者が電話などをしていると、自分を見捨てたり、施設に入れようとしていると疑う
　2：介護者が自分を見捨てたり、施設に入れようとしていると言ってなじる
　3：介護者がいますぐにでも自分を見捨てたり、施設に入れようとしていると言って攻撃する

5．不義妄想
「配偶者をはじめとする家族が自分を裏切っていると信じておられるところがありますか？」
　0：なし
　1：配偶者や子どもなど介護者が不実を働いていると確信している
　2：配偶者や子どもなど介護者が不実を働いていると怒る
　3：配偶者や子どもなど介護者が不実を働いていると暴力を振るう

6．猜疑心、妄想
「なにかに対してどうも疑いや不信感を抱いているなと感じられるようなところがありますか？」
　0：なし
　1：猜疑的（自分で物を隠しておいて、どこに置いたかわからないときなど）

（つづき）

　　　2：妄想的（訂正困難な猜疑心や、猜疑心に基づいて怒りがみられる状態）
　　　3：猜疑心に基づいて暴力を振るう

　7．妄想（上記以外）
　「以上のほかに、ありもしない物や事があると信じておられる様子が見受けられますか？」
　　　0：なし
　　　1：ありそう
　　　2：発言や感情状態から妄想の存在が明らか
　　　3：妄想に基づく行動や暴力がみられる

B．幻覚
　8．幻視
　「実際にはない物がみえるかのようにおっしゃったり、そのような素振りをされることがありますか？」
　　　0：なし
　　　1：対象は不明瞭（あいまい）だがありそう
　　　2：みえる対象が明らかである
　　　3：みえる対象に向かって言動や感情の表出がみられる

　9．幻聴
　「実際には聞こえていないのに聞こえるとおっしゃったり、そのような素振りをされることがありますか？」
　　　0：なし
　　　1：対象は不明瞭（あいまい）だがありそう
　　　2：聞こえてくる音や声が明らかである
　　　3：聞こえてくる音や声に向かって言動や感情の表出がみられる

　10．幻嗅
　「火のにおいがする、なにかが燃えるにおいがするとおっしゃることがありますか？」
　　　0：なし
　　　1：対象は不明瞭（あいまい）だがありそう
　　　2：なにのにおいかはっきりしている
　　　3：におってくるものに向かって言動や感情の表出がみられる

　11．幻触
　「体の上をなにかがはっているとおっしゃったり、それをもぎ取るような動作をされることはありますか？」
　　　0：なし
　　　1：対象は不明瞭（あいまい）だがありそう
　　　2：なにが触っているかはっきりしている
　　　3：触っているものに向かって言動や感情の表出がみられる

　12．その他の幻覚
　「以上のほかに、実際にはない物があるかのようにおっしゃったり、ふるまったりされることがありますか？」
　　　0：なし
　　　1：対象は不明瞭（あいまい）だがありそう
　　　2：対象がはっきりしている
　　　3：対象に向かって言動や感情の表出がみられる

C．行動障害
　13．徘徊
　「用もないのにやたらと歩き回られることがありますか？」
　　　0：なし
　　　1：その傾向はあるが、やめさせるほどではない

（つづき）

　　　2：やめさせる必要がある
　　　3：やめさせようとすると、それに逆らう言動や感情の表出がみられる

　14．無目的な行動
　　「以下に示すような、本人には意味があるかもしれないけれど、傍目には無意味でしかない動作や行為がみられますか？」
　　例：財布の開閉、衣類を整頓したり取り出したり、服を着たり脱いだり、タンスの開閉、要求や質問の繰り返し
　　　0：なし
　　　1：無目的な行動を繰り返す
　　　2：行ったり来たりするような無目的な行動があり、やめさせる必要がある
　　　3：無目的な行動の結果、擦過傷などのけがをする

　15．不適切な行動
　　「以下に示すような、非常識もしくは適切でない行動がみられますか？」
　　例：物を不適切な場所にしまったり隠す行動（たとえば、衣類をくずかごに捨てる、オーブンに空の皿を置く）、
　　　　体のみだらな露出などの性的行動
　　　0：なし
　　　1：あり
　　　2：あり；やめさせる必要がある
　　　3：あり；やめさせる必要があるが、そうすることで怒りや暴力がみられる

D．攻撃性
　16．暴言
　　「口汚い言葉を使ったり、人をののしられるようなことがありますか？」
　　　0：なし
　　　1：あり（いつもは使わないような口汚い言葉遣いやののしり）
　　　2：あり；怒りを伴う
　　　3：あり；怒りが明らかに他人に向けられる

　17．威嚇や暴力
　　「人を脅したり、暴力を振るわれることがありますか？」
　　　0：なし
　　　1：威嚇する身振りがある
　　　2：暴力がある
　　　3：激しく暴力を振るう

　18．不穏
　　「怒った表情や態度、あるいは抵抗などがみられますか？」
　　　0：なし
　　　1：あり
　　　2：あり；感情的になっている
　　　3：あり；感情と動作の両面に現れている

E．日内リズム障害
　19．睡眠・覚醒の障害
　　「夜間は熟睡されているようですか？」
　　　0：問題なし
　　　1：夜間何度も覚醒する
　　　2：夜間の睡眠が本来の50〜75％に短縮
　　　3：夜間の睡眠が本来の50％未満に短縮（日内リズムの完全な障害）

資料 | 認知症ケアに役立つアセスメントツール

（つづき）

F．感情障害

　20．悲哀

　　「悲しそうな様子が見受けられますか？」

　　　0：なし

　　　1：あり

　　　2：あり；明らかな感情的表出がみられる

　　　3：あり；感情・身振りの両面に現れている（手を握りしめる動作など）

　21．抑うつ

　　「憂うつそうで、生きていても仕方ないなどとおっしゃることがありますか？」

　　　0：なし

　　　1：あり；病的な深みはないが、時に死にたいなどと言う

　　　2：あり；希死念慮など明らかな症状レベルである

　　　3：あり；自殺の素振りを見せるなど感情・身振りの両面から明らかである

G．不安および恐怖

　22．間近な約束や予定に関する不安

　　「間近になった約束や予定について何度も尋ねられますか？」

　　　0：なし

　　　1：あり

　　　2：あり；介護者を困らせる

　　　3：あり；介護者は耐えがたい

　23．その他の不安

　　「そのほかに、不安を抱いておられる様子がありますか？」

　　　0：なし

　　　1：あり

　　　2：あり；介護者を困らせる

　　　3：あり；介護者は耐えがたい

　24．独りぼっちにされる恐怖

　　「独りぼっちにされることを異常に怖がられますか？」

　　　0：なし

　　　1：あり；その恐怖を訴える

　　　2：あり；介護者の対応が必要

　　　3：あり；介護者はつねに付き添う必要がある

　25．その他の恐怖

　　「そのほかに、なにか特定のものを異常に怖がられますか？」

　　　0：なし

　　　1：あり

　　　2：あり；介護者の対応が必要

　　　3：あり；恐怖のあまり生じる行為をやめさせる必要がある

　全般評価

　　「以上の症状は下記のどれに該当しますか？」

　　　0：介護者にまったく負担はなく、患者自身にも危険性はない

　　　1：介護者への負担と患者自身の危険性は軽度である

　　　2：介護者への負担と患者自身の危険性は中等度である

　　　3：介護者への負担は耐えがたく、患者自身も非常に危険性が高い

●25項目の障害の程度は、「0：なし」から「3：重篤」までの4段階で判定される。

朝田隆，本間昭，木村通宏，他：日本語版 BEHAVE-ADの信頼性について．老年精神医学雑誌 1999；10（7）：825-834．

309

3 認知症の行動観察尺度

FAST アルツハイマー型認知症の重症度評価

(Functional Assessment Staging Test)

FAST stage	臨床診断	FAST における特徴
1. 認知機能の障害なし	正常	主観的および客観的機能低下は認められない
2. 非常に軽度の認知機能の低下	年齢相応	物の置き忘れを訴える。喚語困難
3. 軽度の認知機能低下	境界状態	熟練を要する仕事の場面では機能低下が同僚によって認められる。新しい場所に旅行することは困難
4. 中等度の認知機能低下	軽度のアルツハイマー型認知症	夕食に客を招く段取りをつけたり、家計を管理したり、買い物をしたりする程度の仕事でも支障をきたす
5. やや高度の認知機能低下	中等度のアルツハイマー型認知症	介助なしでは適切な洋服を選んで着ることができない。入浴させるときにも何とかなだめすかして説得することが必要なこともある
6. 高度の認知機能低下	やや高度のアルツハイマー型認知症	a) 不適切な着衣
		b) 入浴に介助を要する。入浴を嫌がる
		c) トイレの水を流せなくなる
		d) 尿失禁
		e) 便失禁
7. 非常に高度の認知機能低下	高度のアルツハイマー型認知症	a) 最大限約6語に限定された言語機能の低下
		b) 理解しうる語彙はただ1つの単語となる
		c) 歩行能力の喪失
		d) 着座能力の喪失
		e) 笑う能力の喪失
		f) 昏迷および昏睡

●認知機能障害なしのstage 1から高度アルツハイマー型認知症のstage 7までの7段階で分類されている。

石井徹郎：Functional Assessment Staging（FAST）．高齢者のための知的機能検査の手引き，大塚俊男，本間昭監修，ワールドプランニング，東京，1991：60-61.より一部抜粋して転載

(Reisberg B, Ferris SH, Anand R, et al. Functional staging of dementia of the Alzheimer's type. *Ann NY Acad Sci* 1984：435：481-483.)

資料 | 認知症ケアに役立つアセスメントツール

4 認知症の総合評価尺度

DASC-21 地域包括ケアシステムにおける認知症総合アセスメント

(Dementia Assessment Sheet in Community-based Integrated Care System-21 items)

記入日　　　年　　月　　日

ご本人の氏名：	生年月日：		（　歳）　男・女　独居・同居
本人以外の情報提供者の氏名：	（本人との続柄：　　　）	記入者氏名：	（所属・職種：　　　）

No.	評価の質問	1点	2点	3点	4点	評価項目	備考欄
(i)	もの忘れが多いと感じますか	a. 感じない	b. 少し感じる	c. 感じる	d. とても感じる	導入の質問（採点せず）記憶	
(ii)	1年前と比べてもの忘れが増えたと感じますか	a. 感じない	b. 少し感じる	c. 感じる	d. とても感じる		
1	財布や鍵など、物を置いた場所がわからなくなることがありますか	a. まったくない	b. ときどきある	c. 頻繁にある	d. いつもそうだ	記憶／近時記憶	
2	5分前に聞いた話を思い出せないことがありますか	a. まったくない	b. ときどきある	c. 頻繁にある	d. いつもそうだ		
3	自分の生年月日がわからなくなることがありますか	a. まったくない	b. ときどきある	c. 頻繁にある	d. いつもそうだ	遠隔記憶	
4	今日が何月何日かわからないときがありますか	a. まったくない	b. ときどきある	c. 頻繁にある	d. いつもそうだ	見当識／時間	
5	自分のいる場所がどこだかわからなくなることがありますか	a. まったくない	b. ときどきある	c. 頻繁にある	d. いつもそうだ	場所	
6	道に迷って家に帰ってこれなくなることはありますか	a. まったくない	b. ときどきある	c. 頻繁にある	d. いつもそうだ	道順	
7	電気やガスや水道が止まってしまったときに、自分で適切に対処できますか	a. 問題なくできる	b. だいたいできる	c. あまりできない	d. まったくできない	問題解決／問題解決・判断力	
8	一日の計画を自分で立てることができますか	a. 問題なくできる	b. だいたいできる	c. あまりできない	d. まったくできない		
9	季節や状況に合った服を自分で選ぶことができますか	a. 問題なくできる	b. だいたいできる	c. あまりできない	d. まったくできない	社会的判断力	
10	一人で買い物はできますか	a. 問題なくできる	b. だいたいできる	c. あまりできない	d. まったくできない	家庭外のIADL／買い物	
11	バスや電車、自家用車などを使って一人で外出できますか	a. 問題なくできる	b. だいたいできる	c. あまりできない	d. まったくできない	交通機関	
12	貯金の出し入れや、家賃や公共料金の支払いは一人でできますか	a. 問題なくできる	b. だいたいできる	c. あまりできない	d. まったくできない	金銭管理	
13	電話をかけることができますか	a. 問題なくできる	b. だいたいできる	c. あまりできない	d. まったくできない	家庭内のIADL／電話	
14	自分で食事の準備はできますか	a. 問題なくできる	b. だいたいできる	c. あまりできない	d. まったくできない	食事の準備	
15	自分で、薬を決まった時間に決まった量を飲むことはできますか	a. 問題なくできる	b. だいたいできる	c. あまりできない	d. まったくできない	服薬管理	
16	入浴は一人でできますか	a. 問題なくできる	b. 見守りや声がけを要する	c. 一部介助を要する	d. 全介助を要する	身体的ADL①／入浴	
17	着替えは一人でできますか	a. 問題なくできる	b. 見守りや声がけを要する	c. 一部介助を要する	d. 全介助を要する	着替え	
18	トイレは一人でできますか	a. 問題なくできる	b. 見守りや声がけを要する	c. 一部介助を要する	d. 全介助を要する	排泄	
19	身だしなみを整えることは一人でできますか	a. 問題なくできる	b. 見守りや声がけを要する	c. 一部介助を要する	d. 全介助を要する	身体的ADL②／整容	
20	食事は一人でできますか	a. 問題なくできる	b. 見守りや声がけを要する	c. 一部介助を要する	d. 全介助を要する	食事	
21	家のなかでの移動は一人でできますか	a. 問題なくできる	b. 見守りや声がけを要する	c. 一部介助を要する	d. 全介助を要する	移動	

DASC 21：(1～21項目までの) 合計点　　　　　点／84点

1. 認知機能障害と生活機能障害のプロフィルから認知症の可能性を評価する場合
   ① 認知機能障害（記憶、見当識、問題解決・判断）、身体的ADL①②、家庭内のIADL、家庭外のIADL、のいずれかが障害領域（3～4点）の各項目のいずれかが障害領域（3～4点）であり、かつ、生活機能（家庭外のIADL、家庭内のIADL、身体的ADL①②）のいずれかが障害領域（3～4点）の場合には、「認知症の可能性あり」と判定する。
   ② ①を満足し、かつ、記憶のドメインで遠隔記憶（項目3）、見当識のドメインで場所（項目5）、問題解決・判断で社会的判断力（項目9）のいずれかが障害領域（3～4点）が、身体的ADL①②（項目16～項目21）が障害領域（3～4点）であれば、「中等度以上の認知症の可能性あり」と判定する。
   ③ ①を満足し、かつ、記憶のドメインで遠隔記憶（項目3）、見当識のドメインで場所（項目5）、問題解決・判断で社会的判断力（項目9）のいずれも障害領域ではなく（1～2点）、身体的ADL①②（項目16～項目21）も障害領域でなければ（1～2点）、「軽度認知症の可能性あり」と判定する。

2. 合計点を用いる場合
   ●DASC-21の合計点が31点以上の場合は「認知症の可能性あり」と判定する。

© 栗田主一　地方独立行政法人東京都健康長寿医療センター研究所・自立促進と介護予防研究チーム（認知症・うつの予防と介入の促進）より転載

311

5 せん妄評価尺度

J-NCS 日本語版ニーチャム混乱・錯乱状態スケール

(The Japanese version of the NEECHAM Confusion Scale)

サブスケール1 認知・情報処理

	認知・情報処理－注意力（注意力－覚醒状態－反応性）	
4	注意力・覚醒が完全である	名前を呼んだり体に触れたりするとすぐに適切な反応がある－例えば視線や顔を向ける。周囲の状況を十分認識する、周囲のできごとに適切な関心を持つ。
3	注意力・覚醒が散漫または過敏・過剰	呼びかけ、体の接触、周囲のできごとに対する注意の持続が短いか、または過覚醒で周囲の合図や物に対し注意過敏になる。
2	注意力・覚醒が変動するまたは適切でない	反応が遅く、視線を向けさせ注意を維持するためには繰り返し呼びかけたり体に触ったりする必要がある。物や刺激を認知できるが、刺激の合間に眠り込むことがある。
1	注意・覚醒が困難である	物音や体に触れることで眼を開く。怖がる様子を示すことがあり、ナースとのコンタクト（コミュニケーションや非言語的なやりとり・身体接触を含む）に注意を向けたり認知したりすることができない、または引きこもり行動や攻撃的な行動を示すことがある。
0	意識覚醒・反応性が低下している	刺激に対して眼を開けることも開けないこともある。刺激を繰り返すとごくわずかな意識覚醒を示すことがある。ナースとのコンタクトを認知できない。
	認知・情報処理－指示反応性（認知－理解－行動）	
5	複雑な指示に従うことができる	「ナースコールのボタンを押してください」（対象となるナースコールのボタンを探し、それを認知し、指示を実行する
4	複雑な指示にゆっくりと反応する	複雑な指示に従う（または指示を完了する）ためには、促したり支持を繰り返したりする必要がある。複雑な指示を「ゆっくり」と、または過剰な注意を払いながら実行する。
3	簡単な指示に従うことができる	「○○さん、手（または足）を挙げてください」（手か足の一方のみを指示する）
2	簡単な口答指示に従うことができない	体に触れられたり視覚的な合図に促されて指示に従う－例えば口のそばにコップを持って行くと水を飲むという動作はとれる。ナースがコンタクトをとったり、安心させたり手を握ったりすると、「落ち着いた表情・反応」を示す。
1	視覚的な指示に従うことができない	呆然とした表情やおびえた表情の反応があるか、あるいはまた刺激に対して引きこもる反応や反抗的な反応を示し、行動が過剰または過小・不活発な状態。ナースが軽く手を握っても反応しない。
0	行動が過小・不活発で傾眠状態	周囲の環境の刺激に対しほとんど運動・反応を示さない。
	認知・情報処理－見当識（見当識、短期記憶、思考・会話の内容）	
5	時間・場所・人の見当識がある	思考過程や会話・質問の内容が適切。短期記憶がしっかりしている。
4	人と場所の見当識がある	記憶・想起障害はほとんどなく、会話や質問の内容、質問に対する答えはおおよそ適切である。同じ質問や会話の繰り返しが多いことがあり、コンタクトを継続するには促しが必要である。依頼されたことにはおおむね協力的である。
3	見当識が変動する	自己の見当識は保たれ家族を認識できるが、時間と場所の見当識は変動する。視覚的な手がかりを用いて見当識を保つ。思考・記憶が障害されていることが多く、幻覚（実在していないものを実在しているかのように知覚する）や錯覚（実際の感覚刺激を違うものに知覚する）がみられることもある。要求されたことには受け身的に協力する（協力的にふるまう自己防衛行動）。

312

資料 認知症ケアに役立つアセスメントツール

（つづき）

2	（時間や場所の）失見当識があり記憶・想起が困難である	自己の見当識は保たれ家族を認識できる。ナースの行動に関して質問したり、要求されたことや処置を拒否したりすることがある（反抗的にふるまう自己防衛行動）。会話の内容や思考が乱れている。幻覚や錯覚がみられることが多い。
1	（人や物に関する）失見当識状態で認知が困難である	親しい人や、身近な家族・物の認識ができる時とできない時がある。話し方や声が不適切。
0	刺激に対する認知・情報処理能力が低下している	言語刺激に対しほとんど反応を示さない。

サブスケール2 行動

行動－外観		
2	きちんとした姿勢を保ち、外観が整い清潔さがある	ガウンや服の着方が適切で、外観がきちんとしていて清潔である。ベッドや椅子での姿勢が正常である。
1	姿勢または外観のどちらかが乱れている	着衣やベッド、外観がいくぶんだらしない、またはきちんとした姿勢や体位を保つ能力がいくぶんか失われている。
0	姿勢と外観の両方が異常である	だらしがなく、不潔で、ベッドの中できちんとした姿勢でいることができない。
行動－動作		
4	行動が正常である	身体の動き、協調運動、活動が適切であり、ベッドの中で静かに休むことができる。手の動きが正常である。
3	行動が遅いまたは過剰である	（もっと行動があってもよいはずなのに）あまりにも静かすぎる、自発的な動きがほとんどない（手や腕を胸の前で組んでいるか体の脇に置いている）、または過剰な動き（行ったり来たり、起きたり寝たりと落ち着かない、またはびっくりしたような過剰な反応）が見られる。手の振戦がみられることがある。
2	動作が乱れている	落ち着きがない、または速い動作が見られる。異常な手の動き－例えばベッドにある物やベッドカバーをつまむなど－が見られる。目的にかなった動作をするためには介助を要することがある。
1	不適切で不穏な動作がある	管を引っ張ったりベッド柵を乗り越えようとするなど、不適切な（一見、目的のないように見える）行動が頻繁にみられる。
0	動作が低下している	刺激のない時は動作が限られている。抵抗的な動作がみられる。
行動－話し方		
4	話し方が適切である	会話が可能で、会話を開始し持続することができる。診断上の疾患を考慮に入れると話し方は正常である。声のトーン（調子）は正常である。
3	いまひとつ適切な話し方ができない	言語刺激に対し、簡潔で単純な反応しか示さない。診断上の疾患を考慮に入れると話し方は明瞭であるが、声のトーンが異常であったり、話し方が遅かったりすることがある。
2	話し方が不適切・不明瞭である	独り言を言ったり意味不明なことを話すことがある。診断上の疾患を考慮に入れても話し方は不明瞭である。
1	話し方や声が乱れている	声やトーンが変調している。ぶつぶつ言ったり、叫んだり、ののしったり、または（例えば、痛みや要求があるはずなのに）不適切なほど沈黙している。
0	異常な声である	うなっているか、それ以外の異常な声を発する。話し方は不明瞭である。

（つづき）

サブスケール3　生理学的コントロール

生理学的測定値

実際の記録値	正常値	■一定時間の無呼吸や徐呼吸があるか
■実際の記録値	正常値	（1分間の観察中に15秒以上あり、しかもそれが1回以上観察される）
体温	（36-37℃）	□あり
収縮期血圧	（100-160）	□なし
拡張期血圧	（50-90）	■酸素療法の指示があるか
心拍数	（60-100）	□指示なし
整／不整（どちらかに丸をする）		□指示はあるが現在は酸素を投与していない
呼吸数（1分間完全に数える）	（14-22）	□指示があり現在も酸素を投与している
酸素飽和度	（93以上）	

生命機能の安定性

※□収縮期血圧と□拡張期血圧の両方、またはどちらかが異常であればそれを1として数える。
※□心拍数の異常と□不整脈の両方、またはどちらかが認められれば1として数える。
※□無呼吸と□呼吸の異常の両方、またはどちらかが認められれば1として数える。
※□体温の異常は1として数える。

2	血圧、心拍数、体温、呼吸数が正常範囲内でしかも整脈である。
1	上記※のうちどれか1つが正常値を外れている。
0	上記※のうちどれか2つ以上が正常値を外れている。

酸素飽和度の安定性

2	酸素飽和度が正常値の範囲内（93以上）であり、しかも酸素の投与を受けていない。
1	酸素飽和度が90〜92の間であるか、または90以上でも酸素の投与を受けている。
0	酸素投与の有無にかかわらず、酸素飽和度が90未満である。

排尿機能のコントロール

2	膀胱のコントロール機能を維持している。
1	最近24時間以内に尿失禁があったか、またはコンドーム型排尿カテーテルを着用している。
0	現在尿失禁状態であるか、留置カテーテルを用いているか間欠的導尿をしている、または無尿状態である。

■サブスケール1の点数：認知・情報処理（0〜14点）　　　　　_____

■サブスケール2の点数：行動（0〜10点）　　　　　_____

■サブスケール3の点数：総合的な生理学的コントロール（0〜6点）　　　　　_____

■日本語版ニーチャム混乱・錯乱状態スケールの合計点（0〜30点）　　　　　_____

■合計点	■示唆
0〜19点	中程度〜重度の混乱・錯乱状態
20〜24点	軽度または発生初期の混乱・錯乱状態
25〜26点	「混乱・錯乱していない」がその危険性が高い
27〜30点	「混乱・錯乱していない」、正常な機能の状態

●合計点30点で、得点が高いほど正常に近い。

以下より転載

1）綿貫成明，酒井郁子，竹内登美子：せん妄のアセスメントツール①日本語版ニーチャム混乱・錯乱スケール．一瀬邦弘，太田喜久子，堀川直史監修：せん妄－すぐに見つけて！すぐに対応（ナーシング・フォーカス・シリーズ），照林社，東京，2002：26-39．

2）綿貫成明，酒井郁子，竹内登美子，他：日本語版NEECHAM混乱・錯乱状態スケールの開発及びせん妄のアセスメント．臨床看護研究の進歩 2001；12：46-63．

資料 | 認知症ケアに役立つアセスメントツール

6 ADL（日常生活動作）評価尺度

N-ADL　N式老年者用日常生活動作能力評価尺度
(New Clinical Scale for Activities of Daily Living of the Elderly)

評価／項目	0点	1点	3点	5点	7点	9点	10点	評価
歩行・起座	寝たきり（座位不能）	寝たきり（座位可能）	寝たり、起きたり、押し車などの支えが必要	つたい歩き階段昇降不能	つえ歩行階段昇降困難	短時間の独歩可能	正常	
生活圏	寝床上（寝たきり）	寝床周辺	室内	屋内	屋外	近隣	正常	
着脱衣入浴	全面介助特殊浴槽入浴	ほぼ全面介助（指示に多少従える）全面介助入浴	着衣困難、脱衣は部分介助を要する。入浴も部分介助を要す	脱衣可能、着衣は部分介助を要す、自分で部分的に洗える	遅くて、時に不正確、頭髪・足など洗えない	ほぼ自立やや遅い、体は洗えるが洗髪に要介助	正常	
摂食	経口摂取不能	経口全面介助	介助を多く要する（途中でやめる、全部細かくきざむ必要あり）	部分介助を要す（食べにくいものを刻む必要あり）	お膳を整えてもらうとほぼ自立	ほぼ自立	正常	
排泄	常時、大小便失禁（便意・尿意が認められない）	常時、大小便失禁（便意・尿意あり、失禁後不快感を示す）	失禁することが多い（尿意・便意を伝えること可能、常時おむつ）	時々失禁する（気を配って介助すれば、ほとんど失禁しない）	ポータブルトイレ・しびん使用後、始末不十分	トイレで可能。後始末不十分なことがある	正常	

N-ADL　得点（　　点）

重症度評価点

10点	正　常	自立して日常生活が営める
9点	境　界	自立して日常生活を営むことが困難になり始めた初期状態
7点	軽　度	日常生活に軽度の介助または観察を必要とする
5点・3点	中等度	日常生活に部分介助を要する
1点・0点	重　度	全面介助を要する（0点は活動性や反応性はまったく失われた最重度の状態）

●総得点が50点で、得点が減少するほど障害が重くなる。

小林敏子, 播口之朗, 西村健, 他：行動観察による痴老年期痴呆患者の精神状態評価尺度（NMスケール）および日常生活動作能力評価尺度（N-ADL）の作成. 臨床精神医学 1988；17：1653-1668.より転載

6 ADL（日常生活動作）評価尺度

BI バーセルインデックス

（Barthel Index）

		点数	質問内容	得点
1	食事	10	自立、自助具などの装着可、標準的時間内に食べ終える	
		5	部分介助（たとえば、おかずを切って細かくしてもらう）	
		0	全介助	
2	車椅子から ベッドへの 移動	15	自立、ブレーキ、フットレストの操作も含む（非行自立も含む）	
		10	軽度の部分介助または監視を要する	
		5	座ることは可能であるがほぼ全介助	
		0	全介助または不可能	
3	整容	5	自立（洗面、整髪、歯磨き、ひげ剃り）	
		0	部分介助または不可能	
4	トイレ動作	10	自立（衣服の操作、後始末を含む、ポータブル便器などを使用している場合はその洗浄も含む）	
		5	部分介助、体を支える、衣服、後始末に介助を要する	
		0	全介助または不可能	
5	入浴	5	自立	
		0	部分介助または不可能	
6	歩行	15	45M 以上の歩行、補装具（車椅子、歩行器は除く）の使用の有無は問わず	
		10	45M 以上の介助歩行、歩行器の使用を含む	
		5	歩行不能の場合、車椅子にて 45M 以上の操作可能	
		0	上記以外	
7	階段昇降	10	自立、手すりなどの使用の有無は問わない	
		5	介助または監視を要する	
		0	不能	
8	着替え	10	自立、靴、ファスナー、装具の着脱を含む	
		5	部分介助、標準的な時間内、半分以上は自分で行える	
		0	上記以外	
9	排便コント ロール	10	失禁なし、浣腸、坐薬の取り扱いも可能	
		5	ときに失禁あり、浣腸、坐薬の取り扱いに介助を要する者も含む	
		0	上記以外	
10	排尿コン トロール	10	失禁なし、収尿器の取り扱いも可能	
		5	ときに失禁あり、収尿器の取り扱いに介助を要する者も含む	
		0	上記以外	
			合計得点	／100

●BIが60以上では介助が少なくなり、40以下ではかなりの介助を要し、20以下では全介助となる。

（Granger CV, Dewis LS, Peters NC, et al. Stroke rehabilitation: analysis of repeated Barthel index measures. *Arch Phys Med Rehabil* 1979；60：14-17.）

資料 | 認知症ケアに役立つアセスメントツール

6 ADL（日常生活動作）評価尺度

IADL 手段的日常生活動作尺度
(Instrumental Activities of Daily Living Scale)

項目	得点
A 電話の使い方	
1．自由に電話をかけることができる。	1
2．いくつかのよく知っている番号であればかけることができる。	1
3．電話で応対できるが電話をかけることはできない。	1
4．まったく電話を使うことができない。	0
B 買い物	
1．1人で買い物ができる。	1
2．少額の買い物であれば1人でできる。	0
3．だれかがつき添っていれば買い物ができる。	0
4．まったく買い物ができない。	0
C 食事の支度	
1．人数に合った支度をして必要十分な用意ができる。	1
2．材料が用意してあれば食事の支度ができる。	0
3．食事をつくることはできるが、人数に合った用意ができない。	0
4．他人に支度をしてもらう。	0
D 家事	
1．力仕事など以外は1人で家事をすることができる。	1
2．食事のあとの食器を洗ったり布団を敷くなどの簡単なことはできる。	1
3．簡単な家事はできるが、きちんとあるいは清潔に維持できない。	1
4．他人の助けがなければ家事をすることができない。	1
5．まったく家事をすることができない。	0
E 洗濯	
1．1人で洗濯できる。	1
2．靴下など小さなものは洗濯できる。	1
3．他人に洗濯してもらう。	0
F 移動・外出	
1．自動車を運転したり、電車・バスを利用して出かけることができる。	1
2．タクシーを自分で頼んで出かけられるが、電車やバスは利用できない。	1
3．付き添いがあれば電車やバスを利用することができる。	1
4．付き添われてタクシーや自動車で出かけることができる。	1
5．まったく出かけることができない。	0
G 服薬の管理	
1．きちんとできる。	1
2．前もって飲む薬が用意されていれば自分で服薬できる。	0
3．自分ではまったく服薬できない。	0
H 金銭の管理	
1．自分でできる（家計費、家賃、請求書の支払い、銀行での用事など）。	1
2．日常の買い物は管理できるが、大きな買い物や銀行へは付き添いが必要。	1
3．金銭を扱うことができない。	0

●得点は、男性は0～5点、女性は0～8点。

本間昭：Instrumental Activities of Daily Living Scale（IADL）．高齢者のための知的機能検査の手引き，大塚俊男，本間昭監修，ワールドプランニング，東京，95-97.より転載

(Lawton MP, Brody EM. Assessment of older people；Self-main taining and Instrumental activities of daily living. *The Gerontologist* 1969；9：179-186.)

317

7 疼痛評価尺度

PAINAD　重度認知症者の疼痛評価
(Pain Assessment in Advanced Dementia scale)

	0	1	2
呼吸（非発声時）	正常	随時の努力呼吸、短期間の過換気	雑音が多い努力性呼吸、長期の過換気、チェーンストークス呼吸
ネガティブな発声	なし	随時のうめき声、ネガティブで批判的な内容の小声での話	繰り返す困らせる大声、大声でうめき、苦しむ、泣く
顔の表情	微笑んでいる、無表情	悲しい、脅えている、不機嫌な顔	顔面をゆがめている
ボディランゲージ	リラックスしている	緊張している、苦しむ、行ったり来たりする、そわそわする	剛直、握ったこぶし、引き上げた膝、引っ張る、押しのける、殴りかかる
慰めやすさ	慰める必要はなし	声かけや接触で気をそらせる、安心する	慰めたり、気をそらしたり、安心させることができない

●10点満点で、1〜3点：軽度疼痛、4〜6点：中度疼痛、7〜10点：重度疼痛。

平原佐斗司：認知症の緩和ケア．緩和医療学 2009；11（2）：132.より転載
(WardenV, Hurley AC, Volicer L. Development and psychometric evaluation of the Pain Assessment in Advanced Dementia (PAINAD) scale. *J Am Med Dir Assoc* 2003；4：9-15.)

8 転倒リスク評価尺度

SRRST　要介護高齢者における主観的転倒リスク評価
(Subjective Risk Rating of Specific Tasks)

評価者：対象者の日常生活活動状況をよく知るケアスタッフ

質問	（はい＝1点、いいえ・非該当＝0点）
1．歩行中に転倒の危険を感じるか	
2．ベッドやトイレの移乗時に転倒の危険を感じるか	
3．トイレを使っているときに転倒の危険を感じるか	
4．屋外または段差の乗り降りのときに転倒の危険を感じるか	
5．徘徊中に転倒の危険を感じるか	
6．自分の能力を超えた行動をして、危険を感じることがあるか	
7．情緒不安定（混乱や焦燥）によって転倒の危険を感じるか	

●要介護高齢者を対象に評価する。0〜7点で、点数が高いほどリスクが高い。

鈴川芽久美、島田裕之、田村雅人、他：第46回日本理学療法学術大会，2011.より転載
(Suzukawa M, Shimada H, Tamura M, et al. The relationship between the subjective risk rating of specific tasks and falls in frail elderly people. *J Phys Ther Sci* 2011；23：425-429.)

資料 | 認知症ケアに役立つアセスメントツール

8 転倒リスク評価尺度
みまもりスコア　転倒予測スコア

1．ベッド端座位での足上げ（反対の下腿半分まで、片足ずつ両足施行）

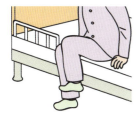

□できる（自立）
0点

自分の力のみで、反対側の下腿半分まで下腿を挙上することができる

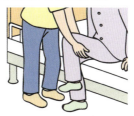

□できない（介助）
0点

介助で足を持ち上げる
他者の介助が必要

2．ベッドで端座位から立位をとる

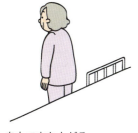

□自立
0点

自力で立ち上がる

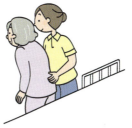

□半介助
1点

からだの一部の支えで立位をとる

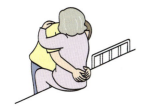

□全介助
2点

前方から体幹を支える

合計

　　　　　　　点

● 1点以上がハイリスク。

小室元：新しい転倒アセスメントスコア「みまもりスコア」の開発と検証．ここまでできる高齢者の転倒予防－これだけは知っておきたい基礎知識と実践プログラム－，武藤芳照総監，日本看護協会出版会，東京，2010：140.より改変して転載

8 転倒リスク評価尺度
入院高齢者の転倒予測に関する改訂版アセスメントツール

1．この患者さんはここ1～2年位の間に転倒したことがありましたか？
   0．いいえ　4．はい（いつ頃ですか　　　　　　　　　　　　　　　　）

2．この患者さんの知的活動は以下のどれですか？
   0．特に問題ない　1．問題あり（a．混乱している、b．部分的に忘れる、
   　　　　　　　　　　　　　　　　c．過大評価する、d．その他_____）

3．この患者さんは日常生活に影響を及ぼすような視力障害があると思いますか？
   0．いいえ　0.5　はい（判断の手がかりは　　　　　　　　　　　　　　）

4．排泄の介助が必要ですか？
   0．いいえ　1．はい（どんな介助ですか　　　　　　　　　　　　　）

5．この患者さんの移動レベルは以下のどれですか？
   0．自立またはベッド上安静　0.5　歩行器や杖などの補助具を使用　1．車椅子

6．最近3～4日くらい前から患者さんに次のような変化がありましたか？（薬が変わる、発熱、部屋替えなど環境が変わる、家族に変化があった、施設での行事、他）
   　　　　　　　　　　　　　　　　　　　　　　　　＊入院・転病棟・転室時ははいになります
   0．いいえ　1．はい（どんなことですか　　　　　　　　　　　　　　）

7．あなたは（直感的に）この患者さんが転倒の危険があると思いますか？
   0．いいえ　1．はい（特に判断した手がかりは　　　　　　　　　　　　）

　　　　　　　　　　　　　　　　　　　　　　　　　　　　　総得点_____

●合計点は最高9.5～最低0点。カットオフポイントは4点。

泉キヨ子，平松知子，加藤真由美，他：入院高齢者の転倒予測に関する改訂版アセスメントツールの評価. 金沢大学つるま保健学会誌 2003；27：95-103.より転載

索　引

和　文

あ

アカシジア	89
アセスメントツール	73, 303
アテローム血栓性梗塞	241
アートセラピー	42
アパシー	16, 96
アルツハイマー型認知症	6, 10, 13
アルツハイマー型認知症行動尺度	74, 306
アルツハイマー型認知症の重症度評価	74, 310
アロマセラピー	42

い

怒り	32
意識障害	9, 32
意思決定支援	56
異常行動	14
異食	132
一般病院	174, 180, 209
移動	150
易怒性	104
衣服の着脱	147
意味性認知症	25
意欲	96, 109
意欲低下	16, 96, 259
院内デイケア	207
インフルエンザ	167

う

疑い深く妄想がある	92
うつ	9, 22
うつ状態	28, 97, 108
うつ状態評価尺度	108
うつ病	10
うつ病性仮性認知症	30
運動	44, 150

え

運動障害	22
嚥下障害	248
嚥下造影検査	248, 252
嚥下内視鏡検査	248, 252
エンド・オブ・ライフ・ケア	232

お

落ち着きがない	88
おむつ	267, 273
オレンジプラン	278
音楽療法	42

か

臥位高血圧	23
介護家族	216
介護支援専門員	292
介護保険事業所	287
介護保険施設	191
介護保険制度	228
介護療養型医療施設	191
介護老人福祉施設	191
介護老人保健施設	191
回想法	42
改訂長谷川式簡易知能評価スケール	9, 73, 304
改訂水飲みテスト	248
外来	175
替え玉妄想	22
過活動	6, 120, 153
鍵・水・電気の問題	79
学習と記憶の障害	139
過食	131
家族	216
家族アセスメント	218
家族エンパワーメント	216
家族教室	220
家族の支援	199

き

活動	123
活動耐性の低下	152
家電の操作困難	80
カプグラ症候群	22
かゆみ	266
ガランタミン臭化水素酸塩	37
環境因子	116
環境の継続性	117
環境の調整	199
喚語困難	128
看護者の倫理綱領	65
感情・情動の変化	26
感染症	165
感染予防	161
カンファレンス	209

記憶障害	14, 76
起居動作	147
機能性精神疾患	9
気分	108
気分が落ち込んで無気力な状態	96
急性期病院	203, 209
虚血性心疾患	253
拒絶	6, 104
拒否	86, 104
虚無妄想	30
起立性低血圧	23
筋萎縮性側索硬化症	27
筋固縮	22
金銭管理困難	80

く

空間失認	16
空気予防策	165
くも膜下出血	240
暮らしの継続性	117
グリーフケア	234

321

け

ケアマネジメント	170
ケアを拒否する	104
血液透析	260
結核	167
血管性うつ病	30
血管性認知症	6, 16, 256
血糖値	259
幻覚	6, 14, 32
言語障害	26, 139
言語メッセージ	126
検査	175
幻視	22, 32
現実感消失	22
現実見当識練習	42
見当識障害	3, 76

こ

攻撃性がある	100
高血圧	19, 45, 253
高血糖	256
抗精神病薬	23, 34, 89, 187
向精神薬	187
行動の制限	61
行動変異型の前頭側頭型認知症	25
抗認知症薬	37
興奮	6, 32
高齢者糖尿病	256
誤嚥性肺炎	247
告知	56, 67
個人防護具	163
コタール症候群	30
骨折	244, 259
言葉を話すことが困難	128
誤認妄想	22
コミュニケーション	126, 236
コミュニケーション能力	269
コミュニケーション評価尺度	127
混乱	85

さ

剤型	36
探し物・置き忘れ	78
錯覚	32

し

視覚障害	274
視空間認知障害	93
刺激調整	172
思考	109
脂質異常症	19, 45
施設環境	192
視聴覚機能の低下	128
失禁	273
失語	3, 16
失行	3, 16
実行機能障害	3, 76
湿潤	273
嫉妬妄想	22
失認	3, 16
自発性	109
自発性の低下	25
自分から人に話しかけようとしない	128
社会生活	116
社会認知障害	139
社会福祉士	292
社会保障制度	228
若年性認知症	6
住生活	116
集団ケア	207
集中治療せん妄スクリーニングチェックリスト	74
重度認知症者の疼痛評価	318
周辺症状	5
終末期	232
手指消毒	161
手術	180
手段的日常生活動作	116
手段的日常生活動作尺度	75, 318
主任介護支援専門員（主任ケアマネジャー）	292
手浴	140
循環器系疾患	253
焦燥	6, 22, 28, 32

し

常同行動	26
情動変化	32
情報収集	196
情報提供	67
食後性低血圧	23
食事	130, 192
食事摂取不良	259
食事場面の観察	249
食生活	44
褥瘡	269
自立支援機器	84
自律神経症状	23
ジレンマ	64
腎移植	260
新オレンジプラン	209, 279
心気症	22
心気妄想	28
心筋梗塞	253
神経因性膀胱	23
心原性脳塞栓症	241
進行性核上性麻痺	19
進行性非流暢性失語	25
人材の育成	53
身体拘束	61
身体症状	28, 109
身体をこすりつける	267
心不全	253
腎不全	260
人物誤認	93
診療所	287

す

遂行機能障害	3, 76, 139
睡眠覚醒リズムの障害	32
スキンケア	267
スクリーニングテスト	9
スタッフ教育	208

せ

生活環境の調整	60
生活習慣病	45
生活障害	78
生活リズム	119

322

索 引

生活リズム障害 …………… 120
清潔 ……………………… 138
精神運動抑制 ……………… 22
精神科病院 ………………… 184
精神症状 …………………… 16
性的逸脱行動 ……………… 6
整理整頓の困難 …………… 79
咳エチケット ……………… 163
摂食・嚥下機能 ……… 134, 248
摂食困難 …………………… 130
接触予防策 ………………… 165
セルフケア能力 …………… 198
前頭側頭型認知症 ………… 25
前頭側頭葉変性症 ………… 25
せん妄 …… 9, 22, 28, 32, 89, 111,
　　　　　　　　　 246, 312
せん妄評価尺度 …………… 74
専門職連携 ………………… 286

そ

早期発見 …………………… 45
喪失 ……………………… 234
創傷管理 …………………… 272
相談支援 …………………… 298
足浴 ……………………… 140
尊厳の保持 ………………… 60

た

体圧分散寝具 ……………… 272
退院 ……………………… 176
退院支援 ……………… 189, 226
退院支援加算 ……………… 227
多機関連携 ………………… 286
多職種連携 ………………… 199
タッチケア ………………… 42
脱抑制 …………………… 25
多発ラクナ梗塞 …………… 16

ち

地域ケア会議 ……………… 290
地域包括ケアシステム 200, 278, 281
地域包括ケアシステムにおける認
　知症総合アセスメント …74, 311

地域包括支援センター …… 287, 292
地域連携パス ……………… 286
チームアプローチ ……… 179, 292
知覚－運動障害 …………… 139
注意障害 …………………… 32
中核症状 ……………… 5, 70, 76
長期療養 …………………… 288
重複買い・買い忘れ ……… 78

て

手洗い ……………… 161, 168
ディオゲネス症候群 ……… 31
低活動 ……………… 6, 120, 152
低血糖 …………………… 259
適切な活動 ………………… 123
デスカンファレンス ……… 237
点眼 ……………………… 275
転倒 ………… 155, 242, 246, 259
転倒予測スコア …………… 319
転倒予防 …………………… 158
転倒リスク評価 …………… 75

と

トイレの認識 ……………… 147
頭蓋内出血 ………………… 241
動作緩徐 …………………… 22
同情・共感の欠如 ………… 26
盗食 ……………………… 132
透析 ……………………… 260
疼痛 ……………………… 246
疼痛評価尺度 ……………… 75
糖尿病 ……………… 19, 45, 256
特別養護老人ホーム ……… 191
突発性正常圧水頭症 ……… 19
ドネペジル塩酸塩 ……… 37, 38
ドライスキン ……………… 266
ドレッシング材 …………… 272

な

内服拒否 …………………… 105

に

日常生活 …………………… 116

日常生活支援 ……………… 60
日常生活動作 ……………… 116
日常生活動作評価尺度 …… 75
日本語版ニーチャム混乱・
　錯乱状態スケール ……74, 312
入院高齢者の転倒予測に関する
　改訂版アセスメントツール 320
入院中 …………………… 176
入浴 ……………… 140, 192
入浴拒否 …………………… 107
尿意・便意 ………………… 147
認知機能障害 …… 14, 16, 20, 70, 76
認知機能の変動 …………… 20
認知症看護教育 …………… 208
認知症看護認定看護師 53, 208, 228
認知症ケア加算 …………… 301
認知症ケアマネジメント … 170
認知症行動障害尺度 ……… 74
認知症コミュニケーション
　スクリーニング検査 …… 127
認知症サポートチーム …… 204, 210
認知症施策5か年戦略 …… 278
認知症施策推進総合戦略 … 279
認知症者への情報提供 …… 67
認知症初期集中支援チーム … 299
認知症に関する団体 ……… 229
認知症の行動観察尺度 …… 74
認知症の行動・心理症状 …… 36, 49
認知症の行動・心理症状尺度 … 74
認知症の診断 ……………… 8
認知症の早期診断システム … 286
認知症の総合評価尺度 …… 74
認知症の病型 ……………… 11
認知症予防 ………………… 43

ね

ネットワーク ……………… 283
ネットワークづくり ……… 200

の

脳血管障害 ………………… 16
脳梗塞 ……………… 240, 247
脳出血 ……………… 240, 241

323

脳卒中 ……………………… 240
脳卒中後うつ状態 ………… 30
脳卒中におけるリハビリテーション ……………………… 242
ノロウイルス胃腸炎 ……… 167

は

徘徊 …………………… 6, 14, 90
排泄 ……………… 144, 192
廃用症候群 …………… 150
パーキソニズム …………… 22
パーキンソン病 …………… 22
白内障 ……………… 45, 274
バスキュラーアクセス ……… 261
バーセルインデックス …… 75, 317
パーソン・センタード・ケア 210
話す内容の詳細さが低下する 128
半側空間失認（無視）…… 132
反復唾液嚥下テスト ……… 248

ひ

被害妄想 …………………… 22
非言語メッセージ ………… 126
ヒステリー …………………… 9
悲嘆 ……………………… 234
否定妄想 ……………… 28, 30
火の不始末 ………………… 79
皮膚炎 ……………………… 268
皮膚寄生虫妄想 …………… 30
皮膚症状 …………………… 266
皮膚をかきむしる ………… 267
飛沫予防策 ………………… 165
非薬物療法 …………………… 40
病識欠如 ……………… 22, 25
標準予防策 ………………… 161

ふ

不安 ………… 6, 14, 28, 32, 85
フォレスター分類 ………… 254
不穏 ………………………… 6
複合的注意障害 …………… 139
福祉機器 …………………… 84
腹膜透析 …………………… 260

服薬管理 …………………… 198
服薬管理困難 ……………… 79
不死妄想 …………………… 28
不随意運動 ………………… 89
フレイル …………………… 177
ブレーデンスケール ……… 269

へ

変形性関節症 ……………… 244
変性性認知症性疾患 ……… 25
便秘 ………………………… 23

ほ

暴言 ……………………… 6, 100
訪問看護 …………………… 196
訪問看護ステーション …… 287
暴力 ……………………… 6, 100
保健師 ……………… 292, 294
歩行障害 ……………… 16, 160
保湿剤 ……………………… 267

ま

慢性幻触症 ………………… 31
慢性腎臓病 ………………… 260

み

ミニメンタルステート検査 ………………… 9, 73, 305
身ぶり ……………… 129, 181
みまもりスコア …………… 319

む

無為 ……………………… 6, 14
無関心 ……… 14, 25, 32, 97
無気力 ……………… 25, 96
無欲 ………………………… 97

め

メタボリック症候群 ……… 45
メマンチン塩酸塩 ………… 37

も

妄想 ……… 6, 14, 22, 28, 32, 92, 222

物盗られ妄想 …… 22, 92, 94, 222
もの忘れ …………………… 2

や

薬物療法 ……………… 36, 68

ゆ

夕暮れ症候群 ……………… 89

よ

要介護高齢者における主観的転倒リスク評価 …………… 321
抑うつ …………… 6, 14, 16, 97
予定・約束・管理困難 …… 78
予防接種 …………………… 163

ら

ラクナ梗塞 ………………… 241

り

離床が進まない …………… 98
離人症 ……………………… 22
リスクマネジメント ……… 61
リバスチグミン …………… 37
リハビリテーション …… 40, 242
療養環境の調整 …………… 202
料理が困難・単純化 ……… 79
リロケーション・ショック … 244
臨床的認知症尺度 ………… 74
倫理的課題 ………………… 56
倫理的ジレンマ …………… 64
倫理的判断 ………………… 64

れ

レビー小体型認知症 …… 6, 19, 20
レム睡眠行動障害 ………… 22

ろ

老人看護専門看護師 …… 53, 208
老人保健施設 ……………… 287

わ

ワクチン接種 ……………… 163

欧 文

AD（Alzheimer's disease）······ 6

ADL（activities of daily living）······ 116

ALS（amyotrophic lateralsclerosis）······ 27

BEHAVE-AD（Behavioral Pathologic Rating Scale for Alzheimer's Disease）······ 74, 306

BI（Barthel Index）······ 75, 317

Binswanger 病 ······ 16

BPSD（behavioral and psychological symptoms of dementia）······ 5, 14, 36, 49

bvFTD（behavioral-variant frontotemporal dementia）······ 25

CDR（Clinical Dementia Rating）······ 74

CKD（chronic kidney disease）······ 260

CSTD（Communication Screening Test for Dementia）······ 127

CVD（cerebrovascular disease）······ 16

DASC-21（Dementia Assessment Sheet in Community-based Integrated Care System -21 items）······ 74, 311

DBD（Dementia Behavior Disturbance Scale）······ 74

DESIGN-R®······ 269

DLB（dementia with lewy bodies）······ 6, 20

DST（dementia support team）······ 204, 210

FAST（Functional Assessment Staging Test）······ 74, 310

FTD（frontotemporal dementia）······ 25

FTLD（frontotemporal lobar degeneration）······ 25

HD（hemodialysis）······ 260

HDS-R（Revised version of Hasegawa's Dementia Scale）······ 9, 73, 127, 304

IADL（instrumental activities of daily living）······ 8, 75, 116

ICDSC（Intensive Care Delirium Screening Checklist）······ 74

IPE（interprofessional education）······ 287

J-NCS（The Japanese version of the NEECHAM Confusion Scale）······ 74, 312

MMSE（Mini-Mental State Examination）······ 9, 73, 127, 305

MWST（modifi ed water swallowing test）······ 248

N-ADL（New Clinical Scale for Activities of Daily Living of the Elderly）······ 75, 316

NYHA 心機能分類 ······ 254

N 式老年者用日常生活動作能力評価尺度 ······ 75, 315

PA（progressive non-fluent aphasia）······ 25

PAINAD（Pain Assessment in Advanced Dementia scale）······ 75, 318

PD（parkinson's disease）······ 22

PD（peritoneal dialysis）······ 260

RBD（REM sleep behavior disorder）······ 22

RSST（repetitive saliva swallowing test）······ 248

SD（semantic dementia）······ 25

SRRST（Subjective Risk Rating of Specific Tasks）······ 75, 318

VaD（vascular dementia）······ 6, 16

VE（videoendoscopic examination of swallowing）······ 248, 252

VF（videofluoroscopic examination of swallowing）······ 248, 252

Vitality Index ······ 96

認知症ケアガイドブック

2016年6月8日　第1版第1刷発行	編　集　公益社団法人日本看護協会
	発行者　有賀　洋文
	発行所　株式会社　照林社
	〒112-0002
	東京都文京区小石川2丁目3-23
	電話　03-3815-4921（編集）
	03-5689-7377（営業）
	http://www.shorinsha.co.jp/
	印刷所　共同印刷株式会社

●本書に掲載された著作物（記事・写真・イラスト等）の翻訳・複写・転載・データベースへの取り込み、および送信に関する許諾権は、照林社が保有します。

●本書の無断複写は、著作権法上の例外を除き禁じられています。本書を複写される場合は、事前に許諾を受けてください。また、本書をスキャンしてPDF化するなどの電子化は、私的使用に限り著作権法上認められていますが、代行業者等の第三者による電子データ化および書籍化は、いかなる場合も認められていません。

●万一、落丁・乱丁などの不良品がございましたら、「制作部」あてにお送りください。送料小社負担にて良品とお取り替えいたします。（制作部☎0120-87-1174）

検印省略（定価はカバーに表示してあります）
ISBN978-4-7965-2385-1
©日本看護協会（Japanese Nursing Association）/2016/Printed in Japan